Zwei Herzen
im Einklang

CHUCK
SPEZZANO

Zwei Herzen im Einklang

Das Wunder erfüllter Partnerschaft erleben

Aus dem Amerikanischen übersetzt
von Wulfing von Rohr

INTEGRAL

MIX
Papier aus verantwortungsvollen Quellen
FSC® C014496
FSC
www.fsc.org

Verlagsgruppe Random House FSC-DEU-0100
Das für dieses Buch verwendete
FSC®-zertifizierte Papier *EOS*
liefert Salzer Papier, St. Pölten, Austria.

Integral Verlag
Integral ist ein Verlag der Verlagsgruppe Random House GmbH.

ISBN 978-3-7787-9231-5

Erste Auflage 2012

Titel des Originals: *Relationships – The Stairway to Heaven*

Redaktion: Silke Uhlemann
Einbandgestaltung: Guter Punkt, München, unter Verwendung
eines Motivs von Andrea Haase/Shutterstock
Gesetzt aus der Sabon von te•ha grafik
Druck und Bindung: GGP Media GmbH, Pößneck

Dieses Buch widme ich
meiner Frau und unseren Kindern,
die mir gezeigt haben,
was Liebe ist.

Inhalt

Einleitung

Es dreht sich immer alles um Beziehungen. Je mehr Beziehung es in unserem Leben gibt, desto größere Freude herrscht. Freude erzeugt nicht nur selbst ein wundersames glückliches Gefühl, sondern wirkt auch heilend, indem sie die Mauern unseres Egos dahinschwinden lässt und uns mehr Einheit, Beständigkeit, Fokus und Effektivität in allen Aspekten unseres Lebens verleiht.

Auf einer bestimmten Ebene entstehen alle Probleme, weil wir uns für Trennung entscheiden. Beziehungsfähigkeit korrigiert diesen grundlegenden Irrtum der Getrenntheit, der die Wurzel aller Probleme darstellt. Beziehung führt uns zurück zur Ganzheit, die wir aus dem Blick verloren haben, die jedoch unsere fundamentale Realität darstellt.

Jedes Problem – angefangen bei Beziehungen über Gesundheit und Geld bis hin zu Sex – hat mit Getrenntheit und Bindungsverlust in Beziehungen zu tun. Das Ego baut auf dem auf, was uns von anderen trennt: Angst, Schuldgefühle, Konkurrenzdenken, Machtkämpfe, sich als jemand Besonderer betrachten, Rechthaberei, »alles hört auf mein Kommando«, Überlegenheits- und Minderwertigkeitsgefühle.

Traumata erfahren zu haben, Opfer oder Täter zu sein, Probleme mit negativen Emotionen, die man erlebt, zu haben, Aufopferung, Rollen- und Kontrollzwang – all das sind Mittel und Wege, Getrenntheit herbeizuführen, statt in Beziehung zu sein. Die Liste geht immer weiter und scheint endlos. Alles, was sich auf die Seite von Trennung schlägt, führt zu Problemen. Alles, was uns tiefere Beziehungen bringt, heilt uns und macht uns glücklicher.

Je mehr wir uns miteinander in Liebe und Integration verbinden, desto vollständiger und ganzheitlicher werden wir. Je mehr wir Groll und Vorwürfe loslassen, die uns von anderen trennen, indem wir Vergebung üben, desto mehr Frieden, Freiheit und Fülle entstehen. Bewusstsein und Wahrnehmungskraft weiten sich aus in dem Maße, wie wir über die Begrenzungen der vielen Tausenden von Persönlichkeiten hinausgehen, die zusammen unser Ego bilden. Diese Ichkonzepte sind von uns selbst getrennt, von unserem *Sein*, das unser unbegrenzter Spirit ist.

Als junger Mann, in meinen frühen Zwanzigern, waren Beziehungen für mich so leidvoll, dass ich mir dachte, ich müsste zu einem Fachmann für Beziehungen werden, weil ich sie sonst wahrscheinlich nicht überleben würde. Beziehungen waren damals für mich einfach zu schmerzbelastet.

Ich habe siebeneinhalb Jahre an einem katholischen Seminar verbracht. Ich verließ das Seminar kurz vor meinem einundzwanzigsten Geburtstag, während meines dritten Jahres an der Universität. Und obwohl ich schnell etwas über Beziehungen lernte, befand ich mich doch sozial gesehen auf der Stufe einer Mittelschulklasse. Ich hatte also viel aufzuholen.

Inmitten meiner ersten echten Beziehungen, inmitten all der Erfahrungen gebrochener Herzen und Treulosigkeiten, die ich mit vierundzwanzig erlitt, erkannte ich, dass ich in meiner Entwicklung meinen gleichaltrigen Genossen ziemlich hinterherhinkte. Ich nutzte diese Einsicht, um zu beschließen, mehr zu lernen und mich voranzubringen. Als ich mich mit siebenundzwanzig erneut umschaute und mit anderen verglich, bemerkte ich, dass ich inzwischen viel weiter war als sie. Und doch tappte auch ich noch immer wieder in viele der klassischen Beziehungsfallen.

Da ich als Junge solch große Missverständnisse erlebte und so oft ein gebrochenes Herz hatte, brachte ich diese Muster in meine Beziehungen mit und litt dort erneut unter ihnen. Um aus dem Schmerz herauszukommen, beging ich den klassischen Fehler, mich zu dissoziieren, also abzuspalten und »unabhängig« zu werden, da ich davor ja leidvoll abhängig gewesen war. In dieser Zeit hatte ich viele Freundinnen, hatte aber zugleich so sehr die Verbindung zu mir selbst verloren und war so stark von ihnen innerlich getrennt, dass ich mir nicht erlauben konnte, mich wirklich innig mit ihnen zu verbinden, sie zu lieben und unser Zusammensein zu genießen.

Während dieser Phase meines Lebens gab es etliche wirklich feine Partnerinnen, aber ich hatte damals einfach nicht den Mut, eine Beziehung zum Zentrum meines Lebens zu machen, aufgrund meiner Ängste und meiner falschen Unabhängigkeit.

Meine Unabhängigkeit gegenüber zahlreichen Freundinnen manifestierte sich in einem aufgeblasenen Lebensstil. Von außen betrachtet sah das toll aus, fast jeder wäre gern an meiner Stelle gewesen – ich merkte aber, dass etwas fehlte: Ich hatte mein Herz verloren. Glücklicherweise war ich mir selbst gegenüber ehrlich genug, das zu erkennen. Ich begann zu begreifen, dass meine einzige Hoffnung darin bestand, mein Herz zurückzugewinnen und glücklich in einer Partnerschaft zu sein, für die ich mich ganz und gar entschieden hatte. Ich wusste, dass ich das Risiko eingehen musste, mich einer Partnerin voll und ganz hinzugeben, um mein Herz zurückzugewinnen und ein Leben aufzubauen, das meine Liebe zu meiner Partnerin in den Mittelpunkt stellte.

Ein oder zwei Tage vor meiner Eheschließung beklagte ich mich bei Gott: »Wenn du unbedingt willst, dass ich heirate, warum hast du mir dann nicht wenigstens ein einziges Vorbild einer glücklichen Ehe gezeigt? Nur ein Beispiel. Mehr brauche ich nicht.«

Damals geschah etwas, was ich ab und zu später wieder erlebte: Ich hörte »die Stimme«. Immer, wenn man *die Stimme* hört, wird man sehr genau hinhören, wegen ihrer eindrucksvollen und bestimmenden Präsenz und aufgrund ihrer Wahrhaftigkeit. Die Stimme sagte: »Du bist derjenige, der versprochen hat, dieses Beispiel zu geben.«

Damals wusste ich es noch nicht, aber diese Antwort war der Beginn meiner Erkenntnis dessen, was ich inzwischen als ein grundlegendes Prinzip betrachte:

**Wenn etwas in deinem Leben fehlt,
dann bist du dazu aufgerufen, es hineinzubringen.**

Wenn du nach diesem Grundsatz lebst, wirst du nie Opfer irgendwelcher Umstände, sondern du kannst immer das verwirklichen, was in deinem Leben zu fehlen scheint.

Mich wirklich für eine Partnerschaft zu entscheiden und dafür, eine echte Bindung einzugehen, hat mir ziemlich viel Mut abgefordert, wenn ich meine Familien- und Beziehungsgeschichte betrachte. Ich hatte gelernt, wie ich erfolgreich über das Stadium des Machtkampfes in Beziehungen hinausgelange, aber ich hatte noch nicht gelernt, die sogenannte »tote Zone« zu überwinden, eine Art des Stillstands und »Absterbens« einer Beziehung. Ich war ein paarmal in meinen damaligen Beziehungen in diesem Beziehungsstadium versunken. Und nur, als ich in meiner Partnerschaft mit Lency, die jetzt meine Frau ist, weiterkam, spürte ich, dass ich es wagen konnte, mit ihr »auf Kurs zu bleiben« in der Hoffnung, dass wir diese Phase der »toten Zone« durchqueren würden. Und wir schafften es dann auch.

Vor Kurzem fragte ein Vater seine Tochter, was unseren 10-Tages-Workshop denn so erfolgreich gemacht hätte. Indem sie auf Lency und mich hinwies, antwortete die junge Frau: »Die beiden lieben sich.« Das berichtete der Verlobte dieser jungen Frau Lency.

Während Lency und ich uns wahrhaft miteinander verbanden, indem wir uns geheilt haben und weiter vorangegangen sind, haben wir festgestellt, dass wir uns auf einer »Treppe zum Himmel« befinden. Auf einer Treppe, bei der mit jedem Schritt mehr Lernen und Heilen entstand und unsere Beziehung wuchs. Die Inspiration, die aus unserer Liebe erwuchs, erfasste bald mehr und mehr andere Menschen. Wir erkannten, dass wir nicht nur eine persönliche Aufgabe, sondern auch als Paar einen Sinn zu erfüllen hatten. Das ist für viele Menschen zu einem Tor geworden, um wahre Liebe, Heilung und ein höheres Bewusstsein zu finden.

Lency und ich sind keineswegs am Ende unserer Lern- oder Heilprozesse angekommen, aber die Reise dorthin ist großartig, und Schritt für Schritt treten wir als Personen immer mehr in den Hintergrund und der Himmel wird weiter. Die Entscheidung, mich Lency ganz zu geben, war eine der besten Entscheidungen meines Lebens und ich habe sie immer wieder aufs Neue getroffen.

Lektion 1

Der Panzer

Mit einem Lächeln verkündete Frank, dass er erst seit drei Wochen eine neue Freundin hätte. Er sagte: »Das einzige Problem ist, dass ich überhaupt nichts dabei spüre. Ich fühle mich wie ein Panzer mit Flanken wie aus Stahl.« Ich fragte ihn, wofür er denn den Stahl bräuchte. Er sagte: »Damit ich nicht verletzt werde.« Dann erzählte Frank mir von seinen »großartigen« Plänen, sich jetzt mit vielen anderen Frauen zu verabreden.

Nachdem ich das ja selbst ausprobiert hatte, teilte ich Frank mit, was für eine schlechte Idee dies war. Ich sagte ihm, dass er, wenn er das tatsächlich tun würde, weil die Vorstellung nun einmal so verlockend sei, sich nur umso mehr von sich selbst abspalten würde. Er würde noch weniger fühlen als jetzt schon. Wenn er wirklich in dieser Richtung weitermachte, würde er zukünftig beziehungsunfähig, indem er sein Herz verlöre. Wenn er sozusagen »auf der sicheren Seite« sein wollte, indem er viele Freundinnen hätte, würde er seine Fähigkeit verlieren zu spüren und zu genießen.

Ich sagte Frank, dass der Schlüssel zu einer erfolgreichen Partnerschaft in diesem Stadium darin läge, sein Herz zurückzugewinnen, indem er die Gefühle willkommen hieß, die er versuchte abzuschneiden. Wenn er nie den Mut aufbrächte, sich seinen Emotionen zu stellen, dann würde er nie eine erfolgreiche Beziehung führen. Er musste die weibliche, emotionale Seite in sich selbst schätzen lernen, oder er würde nie seine Partnerin schätzen können. Er würde weiterhin versuchen, der dominante und unabhängige Mann zu bleiben. Das würde zu allen möglichen Auseinandersetzungen und zur Leblosigkeit in der Beziehung führen, bis er einsehen und akzeptieren würde, dass nur Ebenbürtigkeit sinnvoll ist und uns auf dem Weg voranbringt.

Frank hatte schon nach drei Wochen damit begonnen, sich seine Untreue auszumalen. Ich sagte ihm, dass er für den Reiz, den ihm die Untreue seiner neuen Freundin gegenüber beschert, entweder mit Abspaltung bezahlen müsste und dem gebrochenen Herzen seiner Partnerin oder damit, dass ihr bald alles zu viel mit ihm und seinem Verhalten und sie aufgrund dessen Frank verlassen würde. Und dann würde ihm nichts anderes übrig bleiben, das Brechen seines eigenen Herzens zu vermeiden, indem er noch mehr zu einem Panzer würde.

Frank war nicht glücklich, all das zu hören, bis ich ihm sagte, dass unter diesem Verhaltensmuster eine großartige Gabe verborgen sei. Ich hatte etwas Ähnliches in vielen meiner Beziehungen vor dreißig Jahren selbst erlebt. Der Unterschied zu mir war lediglich, dass ich nie vorher geplant hatte, untreu zu sein; ich ging einfach nie eine ernste Bindung ein.

Ich erzählte ihm, dass ich damals schließlich erkannte, mich auf einem falschen Weg zu befinden, und mich dann einer echten Partnerschaft zugewandt hatte. Der größte Schritt nach vorn passierte an dem Tag, als ich mich entschied, meine Kontrolle aufzugeben, und mir schwor, mein Herz zurückzugewinnen. Ich berichtete ihm, dass für mich dieser Tag genauso furchterregend und aufregend war, wie wenn ich Bungeespringen gegangen oder mit einem Fallschirm aus einem Flugzeug gesprungen wäre. Und doch wusste ich, dass es richtig war, meine Unabhängigkeit zugunsten einer Partnerschaft aufzugeben. Das war wirklich das Klügste, was ich jemals getan hatte. Ich hatte die Kontrolle im Austausch dafür aufgegeben, dass ich glücklich sein würde und die Chance hätte, eine glückliche Beziehung zu führen. Ich habe mir selbst zu diesem Schritt von damals schon oft gratuliert.

Während Frank und ich die Sache weiter untersuchten, stellten wir fest, dass unter all seinen Abwehrmechanismen und Fantasien im Hinblick auf Beziehung der Archetyp des *Pioniers* steckte. Aufgrund meiner persönlichen Erfahrung sagte ich ihm, dass dies eine Gabe ist, die ihn wirklich zufriedenstellen würde. Die Kreativität, die sich entfaltet, wenn man immer neue Horizonte in Beziehungen erkundet, ist erfüllend. Sie würde ihm erlauben, wahre Liebe und echtes Glück zu finden.

Wir wandten bestimmte Rollenspielmethoden an, damit Frank seine Situation ausagieren konnte. Dadurch fiel es ihm leicht, die Verlockungen seiner Rolle, »Panzer zu spielen«, beiseitezulassen, ebenso wie die Versuchung, seinen sexuellen Fantasien nachzugehen. Stattdessen konnte er sich in die Person verwandeln, die das Rollenspiel des *Pioniers* übernahm.

ÜBUNG Reflektiere deine eigene Beziehung. Gibt es bei dir Abwehrmechanismen, zum Beispiel Unabhängigkeit, Abspaltung, Vorstellungen, Treulosigkeit, Machtkämpfe oder Leblosigkeit? Dies sind alles Formen von Kontrolle, die Angst verbergen wollen. Wärest du bereit, dich an jenen Teil deines Geistes zu wenden, wo deine Archetypen nur darauf warten, anerkannt und aktiviert zu werden? Wärest du bereit, die Tür zum *Pionier* zu öffnen? Nimm diesen Archetyp an und erlaube ihm, dir den Weg zu weisen. Wenn du das möchtest, kannst du dich immer von ihm leiten und inspirieren lassen, einen neuen Weg zu finden. Und dann wirst du eine Abenteuergeschichte in deiner Beziehung schreiben. Das wird dich so viel mehr erfüllen als die Pläne und Ziele deines Egos. Du kannst die Wahrheit des *Pionier*-Archetyps und deine Abenteuergeschichte nutzen, um mit allen deinen Abwehrmechanismen in Berührung zu kommen und sie abzuschmelzen.

Lektion 2

Die Waise

Theresa war eine Frau Ende fünfzig. Sie hatte in einem Rollenspiel am Morgen während des Kurses die Mutter einer anderen Person gespielt und fühlte, dass sie jetzt bereit wäre, zur Fokusperson zu werden. Das Los traf sie dann auch. Obwohl sich zweihundert Namen im Lostopf befanden, wurde Theresas Name als Nächster gezogen. Sie begann, etwas über ihre Hautprobleme zu berichten, sprach dann aber davon, wie unzulänglich sie sich fühlte. Sie meinte, dass sie die nächsthöhere Ebene auf dem Weg zum Erfolg nicht würde erreichen können, weil sie damit einfach nicht klarkäme.

Ich erklärte ihr, dass, egal, was andere Leute als Ursache dafür ansahen, in Wahrheit ein Teufelskreis von Angst und Unzulänglichkeit dahinterstecken würde. Oft bringt dieser Teufelskreis die Menschen dazu, ihn mit Perfektionismus zu kompensieren und sich selbst laufend anzutreiben. Ich legte dar, dass Perfektionismus eine Kompensation für Unzulänglichkeit sei, und unabhängig davon, wie viel ein Perfektionist auch leisten würde und wie gut er auch alles machte, das Gefühl von Unzulänglichkeit nie verschwinden würde.

Ich bat Theresa, die Rolle ihrer eigenen Mutter zu spielen. Dann fragte ich sie, in der Rolle ihrer Mutter: »Was hast du gespürt, als Theresa geboren wurde?«

»Nichts, ich habe nichts gefühlt.«

»Hast du deine Tochter geliebt?«

»Nein«, antwortete sie.

»Ich weiß, dass Menschen entweder etwas fühlen oder sie wehren gewisse Gefühle ab«, sagte ich. »Ich frage mich, welche Gefühle du abwehrst?«

»Mädchen haben wir in unserer Familie nicht geschätzt. Wir wollten nur Jungen. Wir hatten einen Jungen und schon drei Mädchen.«

Ich sagte zu Theresa, die ja in diesem Rollenspiel ihre Mutter verkörperte: »Wenn du Mädchen nicht geschätzt hast, dann deshalb, weil du dich als Frau nicht geschätzt hast.«

Dann bat ich Theresa, wieder ganz sie selbst zu sein, und fragte sie, wie sie sich damals als Kind gefühlt hatte.

»Ich habe mich verlassen gefühlt. Ich hatte ein gebrochenes Herz. Wertlos. Fürchterlich.«

Ich habe in meiner Arbeit mit so vielen Menschen und ihren Traumata festgestellt, dass, wenn ein Kind traumatisiert worden ist, es in seinem Inneren dasselbe Gefühl gespürt hat, das alle anderen Beteiligten auch empfunden haben.

Als Nächstes berichtete Theresa, dass sie als einjähriges Kleinkind in sehr heißes Wasser gefallen und ihre Haut durch die Verbrennungen vernarbt war. Heißes Wasser symbolisiert Wut, und so fragte ich sie, auf wen sie mit einem Jahr so sauer war. Theresa sagte: »Auf meine Eltern.«

Theresas Eltern hatten schon vier Kinder und sie konnten ein fünftes nicht auch noch ernähren. Sie schafften es gerade so, sich in dem armen lateinamerikanischen Land, aus dem Theresa stammte, über Wasser zu halten.

»Dein Vater und deine Mutter haben genau dasselbe gefühlt wie du. Für deine Mutter war es eine Frage des Überlebens. Sie gab dich fort, weil die Bindung mit dir noch nicht so stark war wie mit den anderen Kindern, die schon drei Jahre vor dir da waren. Aber du weißt ja genau, was sie gespürt hat. Stelle dir selbst die Frage, wie du dich fühlen würdest, wenn du eines deiner Kinder abgeben müsstest.«

Ich sagte Theresa: »Ich für meinen Teil würde alles tun, um nur ja kein einziges meiner Kinder zu verlieren. Ich würde lieber einen Arm hergeben. Stell dir vor, wie sich dein Vater gefühlt haben muss, dass er nicht in der Lage war, seine ganze Familie zu ernähren. Denk mal dran, wie sehr er sich als Versager empfunden haben muss.«

Ich weiß, dass es für Kinder nur eine Sache gibt, die wertvoller ist als ihre Träume, ihre Gesundheit, ihre sexuelle Integrität und sogar wertvoller als ihr eigenes Leben. Das ist ihre Familie. Sie lieben ihre Familie sogar mehr als ihr Leben und sie sind bereit, alles zu tun, um die Familie zu retten. Sie werden den Helden spielen oder den Märtyrer, der sich aufopfert, oder sogar das schwarze Schaf. Sie nehmen alles »Negative« der Familie auf sich, damit der Rest der Familie ein normales Leben führen kann. Es gibt auch die Rolle des charmanten Clowns oder Maskottchens. Eine Person in dieser Rolle fühlt sich nicht nur schuldig, sondern auch unzulänglich, weil sie sich nicht für unterhaltsam oder liebenswert genug hält, um die Familie zu retten. Und dann gibt es noch das verlorene oder unsichtbare Kind. Das ist die *Waise,* die weggegeben wird oder der Familie auf eine andere Art »verloren« geht. *Waisen* werden aufs Internat geschickt oder in eine andere Familie, um ihre Ursprungsfamilie zu retten. Aber gleich, welche Rolle ein Kind spielt: Es fühlt sich innerlich schuldig für das, was in der Familie vorfällt.

Nach dieser Erklärung sagte ich Theresa: »Das war deine Hauptrolle. Du hast versucht, die Familie zu retten, indem du weggegeben wurdest.«

Wir alle haben unsere Lieblingsrolle, die wir gespielt haben, während wir in unserer Familie aufwuchsen. Was die meisten von uns nicht wissen, ist, dass wir tatsächlich jede dieser Rollen gespielt haben. Unser gesamtes Leben hindurch nehmen die Familienrollen eine Schlüsselfunktion bei allen unseren wichtigen Problemen oder Traumata ein.

In den Augen von Theresa leuchtete ein neues Verstehen auf, während ich dies erklärte.

Obwohl wir der Versuchung nachgeben, eine Rolle zu übernehmen, kann sie nie wirkungsvoll sein. Rollen führen nur dazu, Schuldgefühle und Gefühle der Unzulänglichkeit zu zementieren. Das baut zwar das Ego auf, nicht aber unser Leben.

Ich sagte weiter: »Dir sind Gaben angeboten worden, mit denen du dieses Familienmuster heilen kannst. Wenn du diese Gaben jetzt annimmst und einsetzt, dann kannst du diese Muster sowohl für dich selbst als auch für deine Eltern wirkungsvoll transformieren.«

Theresa war die Fokusperson, welche die Gabe der Ernte repräsentierte. Als wir noch etwas weitergingen, stellten wir fest, dass sie eine Gabe der Freude und des Glücks besaß. Ich sagte ihr, dass Ernte und Glückseligkeit genau das waren, was ihre Familie dort drüben brauchte.

»Aufgrund dieses Missverständnisses hast du aufgehört zu glauben, dass dich deine Eltern lieben. Und wenn du davon überzeugt bist, dass deine Eltern dich nicht liebten, dann kannst du dir nie vorstellen, dass irgendjemand anderes dich lieben könnte. Diese Tür kannst du jetzt öffnen und die Liebe deiner Eltern für dein ganzes Leben in dein Herz fließen lassen.«

Ich ließ Theresa zwei Teilnehmer aus dem Kurs aussuchen, die ihre Eltern repräsentieren sollten, sowie eine Person, die sie selbst darstellen sollte. Ich bat sie, mit ihren »Eltern« auszumachen, dass jedes Mal, wenn Theresa ein entsprechendes Signal gab, sie ihr näher kommen und ihr ihre Liebe geben konnten. Das bewegte die Herzen aller Anwesenden tief. Viele Menschen weinten, weil sie von der eindringlichen Schönheit der Heilung berührt wurden, die sich vollzog.

Als Nächstes öffnete Theresa ihre Arme und signalisierte damit der Person, die sie darstellte, zu ihr zu kommen. Während sie das tat, konnte sich Theresa endlich selbst lieben und annehmen. Dann ging sie zu den beiden Personen, die im Rollenspiel ihre Gaben von Glück und Ernte darstellten, und umarmte diese Seelengaben. Im Anschluss daran teilte sie diese Gaben mit ihren »Eltern«. Als sie mit der Übung zu Ende war, lächelte sie von einem Ohr zum anderen und die gesamte Gruppe von zweihundert Menschen stand auf und applaudierte ihr.

ÜBUNG Wir alle haben schon die Waisenrolle gespielt. Wann hast *du* die Waise gespielt, um die Familie zu retten? Du bist vielleicht rein körperlich gesehen bei der Familie geblieben, aber hast dich »unsichtbar« gemacht, damit deine Bedürfnisse die Familie nicht belasten würden. Als du angefangen hast, die Rolle des verlorenen Kindes zu spielen, wie viel Prozent deiner selbst hast du damit weggeworfen? Kannst du diesen Anteil jetzt wieder willkommen heißen und damit auch die Selbstliebe, die du dir selbst verweigert hast? Kannst du die Liebe deiner Eltern und deiner Familie jetzt wieder einladen und annehmen?
Spüre intuitiv, welche Gaben du empfangen hast anstelle der

Opferrolle, die du übernommen hattest. Kannst du dich sehen, wie du damals an diesem Scheideweg standest, kurz bevor du dich selbst aufgegeben hast, und kannst du fühlen, dass du jetzt stattdessen diese Gaben empfängst und sie mit deiner Familie teilst? Bist du bereit, das jetzt zu tun?

Lektion 3

Der Ehemann, der eine Rakete war

Sarah – Fokusperson in einem Workshop – symbolisierte Fülle und Empfangen. Während Sarah von sich erzählte, ließ sie sich Zeit, bis sie schließlich das »schöne, saftige Problem« entdeckte, an dem sie arbeiten wollte. Es hing mit einem Albtraum zusammen, den sie zwei Wochen zuvor hatte. Im Traum war sie nach Hause gekommen und hatte dort ihren Mann im Bett mit einer anderen Frau vorgefunden. Nachdem sie aus dem Traum aufgewacht war, blies sie den ganzen Tag über Trübsal, bis ihr Mann sie endlich fragte, was denn mit ihr los sei. Sie berichtete von ihrem Traum und am Schluss lag sie weinend in seinen Armen. Sarah fragte mich in einem wehleidigen Ton: »Der Traum war nicht wahr, oder doch?«

Es gibt zahlreiche unterschiedliche Möglichkeiten, Träume aufzufassen und zu deuten; ich entschied mich für die klassische Methode. Ich sagte ihr: »Alle Träume sind Wunscherfüllungen. Träume zeigen uns Wünsche, die für unser Alltagsbewusstsein unannehmbar sind. Nehmen wir mal an, wenn du mir einfach mal den Gefallen tust, dass dein Traum dir etwas gezeigt hat, was du dir wünschst, dass es geschehen soll. Vom Tagesbewusstsein her wissen wir, dass das überhaupt nicht zutrifft, aber hier geht es ja um das Unterbewusstsein. Nehmen wir also einmal an, dass du möchtest, dass dein Mann eine Affäre hat. Warum könntest du dir so etwas überhaupt wünschen wollen?«

Ohne zu zögern antwortete Sarah: »Damit ich ein bisschen Ruhe habe. Mein Mann hat so viel Energie. Er ist wie eine Rakete, und ich fühle mich, als ob ich hinter ihm hergezogen würde. Da wir Seite an Seite arbeiten, sind wir immer zusammen; das ist ziemlich erschöpfend. Ich brauche einfach mal eine Pause. Er hat immer seinen Fuß auf dem Gaspedal, und deshalb stehe ich immer auf der Bremse. Ich soll ihn doch ausbalancieren, nicht wahr?«

Als wir dann etwas tiefer gingen, stellten wir fest, dass sie nicht nur einen Ausgleich schuf, sondern so etwas wie Sabotage betrieb. Da Sarah sich erschöpft und unzulänglich fühlte, untergrub sie immer wieder den Erfolg ihres Mannes. Ich gab ihr zu bedenken, dass es sich bei einem Teil seiner Geschäftigkeit, seiner hektischen Aktivitäten und sexuellen Extraenergie nur um Kompensationen handeln könnte, Kompensationen für sein Gefühl, dass er in seinem Leben noch nicht so weit gekommen war, wie er meinte, gekommen sein zu müssen. Infolgedessen drängte er sich selbst immer weiter vorwärts und sie wurde hinterhergezogen. Ich machte Sarah darauf aufmerksam, dass ihre »Sabotage« einen Teufelskreis geschaffen hatte, der ihren Mann anspornte, sich selbst derart zu fordern, und sie, da er sie mitschleppte, ganz auslaugte. Aufgrund ihrer Unsicherheit hatte Sarah Erfolg beiseitegeschoben, und aufgrund seiner Unsicherheit hatte ihr Mann das Gaspedal ganz bis zum Boden durchgedrückt. Sie steckten in einem Teufelskreis der »Kollusion« fest, eines ihnen selbst nicht bewussten Einverständnisses bzw. einer »Abmachung«, sich gegenseitig zu blockieren.

Ich sagte Sarah: »Dein Mann wäre viel ausgeglichener, wenn er erfolgreich wäre. Dann würde er spüren, dass er sich

Zeit für dich nehmen kann, statt ständig herumzusausen.« Sarah nickte am Ende der Erklärungen und stimmte dieser Sichtweise zu. Jetzt schien sie bereit zu entdecken, über welche Gaben sie verfügte, mit deren Hilfe sie die Situation verbessern könnte, statt sich immer wieder auf die Strategie ihres Egos einzulassen, was die Dinge ja nur noch schlimmer machte.

Als achte Fokusperson repräsentierte Sarah Fülle und als wir weiterarbeiteten, entdeckten wir, dass ihr die Gabe des »Alles-haben-Könnens« angeboten wurde. Ihre Gaben und Fähigkeiten erlaubten ihr, ihre bisherigen Rollen und ihre Rivalitätsmuster gegenüber ihrem Mann hinter sich zu lassen und ihn anzunehmen und in ihr Leben einzubeziehen, weil sie endlich sich selbst angenommen und einbezogen hatte. Das bringt auf ganz natürliche Weise eine größere Balance und mehr Partnerschaftlichkeit in ihr gemeinsames Leben. Sarah war dann in der Lage, ihre Gaben der Fülle und des »Alles-haben-Dürfens« anzunehmen und sie mit der Person zu teilen, die im Rollenspiel ihren Mann verkörperte. Als Sarah die Arbeit abschloss, sagte sie, dass es sich für sie so anfühlte, als ob eine ganz neue Ebene von Partnerschaft mit ihrem Mann beginnen würde.

ÜBUNG Untersuche deine Beschwerden über deinen Partner beziehungsweise deine Partnerin. Als Nächstes überprüfe, ob du den Rat deines Egos angenommen hast, wie du mit deinen Beschwerden umgehen solltest. Dieser Rat wird nicht nur nicht funktioniert haben, sondern er wird das Problem immer wieder verstärken. Willst du nicht viel lieber die Gaben empfangen und nutzen, die dir der Himmel und dein eigener schöpferischer Geist anbieten?

Nimm dir ein paar Minuten Zeit, um darüber zu meditieren, was dir angeboten wird, um die Situation wirklich nachhaltig verändern zu können. Öffne dich dafür und empfange die Gaben. Teile sie auf der energetischen Ebene mit deinem Partner beziehungsweise mit deiner Partnerin. Du wirst feststellen, dass sich deine gesamte Beziehung entfalten wird, sobald du bereit bist, dich nicht mehr zu verstecken, sondern dich selbst und deine Gaben und Fähigkeiten anzuerkennen.

Lektion 4

Der Prügelknabe

Marnie sagte, dass ihr Problem das Nierenversagen ihres Freundes sei. Wegen dieses Versagens bräuchte er die Dialyse. Aber nach einigem Nachfragen kam heraus, dass Marnie, seit ihr Freund mit der Dialyse begonnen hatte, nicht mehr wollte, dass er sie berührte. Normalerweise würde ich in einem solchen Fall ödipale Themen weiter mit ihr untersucht haben, aber meine Intuition führte mich dazu, ein anderes, weitaus dringlicheres Thema zu erkunden. Marnie hatte zuvor schon mitgeteilt, dass sie sich noch in einem Machtkampf mit ihrem Exmann befand. Nun stellte sich heraus, dass sie ihren Freund als »Prügelknaben« benutzte.

Marnie beschrieb sich selbst als jemanden, der sich ständig in Konkurrenz mit anderen befindet, und das hatte zu Streitigkeiten mit ihrem Mann geführt. Sie hatten sich scheiden lassen und ihre Beziehung mit ihrem Freund hatte ganz freundschaftlich begonnen. Bald kam aber ihre auf Wettbewerb ausgerichtete Natur auch auf sexuellem Gebiet zur Geltung.

Da sie ihre kämpferischen Qualitäten auf dem Feld der Ehe schon gut entwickelt hatte, wurde ihr neuer Freund in fast jedem Bereich besiegt, einschließlich der Sexualität. Nun konnte sie es gar nicht mehr aushalten, wenn er sie berührte. Als Marnie und ich uns weiter austauschten, kam bald heraus, dass sie als Schattengestalt den *Kämpfer* in sich hatte. Da Marnie diesen Schatten verdrängt und auf ihren Exmann projiziert hatte, war sie blind dafür, wie sehr sie mit ihrem Freund kämpfte. Als ich sie fragte, wie viele Schattengestalten des *Kämpfer*-Archetyps sie wohl in sich trug, antwortete sie: »Dreißig.«

Marnie repräsentierte die Fokusperson, die für Fülle stand, und sie besaß in sich die Seelengabe des Glücks. Nun steckte sie jedoch darin fest, ihren Freund für etwas bestrafen zu müssen, was sie mit ihrem Exmann noch nicht gelöst hatte. Ich erzählte ihr die Geschichte von den Prügelknaben. Herrscherhäuser oder reiche Leute hatten früher jemanden, der als bester Freund ihrem Erben nahestand. Wenn sich der Erbe danebenbenahm, wurde nicht er bestraft, sondern sein bester Freund, der als Ersatz, eben als Prügelknabe, herhalten musste. Ich zeigte ihr auf, wie sie alles, was sie ihrem Exmann noch nicht vergeben hatte, nun ihren neuen Freund büßen ließ.

Als sie sah, was sie ihrem Freund angetan hatte, rief Marnie aus: »Oh, ich muss ja wirklich ein schlechter Mensch sein.«

Ich erklärte ihr, dass alle unsere Schattengestalten Verstecke für unsere Schuldgefühle und unseren Selbsthass sind, die unter Abwehr und Verleugnung begraben liegen. Und wo wir uns schuldig fühlen, da bestrafen wir uns, aber damit verändern wir nichts in unserem Leben. Die meisten Menschen haben Hunderte von Schattengestalten in sich.

Ich erinnerte Marnie an eine Übung, die wir zwei Tage zuvor während des Workshops gemacht hatten, bei der es darum ging, Schattenfiguren zu klären. Wir hatten mit dem *Konkurrenten* und dem *Hai* begonnen, heilten dann den *Versager,* den *Krüppel,* den *Zerstörer,* den *Saboteur* und alle möglichen anderen Schatten, die die Teilnehmer bei sich entdeckt hatten. Am Ende der halben Stunde lachte ein Drittel der Teilnehmer aus vollem Hals, als sie einen Schatten nach dem anderen nach oben brachten und ihn platzen ließen.

Schatten sind einfach missverstandene Ichvorstellungen, die wir benutzt haben, um das Ego zu sichern. Sie waren Illusionen, allerdings ziemlich destruktive. Ich sprach mit ihr über die Illusion von Schuld und die vielen Belohnungen, die wir dafür erhalten, aber dass uns das nie, wirklich niemals glücklich machen könnte – und das ist schließlich der wahre Test für alles, was wir unternehmen.

Ich kam dann wieder auf das Ursprungsthema zurück, nämlich dass sie ihren Ärger über ihren Exmann auf ihren Freund umgeleitet hatte. Sie erzählte, dass sie sich erst dagegen gesträubt hatte, von ihm berührt zu werden, nachdem er seine Dialyse begonnen hatte. Sie berichtete auch, dass ihr Freund eine sehr schwere Kindheit gehabt hatte: Als er in dic vierte Klasse ging, hatte sein Vater Selbstmord begangen, indem er Gift getrunken hatte. Marnie sagte, dass die Mutter ihres Freundes sich in viele Beziehungen mit immer neuen Männern gestürzt hatte, dass ihr Freund jedoch den Selbstmord und Verlust seines Vaters nie hatte überwinden können. Ich wies sie darauf hin, dass Dialyse ein Verfahren ist, um das Blut von Giften zu reinigen und die Arbeit der Nieren zu übernehmen, und dass dies ein Thema war, das für ihren Freund auch jetzt noch anstand. Im weiteren Gespräch stellte sich bald heraus, dass die Mutter ihres Freundes ihren eigenen Mann als »Prügelknaben« gebraucht hatte und dass dessen Selbstmord Teil ihres Machtkampfes gewesen war.

Ich erklärte Marnie, dass der Körper, wenn man ihn missbraucht, häufig als Waffe eingesetzt wird, um andere anzugreifen oder an ihnen Rache zu üben. Wenn wir unseren Körper nicht schlicht als ein Vehikel für Kommunikation und Lernen nutzen, dann verwenden wir ihn für Stolz, Genuss oder Aggression. Das setzt den Körper einem Risiko aus, indem ihm die Konflikte des Bewusstseins aufgeladen werden. Ich wies sie darauf hin, dass sie und ihr Freund sich in einer Auseinandersetzung befunden haben und dass die Krankheit ihres Freundes Teil dessen war, genauso wie ihr Gefühl, ihn nicht mehr berühren zu wollen.

Ihre Gaben der Fülle und des Glücks könnten eingesetzt werden, um den Kampf zu überwinden und die Schattenanteile ihres Bewusstseins zu retten sowie zugleich den Teil von ihr, der Sex als Waffe im Konkurrenzkampf benutzte. Sie könnte ihre Gaben verwenden, um ihrem Exmann und ihrem neuen Freund zu helfen, statt sie anzugreifen, wie sie es bisher getan hatte.

Marnie fühlte sowohl Hoffnung als auch Erleichterung darüber, dass so vieles, was ihr eigenes Problem und das ihres Freundes ausmachte, mit Einsicht und Humor entwirrt werden konnte. In diesem Geist suchte sie sich dann Rollenspieler aus, um ihre »Kämpferin«, ihre Sex-Konkurrenz, ihren Exmann und ihren Freund darzustellen. Wir unterstützten Marnie dabei, ihre Gaben von Fülle und Glück zu empfangen. Sie erkannte, als sie diese Gaben annahm, wie sehr sie in ihrem Leben aus der Spur geraten war.

Sie hatte mit ihrem Exmann gekämpft, weil er ihr nicht die Gaben von Glück und Fülle gegeben hatte, während es doch die ganze Zeit über sie selbst war, in der diese Gaben verschlossen waren. Als sie diese Gaben in sich selbst freilegte, spürte Marnie nun genügend Vertrauen, zu den Menschen zu gehen, die im Rollenspiel ihren Exmann und ihren neuen Freund repräsentierten, um diese Gaben mit ihnen zu teilen.

Marnie ließ die Dumpfheit ihres Energieniveaus und ihres Verhaltens hinter sich und gelangte zu einer neuen Lebensfreude und Begeisterung, als sie ihre Gaben mit diesen beiden geteilt hatte. Der ganze Workshop brach in einen spontanen Applaus aus und freute sich mit Marnie, die zugleich strahlte und weinte.

ÜBUNG Schau dich nach Orten in deinem Leben um, wo du früher gegen jemanden angekämpft hast oder es jetzt tust. Was wolltest du von diesem Menschen? Könnte es sein, dass du in dir diese Gaben und Fähigkeiten hast? Wärest du bereit, die Tür in deinem Bewusstsein zu öffnen, damit du von diesen Gaben ganz durchdrungen wirst? Stell dir dann vor, wie du diese Gaben mit all jenen teilst, mit denen du gekämpft hast, und auch mit Menschen in deinem Umfeld, die diese Gaben brauchen. Das kann dich befreien und anderen helfen.

Lektion 5

Keine Angst mehr vor Zurückweisung

Unsere Angst vor Zurückweisung ist eine Falle, die auf Bedürftigkeit beruht, darauf also, dass wir etwas von einem anderen unbedingt bekommen wollen. Wir können nicht zurückgewiesen werden, außer wenn wir versuchen, eine andere Person zu benutzen. Es gibt sonst keine Angst vor Zurückweisung. Wenn du Zurückweisung befürchtest, dann fühlst du dich bereits abgewiesen, weil du dich nicht als würdig empfindest, einfach empfangen zu können. Deine Handlungen werden dann zu einer Art von Manipulation, von Rückzug oder Kontrollverhalten. Das schreckt unsere Partner ab und wird zu einer sich selbst erfüllenden Prophezeiung. Zurückweisung und der Akt, sich einfach etwas zu nehmen, sind eng miteinander verbunden.

Ein gebrochenes Herz, das ein besonders starkes Gefühl von Zurückweisung ist, entsteht aufgrund unseres versteckten Begehrens, etwas von einem anderen Menschen zu bekommen, um uns glücklich zu machen. Wenn wir nur geben wollen, gibt es kein Problem. Sich jedoch einfach etwas nehmen zu wollen, sich etwas »anzueignen«, ist eine Strategie des Egos: Das Ego schätzt nur das, was es sich aneignet. Es versucht zu nehmen und zu kriegen, ohne sich zu verbinden. Denn eine echte Verbindung würde eine der Teilpersönlichkeiten schmelzen lassen, auf denen das Ego seine Existenz aufbaut. Diese Persönlichkeiten oder Persönlichkeitsaspekte sind Abspaltungen in unserem Bewusstsein, die jeweils ihre eigenen Ziele haben und ihrer eigenen Logik folgen. Sie erlauben uns jedoch niemals, wirklich zu empfangen oder in Kontakt und Verbindung zu sein, was die Voraussetzung dafür ist, Erfolg zu erzielen und die Fähigkeit zu entwickeln, zu empfangen.

Immer, wenn im Laufe unseres Lebens unser Herz gebrochen wurde, war dies die Gelegenheit zu einer Neugeburt durch Heilung. Wenn wir jedoch den Verlockungen des Egos erlegen sind, wurden unsere Persönlichkeiten stattdessen noch verhärteter und unsere Getrenntheit tiefer – und das ist genau das, worauf es das Ego abgesehen hat. Jedes Trauma und jede unangenehme Erfahrung gibt den Blick frei auf die Wurzeln von Eigensabotagemustern. Damit können wir vermittels Intuition bis dorthin gelangen, wo diese Muster begonnen haben, oder wir folgen der Emotion bis dorthin, wo sie sich zum ersten Mal gezeigt hat. Dann können wir das Trauma an der Wurzel heilen.

Wenn wir die gesamte unangenehme Emotion durchleben, die sich in den Weg stellt, dann werden wir ganz natürlich wieder eine innige Bindung erlangen. Wenn wir durch alle negativen Emotionen hindurch spüren, werden wir uns sowohl erneut verbinden als auch etwas von der Liebe wiedererlangen, die wir von uns abgespalten haben.

Es ist einfach, die Furcht vor Zurückweisung aufzugeben, wenn wir unsere Angst und unser Bedürfnis integrieren. Nachdem wir das getan haben, können wir in unser höheres Bewusstsein alle anderen dunklen Emotionen und Verhaltensmuster integrieren, die auftauchen – zum Beispiel unser Streben, uns etwas einfach zu nehmen. Auf diese Weise können wir eine höhere Ebene von Ganzheitlichkeit erreichen: mithilfe der Integration, die Abspaltungen und Schmerzen heilt, die wir mit uns herumschleppen. Verbindlichkeit, die Entscheidung für den Partner bzw. die Partnerin, führt getrennte Teile wieder zusammen und bringt Frieden und Ganzheit mit sich. Das führt uns zum nächsten Schritt mit demjenigen oder mit der Angelegenheit, für den bzw. für die wir uns verbindlich entschieden haben, und heilt unser Verlangen, uns Dinge anzueignen.

Wenn du nur geben möchtest, wirst du für einen Partner bzw. für eine Partnerin unwiderstehlich. Das ist das Gegenteil davon, nehmen zu wollen, und steht im Gegensatz zu der Angst, die uns zu diesem Verhalten führt und das Nehmenwollen nur noch verstärkt.

Wenn du nur geben willst, wirst du selbstverständlich akzeptieren, was immer die Person macht oder was die Situation mit sich bringt. Das führt dich über deine Furcht vor Zurückweisung hinaus, denn Akzeptanz ist eines der großartigen Heilungsprinzipien auf dem Weg zur Erleuchtung. Nur unsere Bedürfnisse und Bedürftigkeiten lassen uns Angst haben vor Zurückweisung. Jedes Heilungsprinzip kann die notwendigen Heilungsprozesse in uns in Gang setzen, damit wir ein wunderbarer Partner bzw. eine großartige Partnerin und nicht eine Belastung werden.

Lektion 6

Der dunklen Göttin begegnen

Der schlimmste Albtraum für jeden Ehemann ist, mit der Erwartung nach Hause zu kommen, die eigene Frau vorzufinden und feststellen zu müssen, dass stattdessen die dunkle Göttin auf ihn wartet. Auf einer bestimmten Ebene ist das seine eigene Schattengestalt, ein Selbstkonzept, das in das tiefste Unbewusste abgedrängt wurde. Etwas wie ein Angriff, ein neurotisches Verhalten oder eine Feindseligkeit kann in einer Beziehung enorm vergrößert und übertrieben werden. Auch eine süße, gütige und liebevolle Frau, die ein bewusster Mensch ist, kann diese Art von extremer Negativität aufweisen. Wenn ein Ehemann realisiert, dass die dunkle Göttin zu Besuch ist, kann er entweder eine schmerzhafte Attacke erleiden oder eine großartige Gelegenheit zur Heilung wahrnehmen. Je nachdem, wie er reagiert, wird sich der Mann entweder ganz schlimm angegriffen oder sehr mutig fühlen.

In der Psychologie haben die Jungianer die dunkle Göttin als Erste auf heilsame Weise »behandelt«. Sie haben von der babylonischen Göttin *Ereškigal* gesprochen, die Männer in ihrer unterirdischen Kammer an Haken aufgehängt hatte, um sie später aufzuessen. Mit diesem Bild wirst du ein deutlicheres Gefühl dafür entwickeln, welche zerstörerische Kraft die dunkle Göttin in einer Beziehung ausübt. Es hat keinen Sinn, wegzulaufen und sich zu verstecken, und auch nicht, gegen sie anzukämpfen. Das verschlimmert die Situation nur.

Was funktioniert, ist, ganz schutzlos zu sein, während du auf deine Frau zugehst, die von der dunklen Göttin infiltriert ist. Ein anderes Verhalten würde sie nur noch wütender machen und dann bricht die Hölle los. Wenn du dich jedoch der dunklen Göttin nackt und ohne Schwert, Schild oder sonstigen Schutz näherst, kannst du um die Hilfe des Himmels bitten und daraufhin seine Gnade empfangen. Du kannst diese Gnade zusammen mit deiner Seelengabe, die du nur für diese Situation mit in dein Leben gebracht hast, fließen lassen. Erkenne intuitiv, was diese Seelengabe ist und werde ihrer bewusst. Öffne in deinem Bewusstsein die Tür für diese Gabe, empfange sie und teile sie auf der energetischen Ebene mit deiner Frau.

Nur das wird eine solche Situation glücklich auflösen. Häufig wird sich nach einem derartigen Streit deine Frau noch nicht einmal daran erinnern, was sie gesagt oder getan hat, weil es sich dabei um eine sehr tiefe Verdrängung und mentale Abspaltung handelt. Es ist sogar möglich, dass das Astrale deine Frau attackiert und sie als ein Vehikel gegen dich und gegen sie selbst benutzt. Falls sich deine Frau später doch daran erinnert, dann spürt sie vermutlich große Reue und macht sich womöglich selbst fertig, was indes das Risiko nur verstärkt, dass so etwas wieder passiert, denn Schuldgefühle verstärken ein Problem nur noch. Hilf ihr, alle Schuldgefühle loszulassen. Entscheide dich ganz dafür, sie zu befreien. Gib alle Schutzmechanismen auf, aber lass auch nicht zu, dass du selbst von irgendeinem Angriff verletzt wirst, weil das die Schuldgefühle, die ihr beide empfindet, nur noch weiter vertiefen würde.

ÜBUNG Geh auf deine Frau zu, bringe alle Liebe auf, die du jemals für sie empfunden hast, und bitte um die Gnade und die

Wunder, die notwendig sind, um sie von dieser dunklen Energie zu befreien. Dann öffne deine Gabe und teile sie mit ihr, um euch beide zu lösen.
Das kann euch beide vor den seltenen Besuchen der dunklen Göttin bewahren und vor den Aggressionen, die die dunkle Göttin mit sich bringt. Auf diese Weise erfüllst du eines der heiligen Versprechen, die du abgelegt hast: deine Frau und dich selbst von der dunklen Göttin zu befreien und Unschuld dort zu erschaffen, wo sich vorher unbewusste Schuldgefühle befanden.

Lektion 7

Die Angst vor Vergebung

Fast jeder fürchtet sich vor Vergebung. Wenn wir jemandem vergeben, haben wir Angst, dass wir zu Fußabstreifern gemacht werden oder dass wir das Verhalten des anderen gutheißen. Irrtümlicherweise meinen wir, dass, wenn wir jemandem vergeben, wir ihm erlauben, das Gleiche, was uns früher verletzt hatte, wieder zu tun. Wir wollen die Kontrolle bewahren und uns möglichst weit von der Vergangenheit fernhalten. Was wir jedoch nicht realisieren, ist, dass wir die Vergangenheit nicht hinter uns gelassen haben, sondern sie wie eine schwere Kugel an einer Fußfessel hinter uns her schleppen. Wenn wir versuchen, vor der Vergangenheit fortzulaufen, statt sie zu heilen, führt uns das in die falsche Richtung.

Die Vergangenheit, der alle negativen Dinge in unserem Leben entspringen, existiert nicht wirklich. Sie ist vergangen und vorbei. Wir halten sie jedoch am Leben und benutzen sie für irgendwelche Absichten in der Gegenwart. Die Vergangenheit gibt uns eine *Carte blanche,* zumindest aus unserer Sicht, all das zu tun, was wir tun wollen, und all das zu lassen, was wir nicht tun wollen. Wir benutzen die Vergangenheit zur Kontrolle und zum Schutz, um eine Begründung dafür zu finden, warum wir recht haben und warum die Dinge nach unserer Nase gehen sollen. Indem wir auf eine solche Weise an der Vergangenheit festhalten, bereiten wir den Boden für unsere negativen Muster. Es ist die Kraft der Vergebung, die uns vom Missbrauch der Vergangenheit befreit.

Wenn wir diese tief verborgenen oder auch gar nicht so unsichtbaren Speicher der Vergangenheit finden, die wir in uns selbst versteckt haben, dann werden wir auch die entsprechenden Schuldgefühle entdecken, für die wir uns selbst bestrafen. Vergebung befreit uns von unserer Schuld und korrigiert die Fehler in unserem Geist, damit unser Leben glücklicher wird. Frei zu sein bedeutet, in der friedvollen, glücklichen Gegenwart zu sein. Da es den meisten Menschen schwerfällt, in ihrem eigenen Unterbewusstsein zu graben, ist es viel einfacher, schlicht jedem und allem zu vergeben, der oder das uns ärgert.

Eine weitere Kompensation, die wir durch ein Opfergeschehen erlangen können, ist Unabhängigkeit*. Diese Rolle ist ganz offensichtlich dissoziiert. Das Ego verspricht uns, dass wir durch »Unabhängigkeit« aus dem Leid herausfinden könnten, das es selbst verursacht hat. Die Rolle der Unabhängigkeit schneidet die Hysterie des Opfers weg und spaltet die schmerzlichen Gefühle ab. Der Schmerz, den wir erfahren, dient als Ausrede, dass wir deshalb nun tun dürfen, was wir wollen.

In dieser Art von dissoziierter Unabhängigkeit haben wir das Opfergeschehen überhaupt noch nicht aufgearbeitet und losgelassen, sondern wir decken es einfach zu. Indem wir uns von unserem eigenen Leid abspalten, was das Ego uns ja vorschlägt zu tun, werden wir auch unsensibel für das Leid um uns herum. So werden wir unter Umständen ungewollt zu Tätern, die auf anderen Menschen »herumtrampeln«. Weil wir

* Die *Psychologie der Vision* geht davon aus, dass der Mensch zunächst die Stadien von Abhängigkeit und Unabhängigkeit durchläuft, bevor er zu echter Partnerschaft findet. Der Begriff »Unabhängigkeit« wird hier »negativ« gesehen; er kennzeichnet einen Mangel an Verbundenheit, Austausch und Ebenbürtigkeit. (Anm. d. Ü.)

uns selbst gegenüber unsensibel sind, werden wir unsensibel gegenüber anderen.

Im Zustand der Unabhängigkeit handeln wir, als ob uns nichts etwas ausmacht und als ob uns alles gleich ist, damit wir nicht verletzt oder verwundet werden. Ich habe Tausende von Menschen über diesen Abwehrmechanismus befragt und festgestellt, dass die Abspaltung zwar den Schmerz vermindert, ihn allerdings nicht verhindert. Abspaltung ist jedoch sehr effektiv, wenn es darum geht, Liebe, Gaben und Fähigkeiten sowie Freude zu blockieren. Wenn wir schlimm genug verletzt werden, können wir derart dissoziiert werden, dass wir eine Charakterstörung entwickeln. Dann spielen wir immer auf Gewinn und Verlust, wir nehmen uns von anderen, manchmal sogar auf kriminelle Art und Weise, und begründen dieses Verhalten dann auch noch damit, dass uns das ja zustünde. Oder, wenn wir paranoid werden, denken wir, es sei besser, dass »wir sie kriegen, bevor sie uns kriegen«.

Eine weniger verletzte Person wird dazu neigen zu manipulieren. Eine stärker verwundete Person kann soziopathisch oder gar gewissenlos werden. Das sind Extreme, die aus alten Wunden der Abhängigkeit stammen, als wir uns anscheinend zu sehr um andere Menschen gekümmert haben. Bücher über Beziehungen von Menschen, die sich zu sehr um andere sorgen, sind in Wirklichkeit Bücher über abhängige Menschen, die Angst vor Vergebung haben und Muster von Wunden aus ihrer Kindheit mit sich herumschleppen.

Wenn wir, statt zu vergeben, der Anleitung des Egos folgen, dann kompensieren wir das, was in der Vergangenheit schiefgegangen ist, mit drei Rollen, die einen Teufelskreis bilden. Die erste ist die Opferrolle. Wenn wir dem Rat des Egos Folge leisten, dann scheinen wir ständig Muster der Eigensabotage und des Leids auszuagieren. Das alte Geschehen wird zum Ursprungs- oder Wurzelereignis, das Verlust und laufend neue Probleme programmiert. *Dahinter verstecken sich unsere Abwehr und unser Unwillen vorwärtszugehen, weil wir uns vor vermeintlicher Unzulänglichkeit fürchten und solche Gefühle entwickeln – die sich dann selbst immer weiterspinnen, bis uns Vergebung befreit.*

Die nächste Kompensation für ein Opfergeschehen erfolgt durch Aufopferung. Dabei versuchen wir, alles auf unseren eigenen Schultern zu tragen. Das funktioniert nicht wirklich. Das Einzige, was das Leben besser und schöner macht, ist, aus Liebe zu handeln. Aufopferung kennt zwei Formen. In unserer unabhängigen Aufopferung fühlen wir uns so, als ob wir den anderen tragen müssten. In der abhängigen Aufopferung fühlen wir uns nicht würdig und ebenbürtig für die Beziehung. Wir glauben, Opfer bringen zu müssen, um in der Beziehung bleiben zu dürfen. Aufopferung erlaubt uns jedoch nie, zu empfangen oder zu genießen. Nur Ebenbürtigkeit erzeugt Erfolg, Nähe und Fluss.

Wahre Vergebung bedeutet nicht: »Ich stehe so weit über dir und bin moralisch so viel besser als du, dass ich mich herablassen kann, dir aufgrund meiner Herzensgüte Vergebung zu gewähren.« Das wäre eine Form von Arroganz, von Rivalitätsdenken und ein Versuch, Überlegenheit zu beweisen.

Bei echter Vergebung erkennen wir, dass wir selbst in genau demselben Maße befreit werden wie diejenige Person, der wir vergeben. Wir realisieren, dass unser Unterbewusstsein und unser Unbewusstes – mit ihren Anteilen an der geheimen Vereinbarung und den Schuldgefühlen, die hinter dem Geschehen stecken – erlöst werden und wir beide frei sind. Ein Prinzip des Unterbewusstseins besteht darin, dass wir ständig andere für das verurteilen und sie dessen beschuldigen, was wir selbst tun. Es kann indes sein, dass wir dieses Verhaltensmuster zu kompensieren versuchen, indem wir die Wahrnehmung dessen, was wir eigentlich tun, abgespalten haben und es verdrängen oder auf eine Schattengestalt projizieren.

Auf der Ebene des Unterbewusstseins begehen wir den Fehler, uns auf die Seite des Egos zu schlagen. Das hat zu einem Trauma geführt oder zumindest zu einer schmerzlichen Erfahrung. Aber die Unabhängigkeit, die uns das Ego mit anderen Verlockungen verspricht, wird uns nie befreien oder glücklich machen können. Wir hätten dieses Leid vermeiden können, wenn wir bereit gewesen wären, auf einer ganz neuen Ebene zu erstrahlen. Stattdessen haben wir das schmerzliche Ereignis als Vorwand gebraucht, um uns zu verstecken.

Auf der Ebene des Unbewussten passieren schmerzliche Ereignisse aufgrund unserer Seelenmuster oder Seelenverletzungen. Wenn wir allerdings bereit gewesen wären, unsere Gaben und Fähigkeiten anzunehmen und zu nutzen, und wenn wir unseren stimmigen Platz eingenommen hätten, dann hätte sich das Leid vermeiden lassen. Wir hätten dann alle in unserer Umgebung durch diese Gaben ermächtigt, auf ganz natürliche Weise. Je größer das Trauma ist, desto großartigere Gaben und Fähigkeiten verstecken wir in unserem Inneren und desto großartiger sind auch die Facetten unserer Lebensaufgaben und unserer Bestimmung.

Bevor ich in den Heilberuf einstieg, habe ich sehr viele schmerzliche Erfahrungen in meinem Leben gemacht – entweder, weil ich nur sehr langsam gelernt habe oder weil ich alles genau erforschen wollte, oder aus beiden Gründen. Da ich inzwischen die Freiheit begriffen habe, die Vergebung verleiht, bin ich mit allen diesen Mustern, außer den am tiefsten versteckten, durch, und ich kann mich nicht daran erinnern, wann ich das letzte Mal gelitten hätte. Wenn mich doch irgendetwas ärgert, weiß ich, dass die Situation nicht so ist, wie ich sie wahrnehme. Es findet sich auf einer unbewussten Ebene und aus einer verborgenen Egoabsicht heraus oder wegen einer wichtigen Lektion, die ich lernen soll, sogar insgeheim ein Einverständnis, dass ich selbst aktiv dabei mitgewirkt habe, die Situation zu erzeugen, die mich ärgert.

Wenn ich einem Menschen vergebe, dann erkenne ich, dass ich, wenn ich die Person ansehe, über die ich mich geärgert habe, in Wahrheit meine eigenen Ichvorstellungen wie in einem Spiegel betrachte. Es scheint, als ob der andere mir etwas angetan hätte, aber in Wirklichkeit geht es nur darum, dass ich vor mir etwas verberge, was in mir selbst vor sich geht. Jedes Mal, wenn ich selbstgerecht werde, weiß ich, dass ich unaufrichtig bin.

Von den vierzig Jahren Heilarbeit, die ich absolviert habe, habe ich siebenunddreißig Jahre damit verbracht, das Unterbewusstsein zu erforschen. Und ich weiß, dass das, was sich unterhalb der Ebene unseres Alltagsbewusstseins abspielt, das repräsentiert, was in unserem Leben als Folge von Entscheidungen geschieht, die wir treffen, und eine Konsequenz der Skripte ist, die wir schreiben.

Chronische Probleme sind Seelenprobleme. Aber sogar solche Probleme kann man leicht auflösen, wenn man die richtige Entscheidung trifft. Wenn ein schmerzliches Ereignis auftritt, kann Vergebung, immer wieder aufs Neue, heilend wirken.

Wenn du wiederholt vergibst und es Tage dauert, bis sich Frieden einstellt oder sich eine Wirkung in der Beziehung zum anderen oder in der Situation feststellen lässt, dann liegt das daran, dass es sich um ein Seelenproblem handelt, um ein chronisches Problem. Wenn du jedoch in vollem Vertrauen und aufrichtig mit deiner Vergebung fortfährst, wirst du Frieden finden und es wird zu einer Transformation kommen.

Manchmal kann Vergebung eine sofortige Wirkung haben. Wenn du die letzte Ebene von Heilung erreichst, wirst du erkennen, dass jeder sowohl verantwortlich als auch unschuldig ist. Aufgrund von Heilsitzungen, die ich über Jahrzehnte hinweg durchgeführt habe, kann ich bestätigen, dass die folgende Aussage psychologisch vollkommen zutrifft. Sie wurde in *Ein Kurs in Wundern* in einem spirituellen Zusammenhang gemacht.

> *Angesichts deiner Angst vor Vergebung, die ER (der heilige Geist) genauso deutlich wahrnimmt, wie er weiß, dass Vergebung Befreiung* ist, *wird ER dir helfen, dich daran zu erinnern, dass Vergebung* kein *Verlust ist, SONDERN DEINE ERLÖSUNG. Und dass in* vollständiger *Vergebung, in der du erkennst, dass es nichts zu vergeben gibt, DIR vollständig vergeben wird.**

An einer anderen Stelle betont *Ein Kurs in Wundern* den Zweck, warum wir hierhergekommen sind: um der Welt zu

* Zitiert und übersetzt aus einer Fassung, die dem Autor vorliegt: Chapter 15, V111, Seite 320.

vergeben. Da die Welt aus unseren Ichvorstellungen besteht, die wir bewerten und projizieren, befreit es auch uns selbst, wenn wir der Welt vergeben.

Vergebung verbindet uns auf innige Weise miteinander, während Beurteilungen und das Festhalten am Groll uns voneinander trennen. Diese Getrenntheit ist eine der Wurzeln aller Probleme.

Oder um einen inzwischen fast klassischen Spruch zu zitieren, den ich mir vor rund 15 Jahren ausgedacht habe: »Menschen, die in einem Haus voller Spiegel wohnen, sollten keine Steine werfen.«

Möge dir laufend erneuerte Vergebung Frieden bringen, denn Vergebung ist die Quelle von Licbc, Freude und Fülle.

Lektion 8

Bonding

Bonding ist die Verbindung, die wir untereinander haben. Es bezeichnet unsere Beziehungsfähigkeit und unsere Verwandtschaft. Auf einer spirituellen Ebene sind wir alle ein Spirit und unser individueller Spirit ist ein Teil des All-Spirit. Sogar auf einer unbewussten Ebene existiert eine Verbindung unseres Geistes. Wir sind miteinander unauflösbar verbunden und beeinflussen uns gegenseitig sehr viel mehr, als wir wissen. Je deutlicher wir das erkennen, desto mehr Freude erfahren wir.

Im Alltag zeigt Bonding, also die Verbundenheit zwischen Menschen, das Maß an echter Beziehung an, die wir untereinander eingehen. Das Maß unserer Beziehung bestimmt auch das Maß an Liebe und Erfolg in unserem Leben. Je mehr wir mit anderen Menschen partnerschaftlichen Umgang pflegen, desto besser ist das Leben in jeder Hinsicht.

Probleme – wir alle haben welche –, spiegeln einen Mangel an Verbundenheit auf unserer Seite wider. Ohne Bonding müssen wir mit Schwierigkeiten kämpfen und hart für das arbeiten, was Verbundenheit uns auf natürlichem und leichtem Wege bringen würde. Bonding beschert uns Glück, alles ist durch Bonding im Fluss und wir sind für Inspiration und innere Führung offen. Wenn wir uns jedoch für Egoziele entscheiden, dann lösen wir damit die Entstehung von Opfermustern und Schwierigkeiten aus.

Jedes Trauma, das wir je in unserem Leben durchlitten haben, geht auf eine irrtümliche Entscheidung zurück, als wir

Verbundenheit aufgegeben und verloren haben, um stattdessen unser Ego aufzubauen. Unser Ego hatte uns vielfältigste Belohnungen versprochen: dass wir uns verstecken können, dass wir in eine abgespaltene Unabhängigkeit gelangen, dass alles nach unserem Willen läuft, dass wir Vorwände gebrauchen, recht haben dürfen, Schuld auf andere abwälzen können, dass wir Rache üben, überlegen sind, uns im Wettbewerb durchsetzen, dass wir gewinnen und kontrollieren können. Das Ego macht große Versprechungen: dass wir frei wären, wenn wir uns abtrennen von anderen und in unser Ego investieren, also in das Prinzip von Getrenntheit. Es gibt uns jedoch nur unechte Unabhängigkeit, die dissoziiert ist, die abgespalten ist, und eine Form des Davonlaufens darstellt.

Die Rolle der Unabhängigkeit ist unauflösbar mit den Rollen der Aufopferung und der Bedürftigkeit verknüpft. Wir spielen vielleicht eine dieser Rollen und projizieren die anderen Teile auf unsere Partnerin bzw. auf unseren Partner oder auf unsere Familie. Sie stecken jedoch immer noch in uns drinnen und warten nur darauf, dass sie wieder »dran« sind.

Es handelt sich dabei nicht nur um einen Teufelskreis zwischen den Rollen der Unabhängigkeit und der Aufopferung. Ein Teufelskreis besitzt eine destruktive Dynamik zwischen zwei negativen Elementen, die sich gegenseitig auf zerstörerische Weise verstärken. Eine »Sturmflut« enthält drei negative Elemente. In diesem Fall wirken die Rollen von Unabhängigkeit, Aufopferung und Bedürftigkeit auf eine zerstörerische Weise zusammen und ziehen uns wie in einem Teufelskreis immer weiter nach unten, tiefer und tiefer.

Alle diese Rollen decken ein Opferereignis zu, bei dem wir uns für das Ego entschieden haben statt für eine neue Gabe und eine tiefere Verbundenheit. Unser Leben hätte so viel einfacher sein können, wenn wir einst den Mut gehabt hätten, in die richtige Richtung aufzubrechen, und auf den vermeintlichen Schutz und die angebliche Unterstützung durch unser Ego verzichtet hätten. Dann hätten wir ein stärkeres Bonding erlangt und größere Geschenke empfangen. Das hätte dazu beigetragen, dass wir alle Beteiligten befreit hätten, bevor sich die Situation entwickelte.

Jedes Problem, das wir heute mit unserem Partner oder mit unserer Partnerin haben, gibt uns die Chance, unsere fälschlich entwickelten Muster zu heilen, die sich zu bilden begannen, als wir uns auf die Seite des Egos gestellt haben, anstatt eine tiefere Verbundenheit zu wählen. Das Bonding, das wir wieder erneuern, ist dieselbe Verbundenheit, die uns immer schon offenstand und die nun einfach wiedererkannt und endlich angenommen wird. Auf einer spirituellen Ebene hat es Bonding immer gegeben. Je mehr Verbundenheit wir auf allen Ebenen aktivieren, desto mehr Schönheit und Fülle wird unser Leben aufweisen. Je mehr Bonding es gibt, desto mehr Ebenbürtigkeit existiert. Es löst die Konkurrenzmuster auf, die in Rollen stecken, sowohl in unserem Bewusstsein als auch in dem der anderen. Herrscht Ebenbürtigkeit, gibt es keinen Grund für Machtkämpfe, Wettbewerbsdenken oder Leblosigkeit in unseren Beziehungen. Dann besteht nur Gegenseitigkeit, die größeren Erfolg und größere Nähe mit sich bringt.

Bonding ist das Band, das uns in einem festen Wir-Gefühl, in einer glücklichen »Kohäsion« miteinander verbindet. Verbundenheit wiegt sehr leicht und sie bringt Freude mit sich. Bonding ist das Einzige, was uns über Fusion, Aufopferung, Fesselung, Schuldgefühle und Versagensmuster hinausführt,

Dinge, die in unserer Kindheit ihren Anfang nahmen und die später von Opferrollen, Märtyrerrollen und falscher Unabhängigkeit zugedeckt wurden. Mit dem Verlust von Verbundenheit begannen Angst, Illusion, Bedürftigkeit, Missverständnisse und Widerstände. Diese wiederum verwandelten sich in Verletzungen, gebrochene Herzen und Rachegelüste, wenn wir im nächsten Stadium nicht die richtige Entscheidung getroffen und den Verlust von Verbundenheit transformiert haben.

Wenn Bonding nicht in jenem Stadium erlernt wird, das die *Psychologie der Vision* das »Stadium des gebrochenen Herzens« nennt, dann tauchen im nächsten Stadium Gefühle von Schuld, Minderwertigkeit und Aufopferung auf. Alle diese dunklen Emotionen erzeugen Stress. Sofern wir Verbundenheit verloren haben, haben wir auch verloren, wer wir dem Wesen nach sind. Wir haben unser *Sein* durch unser *Tun* zugedeckt. Wir haben das Wissen aus den Augen verloren, dass wir ein Kind Gottes sind und wirklich alles Gute verdienen. Infolgedessen müssen wir schwer für das arbeiten, dem wir uns auf eine verborgene Weise widersetzen.

Es ist einzig wichtig zu wissen, dass wir uns in Richtung Bonding, dass wir uns auf Verbundenheit zubewegen. Ohne Bonding erzielen wir Erfolge nur durch harte Arbeit. Dann verwenden wir den Lohn der schweren Mühen, um für den Stress zu bezahlen, den es gebraucht hatte, um durch harte Arbeit überhaupt zu diesem Erfolg zu gelangen. Also kommen wir nicht wirklich vorwärts.

Uns wird immer wieder eine tiefere Verbundenheit angeboten, die mehr Gaben, Talente und Fähigkeiten und größeren Erfolg mit sich bringt. Jede Schwierigkeit ist eine Chance auf dem Weg zu mehr Bonding und der Süße, die Bonding mit sich bringt. All unser Wachstum und unsere Entwicklung stammen aus größerer Verbundenheit. Je mehr Bonding besteht, desto mehr Grund gibt es zu feiern.

Gib die Machtkämpfe auf, die Konkurrenzmuster und die leblose Mattheit – zugunsten von Bonding. Nur Bonding wird das wieder erneuern, was du verloren oder fortgeworfen hast.

Hier ist eine einfache Übung zum Bonding:

ÜBUNG Sieh und spüre, wie das Licht in dir sich mit dem Licht im anderen Menschen verbindet. Wiederhole das immer wieder, wenn du an diese Person denkst. Bonding hilft euch beiden. Es ist eine Möglichkeit, einem anderen zu helfen, der krank ist oder in Problemen steckt. Bonding hilft, die Leistung eines anderen und zugleich deine eigene zu verbessern. Wenn man diese Übung oft genug und beständig ausführt, kann ein Gegner oder eine Schattengestalt in einen Freund verwandelt werden.
Auf diese Weise erfahren alle Beteiligten mehr Liebe und Erfolg.
Wer sich nicht für Bonding, also für bewusste partnerschaftliche Verbundenheit, entscheidet, wird Probleme haben, Projektionen, Angst, Widerstand und Abwehr, Schuldgefühle und Leiden entwickeln, Bewertungen und Verurteilungen vornehmen. Entscheide dich für Bonding. Entscheide dich für ebenbürtige Partnerschaftlichkeit. Das ist die einzig richtige Richtung. Das ist, was uns zur Einheit zurückführt.
Betrachte dein Leben heute:
In welcher Beziehung möchtest du die Liebe vermehren?
Wem möchtest du helfen?
Wer ist »der Böse« in deinem Leben?
Diese Beziehungen zu heilen heißt, dich von den versteckten Schuldgefühlen zu befreien, unter denen sich deine Angst verbirgt

und die ein höheres Maß an Liebe und Erfolg blockieren.
Stelle dir vor und fühle, wie Licht und Liebe heute und jeden Tag zu all diesen Menschen fließt. Du kannst die Bonding-Übung durchführen, bis ihr zu einem einzigen Licht werdet. Das wird eine ganze Schicht bzw. Ebene des Problems klären. Bonding baut dein Leben auf und stärkt es und das der anderen sowie der ganzen Welt.

Lektion 9

Körperpanzer

Eine Körperpanzerung vollzieht sich, wenn man den Körper mit Muskeln oder mit Fett stark aufbaut. Das ist ein Abwehrmechanismus, den das Ego einsetzt, um zu versuchen, den Schmerz, den wir erleben, abzutöten. Ich habe das gesehen als Schutzmechanismus bei Babys – falls man sie fallen lässt –, als Verteidigung gegen Schreckenserfahrungen, Verlusterlebnisse, als ein Mechanismus, entstanden aus Angst vor Sex, einem gebrochenen Herzen, Schuldgefühlen, Leiden, Fusion und Aufopferung. Das Problem mit Körperpanzern ist, dass sie uns nicht nur emotional auf Distanz zu anderen halten, sondern auch den Schmerz in uns einschließen. Körperpanzer sind eine Verteidigung durch Dissoziation, die weitere, zukünftige Schmerzen verhindern soll. Allerdings handelt es sich um eine mangelhafte Verteidigung, weil sie wie alle Abwehrmechanismen Angriffe auf sich zieht. Es ist eine Verteidigungsmaßnahme, die keineswegs immer die Schmerzen aufhält, die aber immer die Liebe blockiert.

Körperpanzerung symbolisiert, wo im Körper wir eine emotionale Last tragen, sie hat unsere Muskeln straffgezogen und unseren Leibesumfang vermehrt, um uns zu schützen. Dieser psychologische Panzer ist schwer und stressig und belastet uns emotional stark. Im Laufe unseres Lebens kann uns der Körperpanzer physisch und emotional erschöpfen. Wenn wir Körperpanzer als Schutz ausgesucht haben, dann haben wir uns vom Licht und von der Hilfe des Himmels abgewandt und stattdessen eine Egolösung gewählt, eine Art dunklen Glamour, an den wir uns jetzt immer noch klammern, obwohl das meistens gut versteckt wird.

Dunkler Glamour oder dunkler Zauberglanz ist die *Aufmerksamkeit,* die wir durch schmerzliche Erlebnisse und leidvolle Erfahrungen erhalten, oder dadurch, dass wir uns super fühlen, wenn wir uns »schlecht« verhalten und unseren Willen durchsetzen! Für diesen dunklen Glanz geben wir unsere Liebenswürdigkeit auf; das ist ein schlechtes Tauschgeschäft. Unter einem Körperpanzer haben wir die abgespaltene Unabhängigkeit in uns eingeschlossen, und das zeigt sich auch körperlich. Dadurch verhindern wir jede umfassende Partnerschaft mit einem anderen Menschen, bis wir die Körperpanzerung und das, was sich darunter verbirgt, voll und ganz aufgegeben haben.

Das macht Körperpanzer zu einem Problem in Beziehungen. Es drängt unsere Partnerin bzw. unseren Partner von uns weg und hält sie oder ihn auf Abstand. Der Körperpanzer ist zwar physisch, aber er blockiert meistens Intimität und die Fähigkeit zu empfangen und verfestigt auf diese Weise Opfermuster.

Und wenn der Schmerz in uns eingeschlossen ist und eingeschlossen bleibt, wird das Leben irgendein extremes Ereignis zum Anlass nehmen, um zu versuchen, den Schmerz zu öffnen, damit er endlich geheilt werden kann. Da Körperpanzer mit einem Trauma beginnen, ist es meistens auch ein Trauma, das den Panzer wieder aufbricht – außer, wenn wir uns auf einem Weg der Heilung befinden, auf dem das ursprüngliche Trauma dann manchmal recht leicht geheilt werden kann.

Wenn wir der Heilung gegenüber nicht offen sind, dann erleben wir die Auslösung der alten Emotion, die sich tief unter dem Körperpanzer versteckt, als traumatisch und zugleich als »blödes Karma«. Mit der richtigen Einstellung betrachten wir jedoch das Werkzeug, das half, den Panzer aufzubrechen und das alte Trauma an die Oberfläche zu bringen, damit es geheilt werden kann, als eine Chance zur Wiedergeburt, die uns neue Ebenen von Lebensfreude und Zärtlichkeit eröffnet. Unterm Strich: Unser Körperpanzer repräsentiert Zeiten, während derer wir Angst vor unserer Lebensaufgabe hatten und versucht haben, uns davor zu schützen, indem wir in die falsche Richtung gelaufen sind.

Jedes jemals erlebte Trauma weist auf einen unterbewussten Fehler hin, den wir begingen, als wir uns beim Ego »eingekauft« haben, statt in das Leben und in größere Verbundenheit zu investieren. Da wir alle so gehandelt haben, ist es jetzt an der Zeit, dass wir unsere Beziehungen auf einer neuen Ebene wiederherstellen, indem wir alle Schichten einer Körperpanzerung, die wir im Laufe der Zeit angesammelt haben, herausfinden und loslassen. Manchmal entstehen Körperpanzer, wenn man als Kind hingefallen ist oder körperlich durch Schläge oder Missbrauch gelitten hat; gelegentlich entstehen sie später.

ÜBUNG Frage dich und vertraue bei der Antwort auf deine Intuition, wie viele Schichten von Körperpanzern du hast. Frage dich, wie alt du warst, als du jede einzelne dieser Schichten aufgebaut hast. Wer war an der Situation beteiligt und was ist vorgefallen, infolgedessen du deinen Körperpanzer erzeugt hast? Dann frage dich, wozu diese Panzerschichten in deinem Leben geführt haben. Am Schluss stellst du dir die Frage, ob du dein Leben und deine Beziehungen so gestalten möchtest. Macht dich das glücklich?

Du kannst dir nun vorstellen, wieder an der Wegkreuzung zu stehen, wie einst, als du dich entschieden hast, das Angebot deines Egos anzunehmen und eine Körperpanzerung aufzubauen, nachdem es dich zuvor davon überzeugt hatte, dass ein Trauma zu haben absolut passend und stimmig sei, und es dich auf diese Weise auf den Pfad des Egos gezogen hatte.
Du kannst dich jetzt also neu entscheiden, ob du auf dem Weg des Egos weitergehen möchtest, ob dich das glücklich gemacht hat oder ob du den Pfad des Himmels und dein eigenes schöpferisches Bewusstsein wählst.
Wenn du den neuen Pfad auswählst, wird dir eine Gabe angeboten, die dein Leben und das aller Beteiligten aufbaut und stärkt, wenn du es annimmst und mit den anderen teilst. Gehe auf diesem Pfad in deiner Vorstellung von damals weiter, bis du in der Gegenwart ankommst. Du wirst feststellen, dass es die eine entsprechende Schicht des Körperpanzers auflöst. Teile die Gabe mit jedem, der heute an deinem Leben teilhat.
Dann kannst du zurückgehen zur nächsten Situation, in der eine andere Schicht deiner Körperpanzerung entstanden ist, und diese Übung wiederholen.

Lektion 10

Zölibat und Sex

Im Laufe meines Lebens bin ich vielen Menschen begegnet, die zölibatär gelebt haben. Leider waren die meisten von ihnen verheiratet ... Und leider ist das nur eine winzige Übertreibung. Manche Menschen, die ich traf, waren auf einem spirituellen Weg und wollten ihre sexuelle Energie dafür sublimieren. Andere hatten eine Auszeit vom Sex genommen, um eine neue Sichtweise auf Beziehung und Sexualität zu gewinnen. Dann gab es auch solche, die mit Sex aufgrund eines Streits aufgehört hatten, sowie Menschen, die so unabhängig waren, dass sie meinten, es sei am besten, sich gar nicht mit Beziehungen und den emotionalen Umständen von Sexualität auseinanderzusetzen.

Manche verheiratete Leute haben ein Alter erreicht, in dem ihnen Sex nicht mehr wichtig ist. Andere haben jedoch keinen Sex mehr aufgrund eines Machtkampfes oder um nicht verletzt zu werden. Das führt zu Flauten, Trübsinn und Leblosigkeit.

Dann gibt es selbstverständlich die Ödipusverschwörung, die zu Dreiecksbeziehungen, Abgestumpftheit oder der völligen Vermeidung von Sex führt und die auf Schuldgefühle, Rivalitäten und die als Kind verlorene Verbundenheit zurückgeht.

Die Ödipusverschwörung trägt eine Form von sexueller Anziehung in eine Familie, die nichts mehr mit Liebe zu tun hat. Diese sexuelle Anziehung wird vielleicht in der Fantasie ausgelebt, manchmal auch in der Realität, meistens jedoch verdrängt. Damit wirkt sie sowohl unterbewusst als auch unbewusst und ist umso schwieriger aufzuspüren. Die Schuldgefühle wegen der früher erlebten Anziehung zu den Eltern und Geschwistern werden unterbewusst auf die jetzigen Beziehungen übertragen und erzeugen dort Kälte und Widerstand oder führen zu Affären und Dreiecksbeziehungen, wenn die Ödipusverschwörung real ausgelebt wird.

Im Hinblick auf emotionales Leid und die Vergangenheit wird alles, wovor man sich versucht hat zu schützen, früher oder später auftauchen, damit man sich damit auseinandersetzt. Ein sexuelles Verteidigungsmuster bringt, wie alle anderen Abwehrstrategien, insbesondere die Verleugnung, eine Blauäugigkeit mit sich, die uns »betriebsblind« macht, wenn der begrabene Schmerz endlich an die Oberfläche kommt. Die Übertragung einer in der Kindheit erlebten sexuellen Anziehung auf unsere gegenwärtige Beziehung erzeugt Chaos in unserem Liebesleben. Durch Bewusstwerdung und Bewusstsein können wir unser Sexleben jedoch zur Heilung nutzen und ein robustes Liebesleben entwickeln.

Wir können unseren Körper als ein Vehikel nutzen, um Liebe, Wohlgefühl, Sicherheit, Süße, Großzügigkeit und Wertschätzung zu übermitteln und zu teilen. Wir können Heilungen und Gaben durch Sex mit anderen teilen. Wir können über Sex Beziehungen heilen und wiederherstellen oder vertiefen.

Es geschieht oft, dass wir Energie, die für *Wunder** gedacht war, stattdessen absichtlich für Sex einsetzen. Manchmal be-

* Der Autor hat in der *Psychologie der Vision* den Begriff »Wunder« – *miracles* in der Vorlage – eingeführt, den man am besten mit »Offenheit für wunderbare, unerwartete Geschehnisse« umschreiben könnte und womit zugleich ein »Eingreifen höherer göttlicher oder himmlischer Mächte« gemeint ist – also das Auftreten von »Wundern«. (Anm. d. Ü.)

nutzen wir Sex, um Emotionen zuzudecken, vor denen wir uns schützen wollen. Das sind unangemessene Weisen, Sex zu gebrauchen. Wenn wir Sex so nutzen, verpassen wir die Chance, einen Sprung vorwärtszumachen und der Welt zu helfen.

Am besten wird Sex für Wunder eingesetzt, da Wunder sowohl uns selbst heilen als auch jene, denen wir uns zuwenden. Wunder wirken gleichfalls sehr machtvoll dabei, die Welt zu verändern. Sexuelle Energie kann man auch sublimieren, um zu heilen, um humorvoll zu sein, anderen zu helfen oder einfach lustig und gut drauf zu sein.

Wenn du jedoch ein Keuschheitsgelübde abgelegt hast *und* Sex dir ständig im Sinn ist, dann sabotierst du dich selbst. Alle zwanghaften Gedanken- oder Verhaltensmuster zeigen uns immer auf, wo wir gefangen und stecken geblieben sind.

Wenn du Verweigerung von Sex als eine Waffe benutzt oder um einen anderen zu manipulieren oder weil du Angst vor dem nächsten Schritt auf dem Weg zu Nähe und Intimität hast, Angst vor dem nächsten Schritt in deinem Leben, dann bereitest du dir ebenfalls selbst eine Niederlage.

Wenn der Rückzug von Sexualität nicht aus einem Ödipusmuster stammt (allerdings ist er das fast immer, auch wenn andere Prozesse das überlagern), dann entsteht er typischerweise aufgrund von abgespaltener Unabhängigkeit. Sie zeigt uns an, dass wir uns vor größerem Erfolg, mehr Intimität und besserer Partnerschaft fürchten.

Sexprobleme, insbesondere wenn wir uns ganz von Sex verabschiedet haben, haben meistens mit Kontrollthemen und Autoritätskonflikten zu tun. Im Zustand der Unabhängigkeit haben wir unsere Wünsche zur höchsten Autorität erhoben, aber Gott oder Wahrheit sind in Wirklichkeit die letzte und höchste Autorität. Das wissen wir, wenn wir echter Führung folgen, weil sie uns und unserer Umwelt wahres Glück bringt. Indem wir uns auf den Himmel einstellen und uns unserer Körper in einem Akt von Liebe bedienen, segnen wir die Erde und fühlen uns erfüllt – ob wir nun zölibatär leben oder ein reiches Sexleben genießen.

ÜBUNG Hier eine kurze Übung, die man acht Tage lang durchführt. Sie dauert nur fünf Minuten und kann für deine Welt und dein Leben etwas Wichtiges bewirken. Sie kann dir helfen, tief sitzenden Ärger und Wut sowie Angst zu überwinden, wenn du das zulässt.

Schließe einfach die Augen und nimm Sex, wie immer du dir das vorstellst, aus den Händen des Egos und lege ihn in die Hände von Wahrheit. Lass Wahrheit deine Beziehung zu Sex auf natürliche Weise korrigieren bzw. stimmig werden. Du wirst bald einen Energiefluss fühlen, der Erfüllung mit sich bringt, weil du Sex in die richtige Perspektive gerückt hast. Das hebt dein Ego, das auf Auflehnung und Trennung gründet, aus der Führungsposition heraus und gibt der Wahrheit die Möglichkeit, dich auf deinem Weg zu führen. Warum solltest du hartnäckig in deine Egorichtung weitergehen, wenn du rascher auf einem besseren Weg vorankommen kannst?

Sex ist eine natürliche Funktion wie Essen oder Schlafen. Das Ego übertreibt diese Funktion und bläht sie auf oder lässt sie schrumpfen und macht sie nieder. Aber tatsächlich spiegelt uns Sex nur, wie wir unsere Lebensenergien einsetzen.

Schließe deine Augen. Entspann dich. Stelle dir dein Sexleben im Dienst der Wahrheit vor. Hab keine Angst. Himmel und Wahrheit missgönnen dir keines deiner Spielzeuge und sind überhaupt nicht

neidisch. Himmel und Wahrheit wollen einfach nur nicht, dass du irgendetwas benutzt, um dich selbst in der Liebe und Freude, die auf dich warten, zu blockieren.
Schmelze mithilfe dieser Übung sowohl die Unterdrückung als auch die Übertreibung von Sex in deinem Leben fort, damit Sex in der richtigen Sichtweise erscheint. Entspanne dich und genieße diese fünf Minuten.

Lektion 11

Was Schmerz uns sagt

Schmerz sagt uns vor allem, dass *wir* einen Fehler machen. Wenn wir den Fehler korrigieren, wird der Schmerz weggehen. Die meisten Menschen meinen, dass irgendein anderer einen Fehler begangen hat, wenn es uns wehtut. Einen Fehler, den derjenige ausbessern muss, weil wir glauben, dass er uns Schmerzen zufügt. Wir befinden uns jedoch im Irrtum, und wenn wir das nicht ändern, dann reagieren wir und greifen sowohl uns selbst als auch den anderen an.

Schmerz und Verletztheit sagen uns, dass wir im Hinblick auf emotionale Reife einen Fehler gemacht haben und dass sehr viel dafür spricht, erneut auf diese Weise verletzt zu werden, wenn wir unseren Fehler nicht korrigieren. Es kann durchaus sein, dass auch die andere Person einen Fehler begeht, aber unser Wunsch, sie zu verändern, um uns vor Schmerz zu schützen, wird uns nur die Straße hinunter zu weiteren Fehlern führen.

Dazu gehören Abwehrmechanismen, wie andere oder uns selbst zu kontrollieren, Aggressivität gegen andere oder Angriffe auf uns selbst, emotionale Erpressung und Schuldzuweisungen. Diese Verteidigungsmethoden mögen kurzfristig Wirkung zeigen, aber sie tragen dazu bei, dass es möglicherweise später zu einer größeren emotionalen Explosion kommt, weil wir noch nicht die Lektion gelernt haben.

Schmerz teilt uns mit, dass es in uns ein Muster gibt, das auf verlorene Verbundenheit zurückgeht. Wenn wir es durch alle unsere Beziehungs- und Familienmuster zurückverfolgen würden, gelangten wir zu Ahnen- und Seelenmustern.

Bei diesen Seelenmustern handelt es sich um die grundlegenden Glaubenssätze, die aus unserer Trennung aus der Einheit entstanden sind. Alle unsere Verletzungen und Schmerzen gehen zurück auf die uranfängliche Trennung von der Einheit. Wir meinen, dass wir diese Trennung bewerkstelligt hätten, da sich Einheit ja *per definitionem* nicht selbst aufspalten kann. Und wie alles Leid, das aus unserer Getrenntheit stammt, projizieren wir dann, dass uns irgendjemand ablehnt. *Es ist jedoch unmöglich, sich verletzt zu fühlen, es sei denn, dass wir die Ablehnung selbst aufbauen.* Wenn wir uns widersetzen, wenn wir etwas oder jemanden ablehnen, dann fühlen wir uns verletzt.

Die Einheit hat uns nicht aus der Einheit herausgeworfen. Gott hat uns nicht aus dem Paradies fortgejagt. Da es ja Paradies und Einheit sind, kannst du nicht hinausgeworfen werden. Du kannst nur träumen, dass dies geschehen sei. Der Traum tut immer noch weh, aber er stellt eine Tarnung dar, die Einheit und Himmel verdeckt, die von allem Anfang existieren und das auch immer noch tun.

Gott kann nicht Gott sein und ungöttliche Dinge tun. Gott verurteilt nicht. Urteile sind eine psychologische Falle. Unsere Schuldgefühle machen uns glauben, dass wir vom Baum der Erkenntnis gegessen hätten, sie haben *gut* und *schlecht* und alle anderen Formen von Dualismus eingeführt, die Trennung erzeugen.

Trennung ist eine Illusion, aber sie tut dennoch weh und lässt uns glauben, dass wir uns in der Hölle befänden. Wenn wir den Himmel ablehnen, das Bewusstsein von Einheit, dann ist das unser Versuch, unser eigener Gott zu sein und unsere eigene Welt zu erschaffen. Indem wir das tun, schaffen wir die Voraussetzungen und Muster für all die Schmerzen und gebrochenen Herzen, für Angst, Illusion, Bedürftigkeit, Schuld- und Minderwertigkeitsgefühle. Denn Trennung ist die Wurzel, die all diese Fallen nach sich zieht, sie ist verantwortlich für das, was im Leben verletzt und wehtut.

Es ist nicht so wichtig zu fragen, warum wir so etwas gemacht haben. Wesentlich ist zu fragen, warum wir das immer noch tun. Warum fahren wir damit fort, uns der Einheit zu widersetzen und uns von ihr abzuspalten? Sie ist ja immer noch in uns. Aber wir schätzen den Traum höher ein, weil es unser Traum ist und wir ihn *gemacht* haben. Wenn es uns beliebt, können wir aufwachen. Wir können uns auch der Tatsache bewusst werden, dass wir es sind, die die Verletzung bewirken, und kein anderer. Es kommt zu einem tieferen Erwachen, wenn wir erkennen, dass wir selbst die Geschichte unseres Lebens schreiben. Wir sind diejenigen, die träumen, und wie bei allen Träumen und allen Schmerzen geht es auch um Wunscherfüllung.

Es klingt völlig verrückt, dass wir selbst uns Verletzung und Schmerzen wünschen, aber wenn du dir diese verrückte Welt ansiehst, leuchtet das schon eher ein. Wenn du in jene verborgenen Bereiche deines Geistes reisen könntest, die wir alle vor uns selbst verstecken, dann würdest du erkennen, dass die Menschen sehr gravierende Fehler bei dem machen, von dem sie glauben, dass sie es sich wünschen.

ÜBUNG Hier sind einige der häufigen Fehler, die wir machen, wenn wir eine versteckte Belohnung für einen Schmerz auswählen. Denke bei der folgenden Übung an eine Erfahrung von

gebrochenem Herzen oder an mehrere Erfahrungen dieser Art, um dies tiefer zu verstehen.
Wähle eine Zahl zwischen 1 und 30 für jede einzelne Erfahrung eines gebrochenen Herzens aus, die dir einfällt. Schreib dir diese Zahlen erst auf, bevor du weiterliest, sonst wird dir dein Ego in die Quere kommen und versuchen, andere Zahlen auszusuchen, damit du nicht zum Wesentlichen gelangst.
Und das sind die Entsprechungen der Zahlen, die du ausgewählt hast, bzw. zu den versteckten Belohnungen, die du dir einhandeln wolltest:

1. Kontrolle über andere gewinnen
2. Sich selbst kontrollieren
3. Recht haben
4. Jemanden besiegen
5. Etwas unter Beweis stellen
6. Rache üben
7. Sich zurückziehen
8. Vor lauter Angst nicht den nächsten Schritt machen
9. Nicht mehr Nähe und Intimität spüren
10. Veränderungen abwehren
11. Die Beziehung abbrechen
12. Unabhängigkeit erlangen
13. Einen kleineren Schmerz zu erleiden aus Angst vor einem größeren
14. Die Dinge nur dem eigenen Willen nach tun
15. Einen Vorwand für etwas finden
16. Erlaubnis zu erhalten, etwas zu tun, was man tun wollte
17. Ödipale Schuldgefühle verstecken
18. Eine Falle aufzustellen, aus der es keinen Ausweg gibt, um sich so eine Ausrede für etwas zu schaffen

19. Einen Teil der eigenen dunklen Lebensgeschichte schreiben
20. Einem versteckten Idol wie Leiden, Grausamkeit, gebrochenes Herz oder Kreuzigung huldigen
21. Versuch, Schuld abzuzahlen
22. Sich vor dem eigenen Lebenssinn verstecken
23. Ein Talent bzw. eine Gabe vermeiden
24. Rebellieren
25. Sich ganz allgemein verstecken
26. Schuld abzahlen
27. Schuld abzahlen dafür, dass wir andere betrogen haben; meistens geht es um alte Beziehungen, um die Eltern oder um Gott
28. Weigerung, etwas anzunehmen
29. Weigerung, etwas loszulassen
30. Ein absichtsvolles Streben nach Widerstand

Die Ziele, die wir verfolgt haben, haben wir nicht immer erreicht, und sie haben uns niemals wirklich glücklich gemacht.
Frage dich am Schluss, warum du die jeweilige Belohnung angestrebt hast.
Sei bereit dafür, dieses leidvolle Muster aufzugeben und dich stattdessen für den Plan zu entscheiden, den der Himmel für dich vorsieht. Der Plan des Himmels erlaubt dir, sorgenfrei zu sein und die »goldene Lebensgeschichte« zu verwirklichen, die du wirklich möchtest.

Lektion 12

Der Kern aller Beziehungsprobleme

Der Kern aller Beziehungsprobleme ist einfach, aber tief greifend. Man kann ihn leicht benennen, aber nur schwer lösen: *Unser Partner ist* nicht *dazu da, um unsere Bedürfnisse zu erfüllen.* Partner sind hier, um uns zu helfen, glücklich und ganz zu sein. Wenn wir nach diesem Prinzip leben, werden wir in unserer Beziehung keinen Ärger erleben, keine Verbitterung, Verletzung, Frustration oder Enttäuschung. Dann würden wir auch die dissoziierte Unabhängigkeit los, die aus unerfüllten, jedoch kompensierten Bedürfnissen entsteht, mitsamt dem verborgenen oder auch gar nicht so versteckten Schmerz und der Aufopferung, die damit einhergehen.

Es stellt einen großen und wesentlichen Schritt dar, unsere Partner *nicht* als die Quelle zu betrachten, die unsere Bedürfnisse erfüllen sollte. Sie sind da, um mit uns glücklich zu sein und uns auf unserem Weg zur Heilung zu unterstützen, wenn wir nicht glücklich sind. Je mehr wir uns mit ihnen vereinen, desto mehr werden sie sich mit uns vereinen, und das wirkt sich so aus, dass unsere Bedürfnisse erfüllt werden. Je mehr wir zu einem echten Partner für sie werden, desto mehr werden sie Partner für uns sein, und das erfüllt uns.

In mehr als vierzig Jahren meiner Beratungspraxis bin ich so vielen Menschen begegnet, die behauptet haben, sie hätten sich verbindlich für ihre Partner entschieden, dass es jedoch diese seien, die sich mies verhielten. Doch führte noch jedes Mal eine Erforschung ihres Unterbewusstseins und ihres Unbewussten zu der Einsicht, dass das Gegenteil zutraf, was ihnen wiederum half, sich verbindlich zu ihren Partnern zu bekennen und vorwärtszugehen.

Eine wunderbare Möglichkeit, um der Beziehung zu helfen, besteht darin, sich von der Erwartung loszusagen, dass unsere Partner dazu da wären, unsere Bedürfnisse zu erfüllen. Das ist keine halbherzige und unechte Unabhängigkeit, sondern der wahre Erfolg, der sich einstellt, wenn wir uns auf eine tiefe Weise wirklich miteinander verbinden ohne die Erwartung, etwas zu bekommen oder uns etwas zu nehmen. Um das zu erreichen, müssen wir nicht nur unsere früheren Beziehungen heilen, sondern auch unsere Kindheit. Es bedeutet auch, dass wir über die meisten der zerstörerischen Muster aus der Ahnen- und der Seelenebene hinausgehen, die uns mit Schuldgefühlen und Bedürftigkeit plagen. Wir müssen eine wirklich neue Einstellung zu unserem geliebten Partner, unserer geliebten Partnerin erlangen, um eine Partnerschaft zu erreichen, die sich immer weiter vertieft.

Unsere Bedürfnisse sind Fallen geworden. Unsere Bedürftigkeit ist aus schmerzlichen Missverständnissen und falschen Entscheidungen entstanden, die uns dazu gebracht haben, uns zu trennen und *Bonding,* herzliche Verbundenheit, zu verlieren. Wir haben Angst, leben im Widerstand und in Abhängigkeit, die alle Teil der Thematik sind, die sich um unsere Bedürfnisse herum aufbauen. Das führt nicht zu Erfolg, sondern kann nur mehr Verlust, Bedürftigkeit, Verletzung und gebrochene Herzen nach sich ziehen. Das zeigt sich später in Form von Schuldgefühlen, Versagen und Minderwertigkeitsgefühlen. Solange diese Trennung und Bedürftigkeit nicht geheilt werden, führen sie zu abgespaltener Unabhängigkeit und zu Aufopferung bzw. Märtyrertum. Keines dieser Verhaltensmuster erlaubt uns zu empfangen, und beide errichten noch mehr Mauern zwischen uns und unserem Partner oder unserer Partnerin, falls wir überhaupt eine Partnerin oder einen Partner haben.

ÜBUNG Was tatsächlich wirksam ist, um Bedürfnisse und Bedürftigkeit in Zuversicht und Selbstvertrauen zu verwandeln:

1. Lass das Bedürfnis los. Es ist paradox, aber genau das wird dir erlauben zu empfangen, was du brauchst.
2. Akzeptiere dein Bedürfnis. Das bringt dich in den Energiefluss und erlaubt dir, das Bedürfnis auf natürliche Weise loszulassen und es in die richtige Perspektive zu rücken.
3. Vergib dir selbst dafür, dass du dieses Bedürfnis hast. Vergib demjenigen, der dein Bedürfnis nicht erfüllt. Vergib demjenigen, der ursprünglich dein Bedürfnis beim ersten Mal schon nicht erfüllt hat.
4. Es ist paradox, aber es trifft zu: Wenn du auf der energetischen Ebene dem anderen das gibst, was du dir von ihm erhoffst, wird dein Bedürfnis ebenfalls erfüllt. Wenn du allerdings gibst, um zu bekommen, funktioniert es nicht. Es würde nur dazu führen, dass du abgelehnt wirst, während ein Geben um seiner selbst willen unwiderstehlich ist.
5. Wenn du vertraust, dann heilt das die Spaltung in deinem Bewusstsein, die dieses Bedürfnis erst verursacht hat. Dann kannst du empfangen und dein Bedürfnis wird sich erfüllen.
6. Dich erneut aus vollem Herzen und ganz deinem Partner geben. Das bringt dich auf die nächste Stufe des Erfolgs mit ihm

oder ihr. Dein Bedürfnis in die Hände des Himmels legen und stattdessen das zu empfangen, was dir der Himmel geben will.

7. Das, was du brauchst, vom Himmel empfangen.
8. Dein Bedürfnis als Antrieb für eine kreative Unternehmung nutzen.
9. Deinen Partner mehr schätzen als die Erfüllung deines Bedürfnisses und dich Schritt für Schritt geistig innig verbinden. Das heilt dich und die Situation und ist enorm erfolgreich.
10. Spüre alle Gefühle, die du empfindest, weil deine Bedürfnisse nicht erfüllt werden. Bewahre deinen Partner oder deine Partnerin als dein Ziel. Geh durch die Emotionen hindurch, bis du dich wieder mit deinem Partner verbunden fühlst und dein Bedürfnis aufgelöst ist.

Lektion 13

Was abgespaltene Unabhängigkeit noch fördert

Viele von uns sind so unabhängig, dass dieses Muster entweder verhindert, überhaupt eine Beziehung zu führen, oder aber eine erfolgreiche Beziehung unmöglich macht. Selbst nach Jahren der Ehe haben Paare immer noch mit Streit und Leblosigkeit zu tun, die von ihrem Wunsch nach Unabhängigkeit herrühren.

Unabhängig zu sein* stellt einen Versuch dar, sich selbst zu schützen, und zugleich drückt sich durch diese Haltung auch eine Angst vor Nähe aus. Sogar wenn wir die Ebene von echter Partnerschaft erreichen und anfangen, unsere Beziehung zu vertiefen, wird jeder Bereich, in dem wir die Mauern der Ego-Trennung hochgezogen haben, zu einem Bereich, dem es an jener Nähe fehlt, an echter Verbundenheit und wirklichem Erfolg, die wir eigentlich genießen könnten.

Da wir unsere Verbundenheit verloren haben, fürchten wir uns vor Intimität und Nähe, obwohl wir Intimität vielleicht sogar für unser ausdrückliches Ziel halten. Diese Angst nährt unsere Unabhängigkeit. Wir fürchten uns vor Abhängigkeit und Bedürftigkeit, aber unsere Unabhängigkeit, die eine Verteidigung gegen diese Fallen darstellt, betoniert sie in Wahrheit noch stärker ein, macht sie real und fördert sie nur noch.

* Gemeint ist eine abgespaltene, »unechte« Unabhängigkeit. (Anm. d. Ü.)

Unsere Unabhängigkeit verbirgt unsere eigene Bedürftigkeit, indem sie sie kompensiert. Das gibt ihr erst den nötigen Raum, obwohl wir uns scheinbar bemühen, sie loszuwerden.

In abgespaltener Unabhängigkeit verhalten wir uns so, als ob wir vor nichts Angst hätten. Aber tatsächlich fürchten wir uns vor unseren Bedürfnissen, vor Emotionen und unserer weiblichen Seite. Wenn wir der Angst vor irgendetwas zugestehen, dass sie uns beherrscht, dann beginnen wir, ein Problem zu negieren.

Wir machen jemand anderen zur Ursache für unser Problem oder wir bemerken noch nicht einmal, dass es überhaupt ein Problem gibt. Es gelingt uns sogar, uns selbst davon zu überzeugen, dass ein miserables Leben ein Leben voller Glück sei. Bei der Dissoziation, die durch Unabhängigkeit entsteht, ist das nicht so absurd, wie es vielleicht klingt.

Bei der Wahrheit geht es immer um Partnerschaft und darum, uns selbst voll und ganz zu geben. Wahrheit heilt die Angst, die alle Störungen versuracht, die uns wiederum den Vorwand liefern, in eine andere, unabhängige Richtung zu gehen.

Nutze die Wahrheit heute, um dir Nähe und Erfolg zu garantieren. Beide sind die Früchte einer Partnerschaft. Wahrheit bringt dir Leichtigkeit, Freiheit und partnerschaftliche Ebenen von Verbundenheit. Strebe nach Wahrheit. Sei offen für Wahrheit. Wünsche die Wahrheit aus ganzem Herzen. Bitte die Wahrheit, deine Verweigerungshaltung und deine Abspaltung zu durchbrechen. Wahrheit wird die Angst vor Nähe zertrennen und dir demonstrieren, wie natürlich Partnerschaft ist. All die Energie, die bislang auf die Unterstützung deines Egos gerichtet war und die Aufrechterhaltung seiner Teufelskreise von

Überlegenheits- und Minderwertigkeitsgefühlen, wird nun in die Wahrheit fließen und in das, was sie dir in deinem Leben offenbaren möchte.

Wahrheit weist auf *Bonding* hin, auf Verbundenheit, für dich und für andere auf eine Weise, die Verbindlichkeit mit sich bringt, die Fesseln auflöst und auch die abgespaltene Unabhängigkeit, die wir als Abwehrmechanismus benutzen, um uns nicht verbindlich zu entscheiden und Verbindlichkeit von uns fernzuhalten.

Jesus hat gesagt: »Die Wahrheit wird euch befreien.« Das trifft besonders im Hinblick auf die Belastung durch Stress zu und das Gefühl, dass wir nicht bekommen, was uns zusteht, ein Gefühl, das erst von unserer Angst und Unabhängigkeit erzeugt worden ist. Die Wahrheit zeigt, dass es nichts gibt, wovor man sich zu fürchten brauchte. Wahrheit macht offenbar, dass Verbundenheit immer wirklich und nur vorübergehend von Angst, Bedürftigkeit und Schmerz zugedeckt war. Wähle die Wahrheit für dich selbst, deinen Partner bzw. deine Partnerin und deine Verwandten. Abgespaltene Unabhängigkeit kann dir keine Freiheit bringen. Das kann nur Verbundenheit für dich leisten.

Lektion 14

Die Lady bläst Trübsal

Leah war leidenschaftlich, nervös und fordernd. Sie war auch die Chefin eines expandierenden mittelständischen Unternehmens. Bei ihrer Arbeit liefen alle möglichen Dinge ab: viele unbewusste Verschwörungsmuster. Die Beziehung zu ihrer Familie ließ sich am besten als eine ständige Abfolge von Machtkämpfen beschreiben. In ihren anderen Beziehungen gab es zwar mal das eine oder andere, aber letztlich führten sie alle zu nichts.

Als wir begannen, uns das Ganze genauer anzuschauen, stellten wir fest, dass alle ihre Themen auf viele Muster zurückgingen, die reif waren, geheilt zu werden. Es gab Bedürfnisse und Bedürftigkeit, Teufelskreise von Kontroll- und Machtkämpfen, Teufelskreise von Hass und Selbsthass und Schattengestalten der Hexe. Hinzu kam, dass sie über andere schimpfte und bei anderen wiederum eine ähnliche Energie erntete. Ihr Leben glich insgesamt einer Seifenoper.

Da so viele akute Themen auf dem Tisch lagen, und ich wusste, dass es etliche Stunden dauern würde, um diese aufzuräumen, suchte ich nach dem Muster bzw. nach dem psychologischen Prozess, der allem zugrunde lag und alles miteinander verband. Im Gespräch mit Leah fand ich heraus, dass sie diese Fallen dazu benutzt hatte, um unabhängig zu sein und alles nach ihrem Willen zu tun. Und jedes Problem, das bei der Arbeit oder in ihrer Familie auftauchte, bestärkte sie nur darin, immer so weiterzumachen. Ihre Beziehungen, die alles versprachen und nichts Greifbares hervorbrachten, zerbrachen auf eine Weise, die sie in ihrer Unabhängigkeit nur noch weiter festigte. Sie war zwar leistungsstark, fürchtete sich jedoch vor Nähe. Als wir tiefer gingen, stellten wir fest, dass Leahs Unabhängigkeit sowohl auf Ahnenmuster als auch auf karmische Seelenmuster zurückgingen, die ihren Wunsch unterstützten, unabhängig zu sein und von anderen nicht eingeschränkt zu werden.

Da Leah schon zahlreiche Coaching-Sitzungen absolviert hatte, arbeiteten sie und ich rasch, um ihre negativen Muster zu lösen, aber vor allem brauchte Leah einen Sinneswandel. Ohne ihn würde sie zwar äußerlich in ihrem Leben erfolgreich sein, aber ihre Familie wäre wie »gestorben« oder ginge völlig auf Distanz zu ihr. Und sie würde nie einen ebenbürtigen Partner haben. Am Schluss würde sie »den Blues singen«, also genauso trübsinnig sein, wie es einer Reihe von Frauen passiert war, die ich kannte, die sehr einflussreich und erfolgreich und fokussiert waren, die sich aber vor einer Partnerschaft fürchteten.

Ich begann damit, Leah auf das Problem hinzuweisen, das sich ergibt, wenn man in Beziehungen derart unabhängig ist. Wenn sie so weitermachen würde, würde sie entweder nur andere super unabhängige Männer anziehen (was praktisch bedeutet, dass diese Männer sehr verletzt waren und sich entsprechend abkapselten) oder sie würde super unabhängige Männer anziehen, die in ihr eher ihren Boss sahen als ihre Freundin oder ihre Frau. Der eine wie der andere Typus Mann hatte genauso viel Angst vor Beziehung wie sie selbst. Und wenn sie noch unabhängiger sein sollten als Leah selbst und ihr deshalb attraktiver vorkamen, würden sie innerlich nur umso tiefer verletzt sein und das Bedürfnis spüren, die Kontrolle zu haben oder jemanden zu finden, der sie kontrolliert.

Bei den abhängigen Partnern wurde rasch klar, dass sie erwarteten, dass Leah ihre Bedürfnisse erfüllen würde. Damit ließ sich keine gute Prognose über den Erfolg ihrer Beziehungen stellen. Es ist noch ein anderes Szenario denkbar, das ich oft bei sehr unabhängigen Frauen nach Jahren der Einsamkeit beobachtet habe: Diese »Drachenfrauen«, die jahrelang Trübsal geblasen hatten, gaben ihren Wunsch nach Beziehung entweder ganz auf oder adoptierten einen jungen »Gespielen« als Begleitung. Das brachte ihnen natürlich nicht die Ebenbürtigkeit, die für Partnerschaft und Nähe nötig ist, oder das, woraus sich eine Vision in ihrem Leben entwickeln würde. Und damit bekam Leah auch nicht die Macht und die Unterstützung, um ihre Firma auf die nächste Ebene zu bringen.

Ich sprach auch mit Leah über ihren Teufelskreis von Einsamkeit und ihrem Bedürfnis nach Aufmerksamkeit: Wenn sie sich schließlich einsam genug fühlte, führte sie irgendein Drama herbei, das ihr wieder Aufmerksamkeit einbrachte, ein Drama, das zu Problemen, aber nicht zu einer tragfähigen Beziehung führte.

Am Schluss besprach ich mit Leah, wie ihre Unabhängigkeit von Angst beherrscht wurde. Ihre Unabhängigkeit war eine Verteidigungsstrategie, um altes Leid und Abhängigkeit dahinter zu verstecken. Es handelte sich um eine Absicht, die vom Ego festgelegt wurde und nur zu noch mehr Angst, zu noch mehr Abwehr und zu noch größeren Problemen führen musste.

Ich fragte Leah, ob sie sich auf die Seite ihres Egos stellen oder sich für ihren Wunsch nach Partnerschaft einsetzen wollte. Nur einer dieser beiden Standpunkte stellte die Wahrheit dar und nur einer würde ihr Leben leichter und glücklicher machen. Sie hatte gedacht, dass die Dissoziation und die Kontrolle, die aus Unabhängigkeit entstanden, die Antwort darstellten. Als sie sich aber das Durcheinander ansah, zu dem ihr Leben geworden war, und sich die Menge an Drama in ihrer Firma und in ihrer Familie bewusst machte, fing Leah an, sich eine neue Entscheidung zu überlegen.

Das war noch nicht das Ende der Falle, in der Leah festsaß. In den folgenden Sitzungen entdeckten wir andere Muster, welche die Unabhängigkeit unterstützten, die aus ihrem Leben ein Drehbuch für eine Seifenoper schrieb. Langsam aber sicher begann Leah sich in die richtige Richtung zu bewegen, um eine erfolgreiche Beziehung einzugehen. Wir untersuchten dann den Teufelskreis von Gefühlen der Überlegenheit und Minderwertigkeit und die vielen dunklen Geschichten, die sie als Drehbuch für ihr Leben geschrieben hatte. In ihrer letzten Sitzung erfuhr Leah, wie sie ihre Männergeschichten benutzt hatte, damit sie immer selbst die Kontrolle behielt, weil sie sich so sehr davor fürchtete, die emotionale Kontrolle zu verlieren, wenn sie einen anderen Menschen zu sehr lieben würde.

Leah baute sich langsam ein Leben auf, in dem auch sie einen eigenen Platz fand im Rahmen des Erfolgs, den sie für ihr Unternehmen erzielte. Sie fing an, ihre Einstellung zu verändern, und fand schließlich eine Richtung, die sowohl für den Erfolg als auch für die Partnerschaft gut war. Danach verbesserte sich nicht nur ihre Auswahl von Männern, sondern ihre Firma machte auch einen Sprung nach vorn, indem sie international an Bedeutung gewann. Bei unserem letzten Telefongespräch war Leah ganz glücklich, weil sie sich auf eine stimmige Partnerschaft eingelassen hatte, bei der sie das Gefühl hatte, dass sie von Dauer sein könnte.

Lektion 15

Ich arbeite mich wieder zu dir zurück, Baby

Working My Way Back to You, Babe: Das ist eine Liedzeile aus einem Soul-Song der 70er-Jahre und eine perfekte Einleitung zum Thema dieser Lektion. Darin kommt ein wesentliches Prinzip zum Ausdruck, wenn eine Beziehung Erfolg haben soll.

Um dich zu motivieren, immer wieder und immer mehr auf deinen Partner oder deine Partnerin zuzugehen, ist es wichtig, sich eine Reihe von Heilungsgrundsätzen ins Bewusstsein zu rufen.

Der erste Grundsatz ist: Was auch immer in deiner Beziehung auftaucht, ist Transferenz, Übertragung. Anders gesagt: Es kommt aus der Vergangenheit, meistens lange bevor du deinem Partner begegnet bist.

Aber gleich, wie lange das her ist, liegt der Sinn doch in Heilung. Leid von früher, das noch in dir steckt, wird jetzt in Form von Problemen hochkommen, die euch trennen. Der Schmerz und die Trennung, die ihr jetzt erlebt, gab es schon in euer beider Bewusstsein. Nun stehen sie zwischen euch als ein Problem. Sie stammen von einem alten oder einem uralten Ort her, an dem ihr einen Fehler gemacht und euch entschieden habt, euch zu trennen und lieber unabhängig zu werden, als euch miteinander zu vereinen und den Schritt in Richtung Talentiertheit, Macht und Intimität zu gehen. Dieser Fehler aus der Vergangenheit treibt dich um, aber du kannst ihn jetzt ausbügeln.

Wenn etwas in deinem Leben nicht glücklich verläuft, dann ist es deine Vergangenheit, die zu dir zurückkommt aufgrund von Mustern, die vor Jahren ihren Anfang genommen haben. Jetzt ist jedoch der richtige Zeitpunkt gekommen, das Problem zu transformieren, indem du die Macht und die Liebe in der Beziehung zu deinem Partner bzw. deiner Partnerin nutzbringend einsetzt.

Wenn man bestimmte Lektionen nicht lernt und Probleme nicht löst, dann werden sie zu Prüfungen. Es macht wenig Sinn, sich mit dem Partner zu streiten oder sich von ihm oder ihr zurückzuziehen. Das wird dich nicht glücklich machen, und du untergräbst damit nur das Fundament, das du in eurer Beziehung schon begründet hast. Auf dem Weg zu einer erfolgreichen Beziehung begibst du dich entweder in Richtung deines Partners oder du gehst den nächsten Schritt oder du findest auf die nächsthöhere Ebene eurer Beziehung. Wenn du einen Schritt vorwärtsgehst, wird dich das deinem Partner näher bringen, da hinter allen Problemen eine Angst vor dem nächsten Schritt in Richtung Erfolg und Nähe steht. Wenn du eins wirst mit deinem Partner, wird dich das auch dem nächsten Schritt näher bringen.

Joining[*], also eine innige Verbundenheit oder ein Einswerden, Kommunikation und verlässliche Verbindlichkeit sind nur einige wenige der Werkzeuge zur Heilung, die, wenn man

* Joining: wörtlich »sich verbinden«, »eintreten«, »sich vereinigen«, »sich anschließen«. Der Autor verwendet diesen Begriff in seiner Arbeit vor allem für den Vorgang, bei dem sich zwei Menschen innig und offen längere Zeit in die Augen blicken. (Anm. d. Ü.)

sie denn auch wirklich praktiziert, zu einer Erneuerung deiner Beziehungen führen. Beziehungen sind von sich aus wie eine »Ellipse«. Wenn deine elliptischen Beziehungskreise sehr eng sind, dann genießt du Verliebtheit und Intimität. Wenn sie sehr weit sind, dann ist all das an die Oberfläche gekommen, was auftauchen sollte.

Der Schlüssel besteht darin, dich für das Einswerden einzusetzen, unabhängig davon, was dein Partner bzw. deine Partnerin vielleicht tut. Wenn er oder sie neurotisch ist, wird *Joining* dieses Verhaltensmuster Schritt für Schritt heilen – und genau das hast du auf der Seelenebene versprochen zu tun. Jedes Mal, wenn ein Thema hochkommt, stehst du an einem Scheideweg: Werde ich geben und näher kommen oder werde ich es als Entschuldigung benutzen, um mich zu trennen? Wenn du dich laufend dafür entscheidest, näher zu kommen, wirst du eine natürliche Neigung dafür entwickeln, das auch zu tun, wenn größere Themen auftauchen.

Denk daran: Alles, was zwischen dir und dem Himmel steht, wird zwischen dir und deinem Partner bzw. deiner Partnerin auftauchen. Setze Vertrauen in dich, deinen Partner und den Prozess. Das wird die Situation auf das Ziel hin entfalten, in welches auch immer du dein Vertrauen gesetzt hast.

Achte darauf, wenn du dich von deinem Partner entfernst. Das wird sich an Klagen, Kritteleien oder dem Gefühl zeigen, geringschätzig behandelt zu werden. Achte darauf, wenn du anfängst davon zu träumen, dass du dich von deinem Partner entfernst, oder wenn du von alten Partnern bzw. Partnerinnen oder von Sex träumst. Bei alledem handelt es sich um eine Abwehrstrategie gegen alte Schmerzen oder eine Angst vor der nächsten Stufe von Intimität. Sexuelle Fantasie und Verführung folgen derselben Richtung wie Rückzug auf sich selbst. Wenn man das nicht durch eine neue verbindliche Entscheidung für den Partner korrigiert, wird das zu Auseinandersetzungen oder Verletzungen führen, die dich noch mehr auf Distanz bringen.

Der Schlüssel liegt darin, dir deiner Ausrichtung bewusst zu sein und eine Kurskorrektur vorzunehmen, wenn das notwendig ist. Alle diese Formen von Distanzierung zeigen, dass du den größten Fehler im Leben und in deinen Beziehungen machst, wenn du meinst, dein Partner, deine Partnerin oder ein Umstand seien dafür da, dass deine Bedürfnisse erfüllt werden und du glücklich gemacht wirst.

Nur du selbst kannst dich glücklich machen, und das geschieht nicht durch das, was du bekommst, sondern was du gibst und was du vergibst. Hinter jeder negativen Emotion verbirgt sich auch der versteckte Glaube, dass irgendjemand dir irgendetwas angetan hat, was du nicht wolltest. Das ist genauso ein Trugschluss wie zu meinen, dass etwas von außen dich glücklich machen würde oder könnte – aber nun sei es eben etwas von außen, das dich unglücklich machen konnte.

Nur du selbst kannst dich glücklich oder unglücklich machen. Das kommt aus dir. Das ist in deinem Bewusstsein, nicht draußen in der Welt. Nur du selbst kannst Schuldgefühle erzeugen, dich vor etwas fürchten oder dich verletzt fühlen. Wenn du Verantwortung für das übernimmst, was mit dir geschieht, bekommst du deine Macht zurück. Wenn nicht, dann bist du schwach und anfällig für das, was um dich herum in der Außenwelt passiert. Du wirst dich verletzt fühlen, du wirst wütend und dich als Opfer fühlen.

Deine Beziehungen werden das sein, wozu du sie machst. Sogar Beziehungen in wahrer Liebe werden Probleme und

Herausforderungen mit sich bringen. Wir arbeiten uns nicht nur auf unserem Weg zum Partner, zur Partnerin vor, sondern wir erarbeiten uns unseren Weg zurück zum Himmel auf Erden und dann zum Erwachen. Erwachen oder Aufwachen ist die bewusste Wahrnehmung des Himmels oder der Einheit. Wenn wir einen Menschen finden könnten, der völlig unschuldig ist, ganz und gar liebenswert oder dem umfassend vergeben ist, dann würden wir dabei Erfolg haben.

Unser Partner bzw. unsere Partnerin ist unsere Treppe zum Himmel. Mit jedem Schritt, den wir auf unseren Partner zugehen und den wir zugleich vorwärts und aufwärts in der Beziehung gehen, schmilzt etwas vom Ego ab. Das Ego wird auf gezielte Weise Bewusstseinsspaltungen erzeugen und uns mit etwas zu locken versuchen, was in unseren Beziehungen fehlt. Was auch immer wir gewinnen würden, wenn wir dieser Versuchung erliegen, würden wir an Zeit, Möglichkeiten, geistiger Zersplitterung und Dissoziation verlieren – gar nicht zu reden von der Möglichkeit, dass wir auch das verlieren könnten, was wir mit unserem Partner aufgebaut haben.

Wenn wir der Verführung verfallen, verlieren wir die Chance, die unsere Beziehung gerade dabei war, uns zu offenbaren. Was dich auch von außerhalb der Beziehung locken mag, ist genau das, was dein Partner, deine Partnerin in eurer Beziehung gerade dabei war zu entwickeln.

Wenn also irgendetwas auftaucht, beginne, dir deinen Weg zu deinem Partner zurück zu erarbeiten. Das wird dir Nutzen und Belohnung bringen, deinem Partner und der Beziehung. Vergib ihm bzw. ihr, vergib dir selbst, der Situation, der Vergangenheit und der Person, mit der früher alles einmal begonnen hatte.

Denk daran, dass das, was du irgendeinem Menschen vorhältst, du dir selbst vorhältst. Nichts passiert in deinem Leben und deiner Beziehung, das nicht Teil der Geschichte wäre, die du über dich selbst, über die Beziehungen und über die Liebe in deinem Leben schreibst.

Egal, was hochkommt: Erarbeite dir deinen Weg zurück zum Partner. Wenn du dich nicht in der süßen Frechheit von Fröhlichkeit und Liebe in deiner Partnerschaft befindest, dann betrügst du dich selbst. Warte nicht erst auf deinen Partner. Du wirst vielleicht alt, bevor er oder sie sich bewegt. Du kannst die Dinge für euch beide verändern. Wenn dir dein Partner, deine Partnerin nicht schön vorkommt, dann hast du eine Bewertung über ihn bzw. sie vorgenommen, hinter der sich ein altes Urteil über dich selbst versteckt. Es ist höchste Zeit, euch beide zu befreien.

Lektion 16

Ein schlechter Traum

Celeste rief wegen einer Coachingsitzung an, weil sie einen aufwühlenden Traum gehabt hatte. Am Abend davor war sie zu einer Geburtstagsfeier des besten Freundes ihres Partners Hank gegangen. Während der Party war eine Prominente aus Hollywood aufgetaucht und hatte sich interessiert an ihrem Partner gezeigt. Dieser fühlte sich von dieser Aufmerksamkeit zwar geschmeichelt, aber von der Frau nicht angezogen. Dennoch hatte er sich für sie ein bisschen aufgespielt.Celeste wusste, dass nichts dahinter war, hatte aber trotzdem schlecht geschlafen und eine Menge übler Träume gehabt. Celestes Partner Hank war »ein guter Kerl«, aber eben doch auch ein Mann und damit tauglich, Fehler zu machen, wie sie Männer eben machen. Sie hatte schon eine schlechte Phase mit ihm durchlebt, jedoch nur kurz, wusste aber, dass ihre Unsicherheit einen Keil zwischen sie beide trieb, und deshalb hatte sie mit mir einen Termin vereinbart.

Kurz bevor sie am Ende dieser Nacht aufwachte, hatte sie einen Traum, der sie sehr beunruhigte. Sie war mit Hank bei einer Party, auf der eine Frau ihm Avancen machte, während sie Celeste angriff. Als sie nach draußen gingen, hatte Celeste Hank vorgeworfen, sie nicht verteidigt und die andere Frau nicht klar und deutlich abgewiesen zu haben. Celeste fühlte sich, als sie am Morgen aus dem Bett kroch, als ob sie einen fürchterlichen Kater hätte.

Als wir begannen zu arbeiten, erzählte Celeste von ihren ersten Liebesbeziehungen: Ihre Freunde waren Schufte gewesen, die noch andere Affären nebenher laufen hatten. Während sie darüber sprach, nahmen ihr Missmut und ihre Unsicherheit zu.

Ich zog Prozesskarten für sie. Die Erste war der *Gott der Rache*. Das symbolisierte tiefe Wut und Rückzug, die Celeste mit in ihre jetzige Beziehung hineingebracht hatte. Ich erklärte ihr, warum Rache vergeblich ist, dass Rache nicht die alten Verletzungen heilen kann, sondern nur noch weiter zu gebrochenen Herzen führt.

Ich fragte Celeste, wie viele direkte Attacken, wie viel Rückzug und wie viele passiv-aggressive Verhaltensweisen sie in sich aufgestaut hatte, bevor sie Hank traf. Celeste antwortete, »drei Rückzugsmuster, zwei passiv-aggressive und einen direkten Angriff«.

»Celeste, und wie hat das für dich funktioniert?«, fragte ich sie.

»Überhaupt nicht«, meinte sie.

Ich fragte sie, ob sie bereit wäre, diese Muster aufzugeben, um einen besseren Weg zu finden, und sie sagte: »Unbedingt.«

Als Celeste diese *Idole der Rache* losließ, fühlte sie sich etwas besser, aber es war noch mehr zu tun. Die Prozesskarte, die unterhalb des *Gottes der Rache* lag, war die *Drei der Schwerter,* eine Tarotkarte, die im Rider-Waite-Tarot ein gebrochenes Herz zeigt.

Ich machte Celeste deutlich, wie diese gebrochenen Herzen von früher einen Teufelskreis erzeugt hatten, in dem Rachegelüste eine Menge an Unsicherheit erzeugten. Wir gingen zu den Wurzeln zurück, wo dieses Muster seinen Anfang genommen hatte. Das war im Alter von sieben Jahren, als ihre Schwester Cynthia nicht mehr mit Celeste herumhängen wollte, sondern lieber mit Mädchen in ihrem eigenen Alter. Von diesem Zeitpunkt an entschloss sich Celeste, dass sie Dinge würde tun müssen, die unter Beweis stellten, dass sie auch etwas wert war, dass sie liebenswert war.

Ich machte ihr deutlich, dass alles, was man zu beweisen versucht, man selbst nicht wirklich glaubt. Denn warum sollte man es sonst überhaupt beweisen wollen? Celeste forderte andere Leute auf, ihr etwas zu geben, was sie nicht bereit war, sich selbst zu geben. Das führt selten zum Erfolg.

Ich bat Celeste, sich so vorzustellen, wie sie jetzt war, und dann zurückzugehen, um sich als Siebenjährige selbst zu coachen. Sie sagte der Siebenjährigen, dass sie es wert war, geliebt zu werden, so wie sie war, und dass sie nichts erst noch beweisen müsste. Dadurch heilte sich Celeste von einer Unsicherheit, die sie ihr ganzes Leben lang begleitet hatte. Dann umarmte sie das Kind und ging liebevoll an seiner Seite, bis es erwachsen wurde. Als das Kind Celestes gegenwärtiges Alter erreicht hatte, verschmolz es mit ihr und so verbanden sich »Drähte« wieder, die vor langer Zeit durchtrennt worden waren.

Dann gingen wir weiter. Ich ließ sie alle Teile ihres Traums als Teile ihrer selbst betrachten und wir begannen mit dem »Flittchen«, mit der Frau, die sich an Hank heranmachte, während sie Celeste attackiert hatte. Intuitiv fanden wir heraus, dass Celeste mit zwei, drei und sechs Jahren sich selbst als »Flittchen« betrachtet hatte. Als sie sich das ansah, merkte sie, wie lächerlich solche Selbstbewertungen für ein kleines Kind waren. Ich ließ sie all ihre »Flittchen-Schatten« vor sich versammeln, sie in ein großes »Flittchen« verschmelzen, dann in dieses hineingehen und durch das Tor im Schatten hindurchtreten. Ihr Ego benutzte diesen Schatten, um einen

Teil ihres Bewusstseins vor ihr zu verbergen, den Celeste nun jedoch zurückgewinnen konnte. Als sie in den Schatten hineinging und durch das innere Tor trat, befand sie sich an einem wunderschönen Wasserfall. Ich fragte sie, wie viel von ihrem Bewusstsein sie jetzt zurückerlangt hatte, und sie antwortete: »Achtundzwanzig Prozent.«

Ich fragte sie dann, wie viele dieser Schatten-Ich-Vorstellungen sie in sich vergraben hatte, die von den Vorfahren an sie weitergegeben worden waren oder die aus »anderen früheren Leben« in ihr steckten.

»Einhundert«, antwortete sie.

»Und wie viele Selbstkonzepte hast du wie der Hank in deinem Traum?«

»Sechzig«, meinte sie.

Ich fragte sie dann, wie viele Selbstkonzepte wie das unsichere Selbst, das sie in ihrem Traum war, in ihr waren.

»Vierunddreißig.«

Dann leitete ich Celeste zu einer Integrationsübung an, sodass sie diese Ichvorstellungen zu deren reiner Energie abschmelzen und sich diese Energie selbst wieder zuführen konnte. Unter der negativen Prozesskarte des *Gebrochenen Herzens* fand sich die positive Energie von *Schuld loslassen*. Ich ließ Celeste die positive Energie des Loslassens von Schuldgefühlen spüren und annehmen und erklärte ihr, dass sie als Kind die Möglichkeit dieser Heilgabe nicht genutzt hatte. Aber sie konnte sich jetzt entscheiden, diesen Energiefluss als Teil ihres *Seins* in ihrem Leben zu erfahren. Dann ließ ich sie die Gabe, Schuldgefühle loszulassen, mit Hank und mit anderen Menschen in ihrem Leben teilen, von denen sie glaubte, dass diese das würden brauchen können.

Dann zog ich Karten, um zu sehen, welche Fähigkeiten sie von der Seelenebene her mitgebracht hatte, um dieses Beziehungsproblem zu heilen. Ihre Karte war die Schattengestalt des *Sklaven.* Ich sagte ihr, dass sie sich mit dem regredierten Selbstkonzept, eine »Sklavin« zu sein, in ihren Beziehungen natürlich unsicher fühlen müsste.

Aber sie hatte jetzt die Gabe mitgebracht, ihre Glaubenssätze und die anderer Leute im Hinblick auf eine solche erbärmliche Unterwerfung heilen zu können, die Gabe, diese Schattengestalt des Sklaven zu heilen. Sie gab diese Gabe der Heilung an Hank und an einige ihrer Freunde weiter.

Nun war Celeste auch bereit, ein Geschenk des Himmels zu empfangen, um zu helfen, diese Situation zu heilen. Das Geschenk war Gnade. Celeste öffnete sich selbst, um diese Gnade zu empfangen, und dann teilte sie sie auch mit Hank und ihren Freunden.

Ich fragte Celeste, wie sie sich fühlte, und sie berichtete, dass sie sich klar und zuversichtlich fühlte, als ob in ihr ein offenes und frisches Gefühl Einzug halte.

ÜBUNG Träume, besonders solche, die derart lebendig sind, geben uns einen Einblick in alle Muster, die gerade eine Rolle spielen. Diese Träume kann man dann nutzen, um die Fallen in uns aufzuspüren und sie loszuwerden.
Welche Muster werden dir in deinen Träumen offensichtlich, auch in deinen Tagträumen? Bist du bereit, sie loszulassen, indem du sie deinem höheren Bewusstsein übergibst, das sie auflösen wird? Suche als Nächstes in deinem Geist nach den Türen, hinter denen deine Gaben auf dich warten. Siehst du die Tür, die leuchtet? Öffne sie. Welche Gabe ist dort? Lass dich von ihr erfüllen. Teile

diese Gabe mit allen, die sie ebenfalls brauchen. Die Gaben hinter den Türen, die in deinem Geist leuchten, sind Gegenmittel für deine Probleme.
Welches Geschenk bietet dir der Himmel an, das an die Stelle deiner negativen alten Muster tritt? Empfange dieses Geschenk jetzt, teile es auch mit anderen und begib dich auf eine glücklichere Reise deines Lebens. Der Himmel bietet uns immer ein Geschenk an, um uns von jeglichen Problemmustern zu befreien. Das ist das Wesen des Himmels.

Lektion 17

Was deinem Partner fehlt

Wenn dein Partner deine Bedürfnisse nicht erfüllt, dann laufen viele Schichten und Ebenen von Mustern zugleich ab, die alle verhindern, dass du zufrieden bist. Wenn du allerdings auch nur ein einziges Muster von den vielen gut und richtig klärst, löst das die anderen auch mit auf.

Bei meiner Arbeit mit Paaren habe ich festgestellt, dass es viel schneller geht, das Problem zu lösen, wenn man mit dem Partner arbeitet, dessen Bedürfnisse nicht erfüllt werden. Was ich dabei meine, kommt am besten in einem Abschnitt aus dem *Kurs in Wundern* zum Ausdruck, den ich kürzlich wieder gelesen habe.

> *Doch hast du* zuerst *dich selbst verurteilt,*
> *sonst hättest du dir nie vorstellen können,*
> *dass du die anderen so brauchst,*
> *wie* sie gar nicht sind.
> *Wenn du nicht zuerst dich selbst* ohne Liebe *gesehen hättest,*
> *hättest du sie nie so bewerten* können,
> *dass sie den* gleichen *Mangel hätten wie du selbst.*

Anders ausgedrückt führt unsere Einschätzung, dass wir selbst an einem Mangel an Liebe leiden, dazu, dass wir unseren Partner als uns genau gleich betrachten und meinen, er sei unfähig zu geben. Und das macht den Partner dann auch zu jemandem, der da ist, um unsere Bedürfnisse zu befriedigen. Dann geht es nicht nur um unerfüllte Wünsche, sondern um eine nicht belohnte Besonderheit.*

Ich erinnere mich an ein Telefoninterview, das vor über einem Dutzend Jahren in London stattgefunden hatte. Ich hatte kurz zuvor festgestellt, dass der Schlüssel für ein erfolgreiches Interview darin liegt, die persönliche Frage zu beantworten, die jeder Interviewer hat. Wir sprachen über mein Buch *Wenn es verletzt, ist es keine Liebe*. Die Journalistin bat mich, etwas darüber zu sagen, weil sie es nicht gelesen hatte. Ich erklärte ihr, dass Liebe niemals wehtut, es uns aber verletzt, wenn unsere Bedürfnisse von unserem Partner nicht erfüllt werden, was wir jedoch erwarten. Wenn wir verletzt sind, dann zeigt das, dass unser Partner eine unserer Regeln gebrochen und dass er bzw. sie sich nicht an die offensichtlichen Regieanweisungen gehalten hat, die unserem Partner eine Nebenrolle in unserem Lebensschauspiel zugewiesen hatte.

Die Interviewerin meinte: »Aber er ist doch unser Partner. Also sollte er uns doch lieben.« Ich antwortete, dass alles, was man vom Partner erwartet, alles, was er oder sie »tun sollte«, ihm bzw. ihr eine Rolle zuweist, dass das aber keine Liebe sei, sondern eine Form von Opfer. Und selbst wenn sich unser Partner ganz gemäß der zugewiesenen Rolle verhalten würde, würde sich das nicht real, lebendig oder befriedigend anfühlen.

Die Journalistin begriff überhaupt nichts. Ich erklärte ihr, wie Bedürfnisse unsere Partner abschrecken und wie wir un-

* Der Begriff »Besonderheit« wird in der 18. Lektion näher erklärt. (Anm. d. Ü.)

sere Anziehungskraft durch unsere Bedürfnisse verringern, was es unseren Partnern noch schwerer macht, auf uns einzugehen. Die Interviewerin verstand immer noch nicht, worüber ich sprach. In den letzten Jahren hatte sie eine Reihe von Beziehungen durchlebt, die nicht funktioniert hatten, und sie hatte immer gedacht, dass ihrem Partner irgendetwas fehlte. »Aber sollte der Partner dich nicht lieben, indem er sich um deine Bedürfnisse kümmert?«, beharrte sie.

Ich sagte: »Du kommst immer wieder auf ›sollte‹ und ›müsste‹ zurück, aber du sprichst in Wahrheit über die Forderung, dass der Partner eine Rolle für dich spielt. Du lässt ihn ja gar nicht sein eigener, realer Mensch sein, der selbstständig agiert. Er hat nur einen Job übernommen als dein Bedürfniserfüller. Rollen führen zu Abgestumpftheit und Leblosigkeit in einer Beziehung und Erwartungen sind Forderungen, die Druck auf deinen Partner ausüben. Liebe ist kein Druck. Du bestehst darauf, dass deine Bedürfnisse gestillt werden, und das schiebt deinen Partner von dir fort. Hat das für dich denn bisher gut funktioniert?«

Am Ende des kurzen Interviews hatte ich dargelegt, wie dieses Verhalten zu gebrochenen Herzen führt, was wiederum eine Wiederholung von Erfahrungen eines gebrochenen Herzens in der Kindheit darstellt, als unsere damaligen Bedürfnisse nicht erfüllt wurden. Ich erklärte ihr, wie zwecklose Muster wirken, aber sie blieb dabei, »eines Tages wird mein Prinz kommen«.

In Hinsicht darauf, ihre persönliche Frage zu beantworten, handelte es sich bei dem Gespräch um ein absolut erfolgloses Interview, weil sie ihr Beziehungsproblem nicht gelöst hatte. Andererseits hatten wir ein Problem besprochen, dem die meisten Menschen in ihren Beziehungen begegnen, und so hatten die Zuhörer sicher einen Gewinn.

Zurück zu dem Problem, dass unsere Bedürfnisse nicht erfüllt werden. Die Wurzel dafür ist der Umstand, dass wir uns selbst als lieblos bewertet haben. Und wenn wir dann als Kompensation für die Schatten von Selbstkonzepten doch einmal ausdrücklich liebevoll handeln, funktioniert das nicht. Wir werden am Ende den vermeintlich lieblosen Anteil unserer selbst auf unseren Partner projizieren und ihn oder sie als lieblos betrachten. Und dann beschweren wir uns, dass er sich nicht um unsere Bedürfnisse kümmert. Das ist eine harte Lektion, die wir lernen müssen: Weil wir uns so ungeliebt und hilflos fühlen, wenn unsere Bedürfnisse nicht gestillt werden, möchten wir die Schuld dafür unserem Partner zuschieben.

ÜBUNG Das Erste, was zu tun ist, wenn du dich hilflos fühlst, ist, um die Hilfe des Himmels zu bitten, oder wenn du das vorziehst, um die Hilfe deines höheren Bewusstseins. Ich werde eine lange und eine kurze Anleitung zur Heilung dieses Themas anbieten. Hier ist die längere Fassung, um die Wurzel dieser Bedürftigkeit zu heilen.

Wie alt warst du, als du zum ersten Mal geglaubt hast, dass du lieblos wärest?
Wann hast du sonst gemeint, dass du lieblos wärest?
Was war damals alles los, dass du gemeint und entschieden hast, du wärest lieblos?
Es ist offensichtlich, dass du damals dem Rat deines Egos gefolgt bist und nicht deinem höheren Bewusstsein. Welche Abfindung

hat dir dein Ego versprochen, wenn du seinem Weg folgen und dich selbst als lieblos bewerten würdest?
Hat das Ego sein Versprechen gehalten? Hat es dich glücklich gemacht?
Welche Seelengabe oder -fähigkeit hätte dir damals zur Verfügung gestanden, um sie zu öffnen und mit all den anderen Beteiligten in dieser kummervollen Zeit zu teilen, wenn du auf deine Inspiration gehört hättest?
Welches Geschenk hätte dir der Himmel gegeben, um solche Situationen zu lösen?
Wie wäre es, wenn du dich wieder in derselben Situation befändest und dich neu entscheiden würdest – nicht gegen dich, wie es das Ego vorschlägt, sondern für dich selbst und für deine Gaben, indem du dem Weg deines höheren Bewusstseins folgst?
Nimm nun alle diese Fähigkeiten und Geschenke, die du empfangen hast, und teile sie mit deinem jetzigen Partner.

Die Kurzfassung dieser Heilung besteht darin, dass du dich selbst fragst, wie viele Glaubensmuster du in dir hast, die besagen, du wärest lieblos.
Als Nächstes nimmst du all diese Glaubenssätze zusammen und übergibst sie deinem höheren Bewusstsein, damit es sie für dich entsorgt.
Was gibt dir dein höheres Bewusstsein an ihrer Stelle?
Nimm das an und teile es auch mit deinem Partner.
Wenn die Heilung eingetreten ist, brauchst du deinen Partner nicht mehr in deinen lieblosen Schatten zu verwandeln. Du lässt ihn oder sie einfach das wunderschöne liebevolle Selbst sein, das er bzw. sie wirklich ist.

Lektion 18

Sich besonders fühlen

Besonderheit, das Gefühl, etwas Besonderes zu sein, ist wie Falschgeld-Liebe. Unser Ego möchte mit großer Bedeutung behandelt werden, aber das ist eine Falle, die Beziehungen zerstört. Besonderheit greift in jeder Beziehung um sich, da das Ego sich der Beziehungen bemächtigt, um sich selbst aufzubauen. Es redet zwar von Liebe, aber nur um sein heimliches Nehmen oder seine offenen Forderungen zu verhüllen. Wir streben nach einer Beziehung, weil wir von jemandem angezogen werden. Wir wünschen uns das, was sie uns geben können – was ja auch in Ordnung ist, solange sie es auch geben wollen. Wenn sie das nicht tun oder nicht können, veranlasst uns das, zu bewerten und Urteile zu fällen, es führt zu Schuldzuweisungen und Streitigkeiten. Schließlich kommt es zu Enttäuschungen, Rückzug und Leblosigkeit. Das Ego benutzt Besonderheit, um das zu stehlen, was der Liebe von sich aus zu geben bestimmt wäre.

Sich besonders zu fühlen hat zur Folge, dass es sich in einer Beziehung nur um einen selbst drehen soll. Besonderheit sucht immer die Aufmerksamkeit. Sie veranlasst uns anzustreben, dass unser Partner bzw. unsere Partnerin und unsere Kinder zu unserer herausgehobenen Stellung beitragen sollen durch die Art, wie sie uns ansehen, was sie tun, und vor allem, wie sie uns behandeln. Ganz zu schweigen davon, dass sie uns Anerkennung und Zustimmung erweisen, wie es jemandem auf unserer Ebene von Besonderheit zusteht. Wir wollen in ihrem Leben das Wichtigste sein.

Jeder Ärger in einer Beziehung geht auf die Tatsache zurück, dass wir nicht als etwas Besonderes behandelt worden sind.

Bill und Janice suchten mich auf, um einen Streit aufzulösen, in den sie gerade verwickelt waren. Janice kam von der Arbeit spät nach Hause zurück, weil sie noch etwas Wichtiges mit einem Klienten hatte erledigen müssen. Dann fuhr sie los, um Bill abzuholen, der gerade eine Doppelschicht beendet und schon auf sie gewartet hatte – erschöpft und ziemlich wütend. Janice hatte ihn angerufen, um ihm zu sagen, dass sie sich verspäten würde, aber als sie ankam, war er verärgert. Obwohl er wusste, dass Janice etwas Wichtiges zu tun hatte, hatte er das Gefühl, den Kürzeren zu ziehen, weil er trotz seiner Müdigkeit auf sie warten musste.

Obwohl es sich um eine Situation handelte, wie sie immer wieder mal auftauchen kann, war Bill sauer. Als wir die Situation näher betrachteten, stellten wir fest, dass Janice sich zu Beginn ihrer Ehe immer wieder einmal darüber beklagt hatte, wenn Bill sich genauso verhalten hatte. Bill entdeckte dabei, dass er sich nicht nur darüber ärgerte, dass er an zweiter Stelle nach Janices Arbeit kam, obwohl er so müde war, sondern dass er sich früher selbst ganz ähnlich benommen hatte. Er hatte bis spät abends gearbeitet, um mehr Erfolg zu erreichen und zeitweise auch Gemeinschaftsdienste zu leisten, aber er erkannte, dass er auf einer bestimmten Ebene durch Mehrarbeit seine Besonderheit stärkte. Er verstand, dass er sich deshalb so sehr über Janice ärgerte, weil er auf sie projizierte, dass sie es ihm nun für früher heimzahlen würde.

Als er begriff, was vor sich ging, vergab er sich selbst für seine Vergangenheit, als er heimlich sein Ego unterstützte und Janices Bedürfnisse und Klagen ignorierte, um ein Star zu sein und Extraarbeit zu leisten. Jetzt saß der Schuh am anderen Fuß und Bill war verärgert.

Ärger hat seine Wurzel immer in Ärger über uns selbst.

In diesem Fall zeigte sich, dass Bill auf einer bestimmten Ebene durchaus realisierte, was er in jenen Tagen gemacht hatte, um seine Besonderheit zu nähren, wofür er sich jetzt schuldig fühlte. Das brachte ihn dazu, dieselben Umstände für sich herbeizuführen, um seine Schuld »abzuzahlen«.

Als all das an die Oberfläche kam, entschuldigte er sich aufrichtig für sein Verhalten in der Vergangenheit und in der Gegenwart. Es gab einen wundervollen Augenblick der Versöhnung zwischen den beiden. Bill war anfangs sauer, aber offen. Er wusste, weil er schon so viele Kurse besucht hatte, dass sein Ärger ihm einen Fehler signalisierte. Er war einfach nicht darauf gekommen, welchen er machte.

Besonderheit ist subtil und wird sich unter vollkommen normalen Dingen verstecken, aber wenn du dich ärgerst, dann passiert das, weil deine Besonderheit nicht angefüttert worden ist.

Ebenso wird dein Partner sauer, weil du deine Besonderheit irgendwie über ihn nährst oder weil du seine Besonderheit nicht weiter hegst und pflegst. Das Phänomen gibt es auch in Form von negativer Aufmerksamkeit: Man weist darauf hin, wie besonders unzulänglich man ist. Oder es zeigt sich, wenn man zwar selbst alles gut auf die Reihe bekommt, aber nichts mit dem Partner bzw. der Partnerin teilt.

Besonderheit breitet sich in allen Beziehungen aus. Um sich in Richtung Liebe zu bewegen, händige deine Beziehung dem Himmel aus. Wenn irgendein Ärger auftaucht, sieh nach, wo deine Besonderheit beleidigt worden sein könnte, und lass das dann los, damit wieder Einswerden und Liebe entstehen können.

Wenn dich die Besonderheit deines Partners aufregt, spiegelt das auch wider, wie sehr du dich als etwas Besonderes fühlst oder du dich zu fühlen pflegtest, was du inzwischen aber von dir gewiesen, abgespalten und in dir verschlossen hast. Es hält dich immer noch zurück, obwohl du es vielleicht dadurch verbirgst, dass du dich genau umgekehrt verhältst, wie man es bei allen Kompensationen tut. Kompensationen empfangen nicht, gleich, wie viel Gutes du auch tun magst. Denn sie gebrauchen das, was du tust, um das Gegenteil dessen unter Beweis zu stellen, was du wirklich von dir ganz innerlich denkst. Wenn du meinst, dass du dich über die Besonderheit deines Partners ärgerst, dann steckt dahinter in Wahrheit deine eigene Besonderheit, die dir Schuldgefühle vermittelt und die dich verstimmt.

Die Menge an Besonderheit, die du tatsächlich aufweist, ist die Menge deiner Besonderheit und der deines Partners zusammengenommen. Ihr habt beide eine gleich große Menge. Deshalb seid ihr ja zusammen: damit ihr das Gefühl, besonders zu sein, heilen könnt und stattdessen Liebe und Ganzheit erfahrt. Es mag so aussehen, als ob dein Partner der absolut besondere Mensch sein will, aber das Gleiche gilt dann für dich auch, nur hast du es besser versteckt. Das kann zu endlosen Auseinandersetzungen und später zu Abgestumpftheit führen.

Das ist allerdings nicht das Ziel, das die Liebe für eure Beziehung vorgibt, und es ist auch nicht dein wahres Ziel. Lass dich nicht im Plan des Egos für eure Beziehung fangen. Das wird dich nicht glücklich machen. Akzeptiere keinen Billigersatz statt echter Liebe.

Lektion 19

Paul kämpft mit sich selbst

Paul rief an und klang, als ob er am Ende seiner Kräfte war. Janey war wieder aggressiv gewesen und hatte ihn angegriffen, und er sprach, als ob er einfach nicht mehr weitermachen könnte. Ich hatte am nächsten Tag etwas Freizeit und verabredete eine Sitzung mit ihm. Als Paul am nächsten Tag anrief, hatten sich Janey und er wieder vertragen und er hatte einen der schönsten Vormittage mit ihr erlebt, die sie je zusammen verbrachten.

Wir entschieden uns, trotzdem nachzuhaken, um zu sehen, ob wir das Muster, das ihn zurückhielt, dingfest machen könnten. Ich fragte Paul, zu wie viel Prozent er Janey wegstieß, und er sagte: »Dreiundzwanzig Prozent.«

Ich sagte, dass sie keinen rechten Fortschritt machen könnten, wenn er sie so sehr von sich wies und sie in der übrigen Zeit aber sehr wohl wollte. Sie würde immer wieder einmal den Aspekt des »Ich will nichts von dir wissen« aufführen, den er bei sich versteckt hatte. Fast ein Viertel der Zeit würden sie über Kreuz liegen. Wenn Paul sie so sehr von sich wies, würde Janey ihn immer wieder im selben Maße wegstoßen.

Als wir uns näher mit der Sache befassten, stellten wir fest, dass das Viertel, mit dem Paul seine Partnerin abwies, ein sehr unabhängiger Teil war. Der andere Teil von ihm war sehr abhängig und voller starker Bedürfnisse, die ihn sich nach Janey sehnen ließen. Das wiederum veranlasste Janey, ihn fortzustoßen.

Wir integrierten die Unabhängigkeit und die Abhängigkeit in ihm, und das brachte Paul auf eine neue Ebene von Ganzheit. Allerdings hielt dieses Gefühl nur vorübergehend an, weil der Konflikt zwischen Unabhängigkeit und Abhängigkeit in ihm eine noch viel größere Abhängigkeit verbarg und verteidigte. Ich fragte ihn, woher diese Abhängigkeit kam – ob sie vor, während oder nach seiner Geburt auftauchte. Die Fragen führten rasch zu einem »früheren Leben«, in dem Paul eine Frau in Deutschland war, deren Dorf überfallen und die Einwohner massakriert worden waren. Der Verlust ihrer Familie war für sie niederschmetternd. Paul spürte, wie er dieses Gefühl von Verlust und Not sein ganzes Leben lang mit sich herumgeschleppt hatte.

Paul führte einen Teil seiner Abhängigkeit, Bedürftigkeit und Angstgefühle auf ein Ahnenereignis zurück, bei dem sein Urgroßvater im Bett mit der besten Freundin seiner eigenen Frau erwischt worden war, was in der Folge ungeheuer erfolglose Beziehungen mütterlicherseits mit sich brachte. Ich begleitete ihn zu seinem Urgroßvater zurück und bat Paul, sich als dessen bester Freund vorzustellen, der ihn darin beriet, wie er bessere Entscheidungen treffen, sich seiner Frau gegenüber verbindlich erklären und eine glückliche Beziehung führen konnte. Dieses Glück trugen wir dann den Familienstammbaum entlang bis hin zu ihrem Sohn. Auf diese Weise brachten wir Glück und geheilte Gemeinschaftsenergie zum Vorschein, die sich einstellten, als wir sein früheres Leben »repariert« hatten.

Beide unbewussten Heilungen erzeugten eine neue Ganzheitlichkeit, aber unsere Arbeit öffnete auch die nächste unbewusste Schicht, die sich unter diesen Ebenen verborgen hatte – eine Schicht großer dunkler Leere. Wir verfolgten diese zurück bis ins Alter von sechs Jahren, als Pauls Eltern schon geschieden waren und seine Mutter einen schweren Unfall erlitt. Sie konnte sich nicht mehr um Paul und um dessen ältere Schwester kümmern. Sein Vater hatte angeboten, sich um die Kinder zu kümmern, aber nur unter der Bedingung, dass er das Sorgerecht von ihr übertragen bekäme. Pauls Mutter meinte, keine andere Wahl zu haben als einzuwilligen. Paul empfand ihre Einwilligung so, als habe er in dem Augenblick, als er seine Mutter verlor, einen Teil seiner selbst verloren.

Während unserer Heilungssitzung ging Paul zurück und hieß den Teil von sich selbst, den er mit sechs Jahren verloren hatte, wieder willkommen. Als wir nach der Gabe fragten, die er mitgebracht hatte, um die Situation zu heilen, entdeckten wir, dass es die »Geschichte des Goldenen Lebens« war. Er spürte auch, dass der Himmel ihm die Heilung der »Idole« seiner Illusion als Geschenk anbot. Das betraf seine Überzeugung, dass Illusionen ihn retten und glücklich machen würden. Für Paul hieß das, dass er glaubte, glücklich zu werden, wenn Janey seine Bedürfnisse erfüllte.

Pauls neue Gaben waren, wenn sie auf die Situation mit seinen Eltern angewandt wurden, genau das, was er brauchte, um die Bilder in seinem Geist so zu verändern, dass Versöhnung und Glück entstehen konnten. Das veränderte auch all seine Bewusstseinsmuster und sein Leben. Als Paul dies umsetzte und dadurch sein verlorenes Selbst wiedererlangte, öffnete er sich für eine neue Ebene von Unwiderstehlichkeit zwischen ihm und Janey. Er fühlte, dass dies mehr als ausreichte, um ihre Ambivalenz füreinander zu heilen. Paul ging aus der Sitzung heraus mit der Hoffnung auf eine neue und dauerhafte Ebene von Erfolg und Nähe in ihrer Beziehung.

ÜBUNG Frage dich, zu wie viel Prozent du deinen Partner von dir wegschiebst? Wie viel davon offenbart sich in Form von Streit, Abgestumpftheit und Rückzug sowohl in Hinsicht auf deinen Partner als auch deine Tätigkeit, worin auch immer sie bestehen mag? Dieses Wegstoßen verteidigt deine Unabhängigkeit, wohinter sich Abhängigkeit, Opfermuster oder beides verstecken. Du kannst die Elemente, die von deiner Unabhängigkeit und von deiner Abhängigkeit verborgen werden, auf ihre reine Energie abschmelzen und sie alle zusammenbringen. Sei dir darüber klar, dass diese Art von Bewusstseinsabsplitterung meistens ein Kindheitstrauma beschützen will, das selbst jedoch unbewusste Muster widerspiegelt. Wenn das Kindheitstrauma geheilt wird, wird damit auch das Unbewusste geheilt, weil alles miteinander zusammenhängt.

Wie alt warst du, als das Trauma begann?
Wenn du es wissen könntest: Wer war mit dabei und was ist passiert?
Hast du damals einen Teil von dir verloren oder fortgeworfen?
Wie viel Prozent von dir?
Wie sah dein Leben nach diesem Verlust aus?
Heiße den verlorenen Anteil jetzt willkommen.
Was hat dir dein Ego angeboten, wenn du seinem schmerzlichen Weg folgen würdest?
Hat dir das geholfen oder hat es dich glücklich gemacht?
Welche Gabe hatte dir dein höheres Bewusstsein stattdessen angeboten?
Welches Geschenk hatte der Himmel dir angeboten?
Du hast dich vor diesen Gaben gefürchtet und Angst gehabt, zu hell zu strahlen, aber genau diese Gaben waren das Heilmittel für alle, die am ursprünglichen Trauma beteiligt waren.

Wie ist dein Leben verlaufen, seit du aus Angst vor deinen Gaben den Ego-Pfad gewählt hast?
Wärest du bereit, diese Gaben jetzt anzunehmen?
Stell dir vor, dass du sie mit allen teilst, die bei dir waren, bevor das Trauma geschah.
Wie entwickelt sich die Situation jetzt?
Bring diese geheilte Situation und ihre Energie durch dein gesamtes Leben hinauf zum jetzigen Zeitpunkt. Wer braucht diese Gaben, die nun Teil deines Lebens sind?
Teile sie mit anderen Menschen. Je mehr du sie teilst, desto stärker werden sie für dich.

Lektion 20

Welche Geschichten wir so erzählen

Wir werden nicht als *tabula rasa,* als unbeschriebenes Blatt geboren. In uns sind bereits Ahnen- und Seelenmuster angelegt. Sie werden die Muster und Traumata in unserer Kindheit diktieren. Das habe ich durch meine intuitive Methode festgestellt, die mich dazu führte, immer tiefere Traumata zu erforschen, während ich die Probleme bis an ihre Wurzeln zurückverfolgte. 1976 war ich dann gut vertraut mit Traumata im Mutterschoß und sogar bei der Empfängnis. Bis dahin hatte ich schon herausgefunden, wie Ahnenprobleme bestimmte Muster in unserem Leben erzeugen.

Ab Ende 1976 begannen »frühere Leben« sich als Wurzelursachen zu zeigen. Obwohl ich in Kalifornien lebte, dem Spielplatz solcher esoterischen Überzeugungen, hatte mich die Graduiertenfakultät nicht dafür vorbereitet, mit derartigen Vorkommnissen umzugehen. Ich musste also meinen eigenen Weg finden. Durch Inspiration kam ich darauf, dass sich diese Geschichten, die einer Person ins Bewusstsein platzten, leicht und sauber transformieren ließen.

Das trifft zu, ob du nun an »frühere Leben« glaubst oder das als eine Metapher betrachtest, die das Unbewusste sich aussucht, um die Reise des Egos durch die Zeit zu beschreiben. 1976 war ich als Zivilpsychologe, der für die US-Marine arbeitete, nur an Ergebnissen interessiert. Wenn es mir gelang, meine Klienten über ihre Probleme hinaus zu begleiten, spielte es keine Rolle für mich, woran sie glauben wollten.

Ab 1985 habe ich internationale Workshops über ein anderes häufiges Muster gehalten. Es ging um Geschichten, die Teil unserer Lebensmuster sind. Von allen unbewussten Mustern ließen sich unsere Geschichten am leichtesten entdecken und sie traten auch am häufigsten auf. Elf Jahre lang habe ich an einem Buch und an einem Kartenset über die Geschichten gearbeitet, um dabei zu helfen, diese Schlüsselmuster der Seele herauszufinden, die auftauchen und über bestimmte Themen in unserem Leben bestimmen können. Wie alle unbewussten Fallen lassen sich unsere Geschichten leicht heilen, sobald man sie einmal entdeckt hat. Das Ego hängt davon ab, dass sie versteckt bleiben, weil es sich so am besten verteidigen kann.

Du musst nicht in deine früheren Leben zurückgehen, um dich zu befreien. Du kannst all diese Muster heilen, wenn sie sich als Geschichten in deinem Leben zeigen. Wenn du diese Seelengeschichten heilst, dann bist du sehr viel offener dafür, aus dem Traum vom Leben für das Leben selbst zu erwachen. Unbewusste Geschichten prägen unser Unterbewusstsein und noch mehr unser Alltagsbewusstsein. Eine dunkle Geschichte wird sich selbst fortschreiben, Kapitel auf Kapitel. Wenn wir zum Beispiel eine Opfergeschichte schreiben, ist es wichtig herauszufinden, wie viele solcher Geschichten es gibt, weil es unter Umständen nicht nur eine, sondern einhundert gibt, und wenn du nur eine geheilt hättest, würde das nicht viel bewirken.

Wenn du deine frühen Traumata untersuchst, wirst du feststellen, dass eine Reihe von damit verbundenen Geschichten wahrscheinlich zu einer bestimmten Gruppe gehörte. Meistens sind das die Themen Opfer, Verlust, Angst, Ungerechtigkeit,

Mangel, Schuld, gebrochene Herzen und Schurkengeschichten. Bei Geschichten von gebrochenen Herzen und Opfern gehören immer Geschichten von Machtkämpfen und Rache dazu, die ihre dynamischen Prozesse bestimmen; die kann man also auch dazurechnen.

Jedes wichtige negative Ereignis in deinem Leben enthält diese Art von Geschichten. Es sind Stories, die sich selbst erzählen wollen, Kapitel auf Kapitel. Diese Geschichten verfolgen alle eine dunkle Absicht, zum Beispiel dass wir eine Ausrede haben, um uns zu verstecken, uns nicht zu zeigen und alles nach unserem Willen tun zu können. Wir benutzen sie, um Aufmerksamkeit zu erhalten, um etwas Besonderes zu sein, um uns zu verwöhnen, um zu beweisen, dass die anderen die Schurken sind, während wir selbst die Guten sind, um unsere Schuldgefühle auf andere zu projizieren, um sie anzugreifen, während wir selbst als unschuldiges Opfer dastehen, und noch aus vielen anderen Gründen. Es gibt keine dunklen Geschichten ohne Bösewichte. Selbst Tragödien und Naturkatastrophen weisen Schurken auf, wenn man ihnen ein bisschen gut zuredet.

ÜBUNG Ich habe solche Geschichten selbst seit über zwanzig Jahren geheilt und finde noch immer wieder neue. An jedes zentrale Problem sind zentrale Geschichten geknüpft. Sehen wir uns ein aktuelles Problem an und finden wir heraus, welche dunklen Geschichten und welcher Lohn bzw. welche »Schmiergeldzahlung« du damit verbindest. Schau das Problem an. Dann frage dich intuitiv, welche Art von dunklen Geschichten du im Inneren hegst, die ein solches Problem hervorbringen könnten. Mangelgeschichten? Geschichten von gebrochenen Herzen? Angst- oder Schuldgeschichten? Unabhängigkeitsgeschichten? Betrugsgeschichten? Und so fort.

Dann frage dich, wie viele jeder dieser Geschichten du hast. Nach der Zahl 1 in der ersten Zeile unter dem Stichwort *Problem* notiere rechts unter der Überschrift *Dunkle Geschichten,* wie viele von der wichtigsten dunklen Geschichte du hast. In der zweiten Zeile trägst du ein, wie viele der zweitwichtigsten Geschichten du hast. Und so fort. Vielleicht stehen Angstgeschichten bei dir an erster Stelle, und davon hast du drei; an nächster Stelle kommen vielleicht Mangelgeschichten, und davon hast du zwei und so fort. Nun frage dich in Bezug auf jede einzelne Kategorie dieser Geschichten, was der Lohn für jede Einzelne ist. Nehmen wir an, die erste Antwort wäre »sich verstecken können«; das stünde dann in der ersten Zeile unter dem Ego-Lohn.

Dann kommt vielleicht »meiner Lebensaufgabe ausweichen« als nächste Ego-Belohnung. Das würde zu 2. gehören. Führe das fort, bis keinerlei Antworten mehr auftauchen auf die Frage, welche Belohnung du bekommen solltest für die eine oder andere Geschichte, die du dir ausgesucht hast.

Problem	Dunkle Geschichten					Lohn (Schmiergeldzahlung)				
1	1	2	3	4	⇨	1	2	3	4	5
2	1	2	3	4	⇨	1	2	3	4	5
3	1	2	3	4	⇨	1	2	3	4	5
4	1	2	3	4	⇨	1	2	3	4	5
5	1	2	3	4	⇨	1	2	3	4	5

Wenn diese Geschichten bei genauer Betrachtung nicht das sind, was du wirklich willst, kannst du dich einfach entscheiden, sie loszulassen. Denk daran, dass du vielleicht viele Stories von gebrochenen Herzen hast. Sei dir sicher, dass du sie alle loslässt. Du kannst dein höheres Bewusstsein bitten, dir positive Geschichten

Trauma	Beteiligte Geschichten				Ego-Lohn für jede Geschichte		
1	1	2	3	4	1	6	11
2	1	2	3	4	2	7	12
3	1	2	3	4	3	8	13
4	1	2	3	4	4	9	14
5	1	2	3	4	5	10	15

anstelle jener zu geben, die du losgelassen hast.

Gehen wir nun zu einem deiner frühen Traumata zurück.

Je früher das Trauma passiert ist, desto ursprünglicher und archetypischer sind die Muster dieser Geschichten, die dich beeinflussen. Du könntest sie loslassen und eine bessere Wahl treffen. Du könntest die Erneuerung der Ganzheit deines Bewusstseins erlauben, indem du positive Geschichten empfängst.

Auch jetzt nährst du Geschichten über deinen Partner. Welche Probleme hast du mit ihm und worüber beschwerst du dich? Schwierigkeiten und Klagen enthalten Geschichten, die dir vermutlich gestatten, getrennt zu bleiben, den anderen zum Bösewicht zu erklären, um so deine eigenen Geschichten von Schuldgefühlen zu verstecken und dich als jemand Besonderen hervorzuheben.

Möchtest du mit deinen dunklen Geschichten fortfahren, oder kannst du erkennen, dass das ein schlechtes Geschäft ist, gleich, was dir das Ego dafür angeboten haben mag?

Es steht in deiner Macht, diese Geschichten loszulassen. Hör einfach damit auf, dich auf sie einzulassen und ihnen Energie zu geben. Wähle stattdessen, die Großzügigkeit zu empfangen. Entscheide dich stattdessen, frei zu sein. Entscheide dich dafür, dem sanften Weg deines höheren Bewusstseins ins Erwachen zu folgen. Das ist ein Pfad, der sich zu immer mehr Glück entfaltet.

Lektion 21

Welche Bedürfnisse wir fabrizieren

Wir denken uns unsere emotionalen Bedürfnisse aus. Wir stellen sie uns vor, obwohl sie natürlich nicht aus uns selbst zu stammen scheinen, sondern durch das bewirkt werden, was uns passiert ist. *Als wir Bonding verloren haben, geschah das, weil wir uns entschieden haben, Bonding aufzugeben.* Das tun wir, weil wir uns von unserem Ego leiten lassen, dem Prinzip von Trennung. Es verspricht uns Besonderheit durch Rivalität. Wir wollen um jeden Preis gewinnen. Wir sind sogar bereit, um jeden Preis zu verlieren, wenn wir infolgedessen ganz besonders sind und die meiste Aufmerksamkeit bekommen. Und wenn wir verlieren, wird es immer die Schuld eines anderen sein, und diejenigen sollten bestraft werden, damit unter Beweis gestellt wird, dass wir Gottes ganz besonderes Kind sind und sie dagegen falsch liegen.

Als wir uns entschlossen hatten, Bonding aufzugeben, sind viele Schwierigkeiten entstanden und wir haben uns viele Lasten aufgeladen. Damals haben wir unsere emotionalen Bedürfnisse fabriziert. Als wir uns von der innigen Verbundenheit getrennt haben, haben wir uns von uns selbst abgespalten. Wir haben Liebe verloren und das hat Verlust erzeugt, Angst, Bedürftigkeit, Schuld, Illusion und das Gefühl von Unzulänglichkeit.

Es existiert eine Parallele zwischen unseren täglichen Traumata und unserem allerersten Trauma, dem sogenannten

»Fall«. Wir haben uns vorgestellt, von Gott getrennt zu sein, und trotz der Dunkelheit, des Schreckens, des Leides und des Entsetzens, die mit diesem dunklen Traum der Getrenntheit einhergingen, haben wir uns nicht dafür entschieden zurückzugehen. Wir hätten uns einfach entschließen können, uns an die Einheit zu erinnern. Stattdessen haben wir entschieden, diese dunkelste Nacht der Seele abzuspalten und dem Ego zu folgen. Es versprach uns, dass wir Gott sein und ein eigenes Reich regieren würden. Diese Geschichte wird immer wieder neu aufgeführt, wenn wir Bonding fortwerfen.

Wir beschuldigen Gott, dass er uns aus dem Paradies geworfen hat, was eine lächerliche Ansicht ist, wenn man genauer hinsicht. Wie könnte Das, was All-liebend und Barmherzig ist, uns aus dem Paradies werfen? Wir können nur *träumen,* dass so etwas geschehen könnte, während Eins-Sein fortfährt zu bestehen. Unsere Traumata repräsentieren Zeiten, als wir uns dafür entschieden haben, noch tiefer einzuschlafen, statt richtig aufzuwachen. Wir haben uns entschieden, Verbundenheit zugunsten von Trennung und den Versprechungen des Egos aufzugeben. Die Versprechen unseres Egos haben uns aber sicherlich nicht glücklich gemacht.

Unsere Kindheit spiegelt unser Seelenmuster wider. Die bedeutenden Traumata unserer Kindheit geben die Orte wieder, an denen unsere Seele auf ihrer Reise durch die Zeit noch tiefer eingeschlafen war. Es gab kurz vor unseren Traumata immer eine Wahl. Es gab eine Wegkreuzung, an der sich entschied, ob wir ein wesentliches Geschenk annehmen und öffnen würden, dessen strahlende Helligkeit in uns geschlummert hatte, oder ob wir lieber noch tiefer einschlafen würden. In den Traumata haben wir auch einem rettenden Geschenk des Himmels den

Rücken zugekehrt, um unser Ego intakt zu halten und es zu stärken. Wir haben uns von einem leichteren Weg mit mehr Gnade und Fluss abgewandt und damit von uns selbst und unserem Glanz. Im selben Maße haben wir unseren Lebenssinn begraben, das, was wir beizutragen versprochen hatten. Wir haben uns der Bestimmung entzogen, um derentwillen wir in dieses Leben gekommen sind, und haben uns stattdessen mehr mit unserem Ego identifiziert.

An diesem Punkt haben wir uns unsere Bedürfnisse ausgedacht, die sich auf unsere Geschichte bezogen, wie ungerecht wir behandelt würden. Wir erzählen Waisengeschichten, Opfergeschichten und Geschichten von gebrochenen Herzen und erkennen dabei nicht, dass dies uralte Seelenmuster sind, in die wir investiert haben, damit wir uns selbst nicht zeigen mussten. Sie stellen zugleich auch Formen von Aggressionen dar, ausgehend von unserer Seite. Wenn wir diese Geschichten aufgeben, dann geben wir auch Aggressionen auf, welche die Ursache für die Welt sind, so wie wir sie im Äußeren sehen.

In jeder Waisengeschichte kommt jemand vor, der einen anderen im Stich lässt. Bei jedem gebrochenen Herzen gibt es einen, der das Herz dem anderen bricht, und zu jedem Opfer gibt es einen Übeltäter. Das sind auch unsere Selbstkonzepte. Es sind Schatten, die wir auf unsere Umwelt projizieren. Wir sagen Gott, dass wir die »unschuldigen Opfer« sind und dass die anderen die Bösewichte sind, die eine Strafe verdienen. Aber in Wahrheit beschweren wir uns über uns selbst. Da wir uns einen Vorwand erträumt haben, um Bonding zu zerbrechen, haben wir uns unsere Bedürfnisse unter diesen Umständen einfach ausgedacht.

Die Bedürfnisse, die wir uns ausgedacht haben, sind unsinnig. Sie entstanden zu einer Zeit, als wir unser Bewusstsein aufgespalten haben. Als wir Verbundenheit fortgeworfen haben, haben wir auch etwas von unserer Ganzheit weggeworfen und Schwierigkeiten gebeten, an diese Stelle zu treten.

Wenn unser Geist zersplittert ist, wollen wir sowohl, dass unsere Bedürfnisse gestillt werden, als auch, dass sie nicht erfüllt werden. Um ein Bedürfnis wirklich zu stillen, müssten wir das Bonding mit jemandem erneuern, den wir bewertet haben, die Verbundenheit mit uns selbst und mit Gott. Das will das Ego auf keinen Fall, und so weit und so sehr wir uns mit dem Ego identifizieren, unterstützen wir seinen Widerstand.

Somit arbeiten wir hart für etwas, während wir es insgeheim wegschieben. Wir erwarten oder fordern, dass ein Bedürfnis erfüllt wird, obwohl wir wissen, dass wir genau dadurch fortgestoßen und erfolglos sein werden. Die Ganzheit unseres Herzens zu verlieren heißt, die Leichtigkeit zu verlieren, unsere Ziele zu erreichen – nicht nur im Hinblick auf Erfolg, sondern auch auf die Liebe und Verbundenheit.

Wenn wir Bedürfnisse haben, dann verhalten wir uns ambivalent, doppeldeutig in der Frage, wie wir sie erfüllt bekommen. Wir wollen sie stillen und gleichzeitig wollen wir das nicht. Damit wird Erfolg etwas Zufälliges und Liebe zu etwas, das wir fürchten. Unser Leben wird anstrengend, statt dass wir für etwas brennen. Wir streben scheinbar auf unsere Ziele und Träume zu, von denen wir glauben, dass sie uns glücklich machen, während wir sie zugleich sabotieren oder zumindest den Weg dahin mit allen möglichen Schwierigkeiten verstellen. Wir haben uns unterbewusst entschieden, all unsere im Konflikt miteinander stehenden Wünsche zu beherbergen, sodass wir an der Oberfläche betrachtet auf das zustreben, was positiv ist, während wir unseren Widerstand dagegen in das Unterbewusstsein verbannt haben.

In unseren Träumen brauchen wir Übeltäter, damit wir nicht nur unsere Schuldgefühle verstecken, sondern auch unsere Eigenverantwortung leugnen können. Wenn wir realisieren, dass es keinen Unterschied macht, ob man angreift oder angegriffen wird, dann haben wir einen Meilenstein in der Erneuerung unserer Unschuld erreicht, und wir werden die Kraft haben, die Umstände und Bedingungen in unserem Leben zu verändern.

Jedes Ziel, das wir aus ganzem Herzen anstreben, wird die Ambivalenz in uns besiegen und Erfolg erzeugen. Wenn wir die verborgene Doppeldeutigkeit in uns und die versteckten Aggressionen aufgeben, dann wird das die innige Verbundenheit erneuern und unser Leben wird in dem betreffenden Bereich einfacher. Es löst das Bedürfnis, weil wir geben. Die einzige Möglichkeit, ein Bedürfnis zu stillen, ist, das zu geben, was wir wünschen. Dann erfahren wir uns auf dem entsprechenden Lebensfeld nicht mehr als bedürftig, sondern als erfüllt.

Wenn wir zurückgehen zum Ursprung, als wir Bonding verloren haben, dann ist das einzige echte Bedürfnis, das wir haben, die Notwendigkeit für Gott. Heile zuerst diese Illusion und alle anderen werden verschwinden. Wenn wir nicht mehr weiter eine falsche Unabhängigkeit anstreben, werden alle unsere Bedürfnisse geheilt. Solange wir nicht an diese Wurzelursache zurückgehen, werden wir an jeder Wegkreuzung neu entscheiden müssen, ob wir Harmlosigkeit, Verbundenheit und Liebe wählen oder Trennung, Autoritätskonflikt und abgespaltene Unabhängigkeit.

Trennung, Illusion, Angst, Widerstand und Verlust fingen mit unseren Traumata an. Wir können uns aber neu entscheiden und unsere eingebildeten Bedürfnisse zugunsten neuer Ebenen von Partnerschaft aufgeben. Das Leben wird dann um so vieles einfacher, es herrscht so viel mehr Fluss und wir sind so viel erfolgreicher. Möchtest du Verbundenheit oder Unabhängigkeit? Verbundenheit macht Liebe und Erfolg natürlich und leicht. Unabhängigkeit versteckt Aufopferung und Bedürftigkeit, die sich schließlich doch ihre Bahn an die Oberfläche brechen, trotz der Dissoziation der Unabhängigkeit.

ÜBUNG Wärest du bereit, deine Bedürftigkeit loszulassen, indem du sie an dein höheres Bewusstsein übergibst?
Bist du bereit, darum zu bitten, dass innige Verbundenheit mit ihrem Energiefluss wiederhergestellt wird?
Wärest du bereit, die Gabe zu öffnen, vor der du dich damals gefürchtet hast, und auch bereit, das Geschenk anzunehmen, das der Himmel für dich bereithält?
Das ist die Grundlage für das Wunder, das jeden vom ursprünglichen Trauma sowie jetzt heilt.
Möchtest du mit deinen unerfüllten Bedürfnissen weitermachen oder lieber eine Geschichte der Liebe erzählen, wo vorher Geschichten der Bedürftigkeit und der Bösewichte waren?
Dein Leben hängt von den Geschichten ab, die du erzählst, und du selbst bist der Verfasser deiner Geschichten. Triff eine weise Entscheidung.

Lektion 22

Vergebung erneut anschauen

Vergebung ist für deine ganz besondere Beziehung eine große Hilfe. Du wirst vielen Dingen begegnen, die du deinem Partner vergeben kannst – und übrigens allen anderen gleichzeitig auch. Wenn deine Beziehung jedoch eine Treppe zum Himmel sein soll, das heißt, eine immer weiter aufsteigende Treppe zu Gott, Liebe und Einheit, dann ist gerade Vergebung nötiger als alles andere.

Auf der tiefsten Ebene ist es das Wesen des Bewusstseins, dass wir auf und in die Welt das projizieren, was wir über uns selbst glauben. Das machen wir auf positive oder negative Weise, indem wir unsere Fähigkeiten und Gaben oder unsere Schuldgefühle projizieren. Dann haben wir die Wahl, ob wir in Liebe auf das zugehen, was wir sehen, oder ob wir es verurteilen und uns abwenden und zurückziehen. Bewertungen verbergen Schuldgefühle und erzeugen Angst und Leid. Vergebung stellt fest, dass du weder dich selbst noch die andere Person verdammst, mit der dich zu vereinen und vorwärtszugehen du eine Chance bekommen hast.

Was heißt das in Bezug auf deinen Partner? Was auch immer zwischen dir und der Liebe steht, wird zwischen dir und deinem Partner bzw. deiner Partnerin hochkommen. Die Konflikte in deinem eigenen Geist werden nach außen und zwischen euch beide projiziert. Wenn du dich zurückziehst, wirst du Abgestumpftheit und Kälte in eurer Beziehung erzeugen. Wenn du streitest, kommst du überhaupt nicht voran.

Du fürchtest dich dann vor dem nächsten Schritt, der dich zu mehr Nähe sowie Erfolg hinführt. Dein Partner spielt dir einfach jene Seite deines Bewusstseins vor, mit der du dich am wenigsten identifizierst.

Unser Ego baut sich durch Urteile, Streit und Rückzug auf. Möchtest du lieber dein Ego anfüttern, als die Liebe mit deinem Partner nähren?

Nach Jahren des Zusammenlebens werden viele Paare träge und machen keine Schritte mehr vorwärts und gehen keinen Schritt mehr aufeinander zu. Ein Paar kann einsam werden, während beide Partner nebeneinander her leben. Das muss nicht sein. Du kannst deine Enttäuschungen, deine Desillusionierung verzeihen, da sie auf Illusionen beruht haben. Diese Illusionen fußen auf der Vorstellung, dass dein Partner, deine Beziehung, Verliebtheit oder Sexualität deine Bedürfnisse stillen würden. Vergib diesen Dingen. Vergib deinem Partner. Vergib dir selbst.

Bewertungen können dich erschöpfen. Urteile lösen Aggressionen aus und verstärken deine Schuldgefühle und Blockaden. Du tust dir immer selbst das an, was du einem anderen antust. Dem kannst du nicht entkommen. Wenn du also deinem Partner hilfst, indem du Vergebung übst, wird er zu deinem Verbündeten und wird dir helfen. Ohne Urteile und Schuld werdet ihr beide vorwärtskommen.

Du kannst Bewertungen auf positive Weise nutzen. Du kannst sie gebrauchen, um deine versteckten Schuldgefühle aufzuspüren. Du hast die meisten Schuldgefühle so gut versteckt, dass du sie nur sehr schwer finden würdest, wenn du sie nicht an deinen Urteilen über die Welt um dich herum ablesen könntest.

Deine Schuldgefühle laden dazu ein, dass dein Partner Probleme entwickelt und dich attackiert, ob du das nun merkst oder nicht. Schuld erzeugt immer Angriffe auf sich selbst und Bestrafung seiner selbst, aber das muss nicht so sein und bleiben. Deine Schuldzuweisungen und eigenen Schuldgefühle können sich auflösen, wenn du dich mit deinem Partner bzw. deiner Partnerin in inniger Verbundenheit vereinst, voller Verständnis und Mitgefühl.

Richte dich nicht nur in deiner Beziehung einfach irgendwie ein, passe dich nicht einfach an oder schließe Kompromisse. Arbeite die Themen mithilfe von Kommunikation durch. Komm zu einer Lösung. Deine Vergebung bringt eine neue Wahrnehmung mit sich. Sie kann eine Renaissance eurer Beziehung entfachen.

Worüber du enttäuscht bist, zeigt dir an, wo du versucht hast, dir etwas zu nehmen, um Bedürfnisse zu stillen. Selbst wenn deine Bedürfnisse erfüllt werden, drängt dich deine Erwartungshaltung in die falsche Richtung. *Dein Glück kommt aus dir.* Die Qualität deiner Beziehung entwickelt sich aufgrund dessen, was du ihr gibst. Der Sinn und der Wert deiner Beziehung entstehen aufgrund dessen, was du gibst. Das öffnet die Tür, um zu empfangen. Leben ist das, wozu du es machst, *indem* du gibst. Vergebung ist die höchste Form des Gebens, weil sie den Superkleber von Schuldgefühlen auflöst und das freigibt, was versteckt war.

Entscheide dich für deine Unschuld und die deines Partners bzw. deiner Partnerin. Verzeih alles. Bewertungen wuchern ständig, aber dein Anteil, um die Beziehung wieder zu erneuern und zu verjüngen, besteht einfach darin, dass du deinen Partner als unschuldig betrachtest.

ÜBUNG Sieh dir deine Welt an. Denke an die Leute, die dich ärgern. Denke an die, die du für böse hältst, für falsch gewickelt und die in deinen Augen bestraft werden sollten. Wenn du diesen Menschen vergibst, wirst du etwas heilen, bevor es sich in eurer Beziehung bemerkbar macht. Die, denen du vergibst, werden von etwas befreit, was sich später als ein Problem zwischen ihnen und dir auftürmen würde, und das gilt besonders bei Menschen, die dir sehr nahestehen.

Such dir jemanden aus deiner Umgebung, mit dem du Probleme gehabt hast. Was hat diese Person getan, dass sie jetzt bestraft werden sollte?

Du wirst feststellen, dass du deinen Partner bzw. deine Partnerin ganz ähnlich beurteilst.

Und wenn du nach innen blickst, wirst du bemerken, dass du das gleiche Urteil auch über dich selbst fällst, wenn auch im Verborgenen.

Würdest du das alles nicht gern hinter dir lassen, um deinetwillen, für deinen Partner und die andere Person?

Wünsche aus ganzem Herzen, über deine Bewertungen hinauszugehen! Wünsche die Unschuld von jedermann. Wirst du dich voller Mitgefühl anderen Menschen zuwenden oder sie angreifen?

Wenn du kein Mitgefühl empfindest, dann bist du in Beurteilungen gefangen, und das ist das genaue Gegenteil von Leichtigkeit und Freiheit.

Wähle Vergebung. Es entlastet dich und deine Beziehung, es befreit dich von dem, wo du früher Schuld gewählt hattest.

Übergib deinen Wunsch nach Vergebung an dein höheres Bewusstsein. Es dient dir und dem Himmel und seine Aufgabe ist, dich zu heilen. Du kannst diese Lektion jeden Tag mit deinem Partner praktizieren, denn Bewertungen wuchern derart kräftig, dass sie

immer wieder aufs Neue auftauchen und sich dann schließlich als Distanzierung zusammenballen.
Du wirst feststellen, wie sich deine Urteile hinter jedem Problem verstecken; mittels Problemen legst du auf unsichtbare Weise deinem Partner etwas zur Last und dahinter beschuldigst du auch dich selbst. Du findest Beurteilungen in jedem Streit vor, und auf verborgene Weise sind sie auch in der ganzen abgestumpften Leblosigkeit enthalten, die du spürst.
Wenn du das möchtest und genauer hinsiehst, wirst du all die Bewertungen in Bezug auf deinen Partner aufspüren. Diese Urteile blockieren Intimität und Erfolg. Beides könnte nicht nur ein Teil eurer Beziehung sein, sondern die Beziehung selbst könnte beides hervorbringen.

Lektion 23

Sich selbst negativ bewerten

Uns selbst negativ zu bewerten und gar zu verurteilen kann eine ernste Angelegenheit sein. Unsere Urteile können Muster erzeugen, die uns für den Rest des Lebens beeinflussen und Schuldgefühle vermehren, Selbstbestrafung auslösen und ganz allgemein Leiden nach sich ziehen.

Wenn wir uns selbst bewerten, ziehen wir uns von anderen zurück und kapseln uns ab; wir greifen uns selbst sowie andere an. Das Maß, wie sehr wir uns verurteilen, bestimmt das Maß, wie sehr wir andere verurteilen – bis Ablehnung und Verachtung zu einem Lebensstil werden. Wenn wir uns selbst beurteilen, halten wir uns meist für lieblos und meinen, deshalb auch selbst keine Liebe zu verdienen. Und dann beklagen wir uns darüber, dass wir nicht genug Liebe bekommen. Wir opfern uns auf, versuchen gut zu sein und kompensieren auf alle möglichen Weisen – aber es funktioniert nicht.

Wenn wir uns selbst beurteilen, versteckt das Ego diesen Vorgang durch Unterdrückung oder Verdrängung. Dann projizieren wir das nach außen und verdammen andere in unserer Umgebung für etwas, das wir an uns selbst negativ bewerten. Die Schuldgefühle, die in unserem Inneren gebunkert sind, benutzt das Ego, um uns daran zu hindern, nach innen zu gehen, uns selbst zu erforschen und uns wirklich kennenzulernen.

Denn sobald wir nach innen blicken, greift uns das Ego mit Schuldgefühlen an. So häufig haben wir uns selbst und die Umstände um uns herum negativ bewertet, dass wir an einem bestimmten Punkt tatsächlich einen Teil unserer selbst abgespalten und fortgeworfen haben. Das geschieht nicht wirklich, aber der fortgeworfene Anteil wird vergessen und geht uns scheinbar völlig verloren. Wir haben eine Tür hinter ihm verschlossen. Wir haben ihn verdrängt.

Das Ego blüht durch Schuldgefühle auf und greift uns ständig dafür an, dass wir seinen falschen Forderungen nach einem gewissen Verhaltenskodex nicht folgen. Beurteilungen trennen uns von uns selbst und unserer Unschuld. Man kann zwar auch andere Menschen negativ bewerten, aber zuerst wird die Beurteilung wie eine Geißel auf uns selbst gerichtet.

Urteile beruhen auf Schuldgefühlen und erzeugen mehr Schuldgefühle. Negative Bewertungen stellen das dunkle Herz von Missverständnissen dar und diese Missverständnisse bilden die Wurzel allen Leidens. Alle Schmerzen und Verstimmungen zeigen an, dass ein Missverständnis und eine Verurteilung vorliegen. Bewertungen sind ein Angriff gegen uns selbst, und da Aggressionen nie zielgerichtet sind, greifen wir damit auch alle anderen in unserer Umgebung an.

Gib Selbstbewertungen auf, sonst wirst du nicht nur die angreifen, die du liebst, sondern jedermann. Lass dich verbindlich auf deine eigene Unschuld ein und die aller anderen. Das Ego setzt auf Schuldgefühle, nicht darauf, was dich glücklich machen würde. Gib deine Loyalität für das Ego und dessen Waffen von Schuld und Urteil auf.

Sei voller Mitgefühl für dich selbst. Wäre es dir denn nicht lieber, dass dein höheres Bewusstsein dich beurteilte und nicht dein Ego? Dein höheres Bewusstsein ist dir gegenüber nicht nur barmherzig, sondern sein Mitgefühl erstreckt sich auch auf alle um dich herum. Es wird Fehler nicht noch mehr verfestigen, wie es das Ego tut, sondern sie einfach korrigieren. Dein höheres Bewusstsein kennt deine Unschuld und es weiß von der Falle, die Urteil und Schuld bedeuten und die dein Ego für dich aufgestellt hat. Die Aufgabe deines höheren Bewusstseins besteht darin, dir stattdessen die Wahrheit über dich selbst zu zeigen.

Wenn du Mitgefühl und Barmherzigkeit für diejenigen wünschst, die du liebst, dann musst du bei dir selbst damit beginnen. Egal, welche Vorteile dir das Ego dafür versprochen hat, wenn du Urteile fällst, wie zum Beispiel die Eigenschaften von Disziplin, Aufrichtigkeit und Tugendhaftigkeit, so hat es dich doch belogen. Diese Eigenschaften entstehen nicht aufgrund von Beurteilungen. Urteile halten Schuldgefühle innerlich verschlossen und bringen uns dazu, dass wir uns opfern, damit wir dann nicht empfangen können. Das einzige Interesse des Egos besteht darin, sich selbst aufzubauen und zu festigen. Psychologisch gesehen bietet es uns nur einen Vorwand, damit wir andere angreifen, unsere Schuldgefühle auf andere projizieren können, und es veranlasst uns, dass wir uns zurückhalten und verstecken dürfen, wo wir versprochen hatten, uns zu zeigen und einzusetzen.

Um Gottes willen, um der Wahrheit willen, um deiner selbst und jener willen, die du liebst: Gib deine Selbsturteile auf. Auf Beziehungen und echte Nähe wirken sie sich sehr destruktiv aus. Es gibt keine negative Emotion, bei der es nicht auch um Urteile und Selbsturteile geht. Es gibt auch kein Problem, bei dem nicht Bewertung und Selbstbewertung eine Rolle spielen. Ohne Selbsturteile gibt es keine Verurteilungen mehr, nur Einsichten.

ÜBUNG Sei dir selbst treu. Geh freundlich mit dir selbst um. Was du dir selbst gibst, wirst du anderen geben.
Warum beurteilst du dich?
Schau dir die Menschen an, die du bewertest hast, besonders deinen Partner bzw. deine Partnerin. Notiere dir die Eigenschaften, die du bei anderen verurteilt hast. Das sind Eigenschaften, die du bei dir selbst bewertet hast, obwohl du sie vielleicht unter Kompensationen verbirgst. Statt diese Eigenschaften zu bewerten: Wärest du bereit, dir selbst gegenüber barmherzig zu sein und auch denen gegenüber, die du verurteilt hast?
Bist du bereit, dir Barmherzigkeit zu schenken, statt dich selbst und andere anzugreifen?
Wenn du Frieden in deine Welt bringen möchtest, musst du bei dir selbst beginnen. Selbstbewertungen loszulassen ist der Weg dahin.

Lektion 24

Versteckte Kämpfe

Jeder von uns hat versteckte Kämpfe in sich selbst ausgefochten, weil wir alle verborgene Konflikte mit uns herumtragen. Früher oder später werden diese inneren Kämpfe als Streit mit unserem Partner enden. Das einzig Gute an einem Streit ist die Versöhnung danach und, wenn er richtig genutzt wird, kann er tief vergrabene Muster und Ichvorstellungen aufdecken, die in uns selbst miteinander im Konflikt stehen. Wenn wir uns mit jemandem streiten, dann ist diese Person uns gefällig, indem sie unsere Ichvorstellungen auslebt, die wir projizieren. Da wir ja gegen dieselben Ichvorstellungen in uns ankämpfen, werden wir natürlich auch gegen die Menschen angehen, auf die wir diese Konzepte projiziert haben.

Abgestumpftheit, Konkurrenzmuster, wenn sich unser Partner uns gegenüber aggressiv verhält oder wenn sich Menschen in unserer Umgebung streiten: All das weist auf versteckte Kämpfe in uns selbst hin, die früher oder später zu Auseinandersetzungen mit anderen Personen führen. Diese Dinge sehen vielleicht nicht nach unseren eigenen Kämpfen aus, aber sie sind es doch.

Realität, wie wir sie wahrnehmen, ist tatsächlich eine Auseinandersetzung. Die Realität ist die Welt, wie wir sie geschaffen haben im Gegensatz zur Einheit, die Gott und seine Schöpfung ist. Die Welt, wie sie jetzt ist, spiegelt unsere Auflehnung und unseren Autoritätskonflikt wider. Sie ist anders als der Himmel, und da sie eben nicht vollkommen ist, muss sie das sein, was wir aus ihr gemacht haben, als wir uns mehr und mehr voneinander trennten. Was von Gott kommt, ist vollkommen – Gleiches entsteht aus Gleichem.

Jeder Streit, den wir früher geführt haben, jeder Groll gegen irgendeine Person oder Situation, die jetzt nicht in totalem Frieden ist, spiegelt einen Ort aus der Vergangenheit wider, an dem wir immer noch gegen uns selbst oder gegen andere ankämpfen.

Angriff, Aggression, bildet das Fundament des Egos. Wenn wir andere attackieren, greifen wir damit auch uns selbst an. Das führt alles dazu, dass wir stecken bleiben. Kämpfe aus der Vergangenheit, die nicht aufgelöst worden sind, werden zu künftigen Streitigkeiten. Es ist höchste Zeit, diese künftigen Auseinandersetzungen im Keim zu ersticken, indem wir die alten Kämpfe jetzt heilen.

Die folgende einfache, aber sehr wirksame Übung stammt aus dem *Kurs in Wundern,* die ich erweitert habe, um solche alten Streitmuster zu heilen.

ÜBUNG Beginne mit deinem Partner, deiner Partnerin. Es sei denn, ihr befindet euch noch im Stadium der Flitterwochen und bewertet euch noch nicht. Für alle anderen gilt: Beginne mit deinem Partner bzw. mit deiner Partnerin.

Sieh dir ein Problem an, das du mit ihm oder ihr in Bezug auf irgendetwas hast. Stell dir vor, du wirst zu deinem Partner, zu deiner Partnerin.

Was fühlen und spüren sie, dass sie sich so verhalten?

Woher kommt das alles in ihnen?

Du wirst bei dieser Übung wahrscheinlich Mitgefühl und Verständnis gewinnen. Dann blicke deinen Partner an und sprich diese

Worte: »Ich bin entschlossen, meinen Partner (meine Partnerin) anders zu betrachten.« Dann spüre, ob und wie sich Gefühle und Wahrnehmung verändern, während du weiter deinen Partner (deine Partnerin) anblickst. Wiederhole diese Aussage und mach dir bewusst, wie sich nach jeder Aussage deine Gefühle und Wahrnehmungen verändern. Mach das so lange, bis dein Partner (deine Partnerin) dir wunderschön erscheint.

Als Nächstes führst du diese Übung mit jeder beliebigen Person durch, mit der es ein Problem in deinem Leben gibt. Hinter dem kleinsten Ärger können sich große Muster verstecken. Achte also darauf, kein noch so kleines Problem zu übersehen. Wenn das Problem nicht groß genug erscheint, als dass es nötig wäre, dich in die andere Person hineinzuversetzen, dann kannst du den ersten Teil der Übung überspringen. Sei einfach entschlossen, die Person oder Situation anders zu betrachten. Das wird dir helfen, über deine Ichvorstellungen und deine inneren verborgenen Kämpfe hinauszugelangen.

Wenn du spürst, dass du mit dem durch bist, was in deinem Leben derzeit los ist, dann geh in Situationen und negative Erfahrungen mit Menschen aus der Vergangenheit zurück und führe diese Übung entsprechend aus. Bei den wichtigsten Themen stellst du dir vor, du seist die Person in der damaligen Situation, und spürst, was du innerlich fühlst.

Dann schau die betreffende Person an und stelle verbal fest: »Ich bin entschlossen, die Person (bzw. Situation) anders zu betrachten.« Triff diese Aussage mindestens zehnmal und beobachte, was du wahrnimmst und wie du die Entwicklung zur Heilung empfindest.

Lektion 25

Dein Versprechen einhalten

Jede Beziehung erfüllt einen Sinn und Zweck, so wie wir als Individuen auch einen Sinn und eine Bestimmung haben. Unser Sinn ist ein heiliges Versprechen, das wir auf einer Seelenebene gemacht haben. Unser Versprechen für die Beziehung haben wir zusammen mit unserem Partner abgegeben, in der Regel, bevor wir auf die Erde kamen. Wie sehr wir dieses Versprechen als Einzelne oder als Paar einhalten, kann man leicht ermessen: daran, wie sehr wir als Individuum oder als Partner erfüllt sind.

In einer Beziehung sollen wir glücklich sein – das ist ein Teil unseres Sinns. Und wenn wir nicht glücklich sind, fordert uns das zur Heilung auf. Um die Ganzheitlichkeit zu erreichen, die zu Glück führt, muss unsere Beziehung ein Mittel der Heilung sein. Wenn wir unsere Beziehung nicht dazu benutzen, um uns selbst zu blockieren und zurückzuhalten, werden wir in die Beziehung auf der gleichen Ebene von Reife eintreten wie unser Partner bzw. unsere Partnerin. Wir befinden uns auf der gleichen Ebene der Ödipusverschwörung, auf dem gleichen Level von Konkurrenzdenken und der Angst vorwärtszugehen.

Damit unsere Beziehung erfolgreich wird, müssen wir unsere Anziehungskraft, hinter der sich das verbirgt, was wir bei uns glauben zu vermissen, in Großzügigkeit und Öffnung transformieren. Sonst wird das Gefühl, etwas Besonderes zu sein, das unsere Bedürftigkeit einfordert, zu allem möglichen Chaos führen infolge von Machtkämpfen und Leblosigkeit, die wiederum zu Groll führen. Indem wir ganz vom Zustand unserer Beziehung besessen sind, halten wir uns von Veränderung und Energiefluss fern.

Wir neigen am ehesten dazu, Groll zu entwickeln, wenn wir von unserem Partner etwas brauchen. Jeder Groll deckt mit Aggressivität einen Ort zu, an dem wir auf eine Weise bedürftig sind. Unser Partner hat irgendeine Regel gebrochen oder hat unsere ausgesprochenen oder auch unausgesprochenen Anordnungen nicht befolgt. Wir denken, es sei normal in einer Beziehung, dass unser Partner bzw. unsere Partnerin immer unsere Bedürfnisse erfüllt – diese Einstellung ist jedoch eine Falle. Unter unserem Bedürfnis verbirgt sich ein Ort, an dem Bonding, innere Verbundenheit, verloren gegangen ist.

Die verlorene Verbundenheit ist dort entstanden, wo wir Angst hatten, auf eine neue Ebene von Intimität zu gehen. Dort haben wir uns geweigert, eine Gabe von der Seelenebene oder ein Geschenk vom Himmel anzunehmen, um irgendeine problematische Situation zu lindern, in der wir uns damals befanden. Jetzt brauchen entweder wir oder unser Partner diese Gaben erneut, und wir sind dazu aufgerufen, einen Schritt vorwärts in Richtung Liebe zu machen, statt unserem Partner die Schuld dafür zuzuschieben, was uns fehlt, damit wir uns dann weiterhin verstecken können.

In einer Beziehung, die nicht nur von kurzer Dauer ist, erleben wir sowohl das Schlimmste als auch das Beste bei unserem Partner. Meistens retten wir ihren Schinken vor dem Verbrennen genauso häufig, wie sie unsere Kastanien aus dem Feuer holen. So viele Irritationen, Unannehmlichkeiten und Konflikte tauchen auf. Wenn es dann keine Vergebung oder kein Loslassen gibt, werden Mauern von Bewertungen daraus aufgebaut, die uns vom Partner trennen. Diese Trennwände bestehen aus Bedürftigkeit, Schmerz, Distanz oder Abgestumpftheit, je nachdem, von wo aus man es betrachtet.

Verzeih deinem Partner alles, jede noch so kleine Sache, ob er sie nun verursacht hat oder nicht. Heilung ist eine der Schlüsselaufgaben in der Beziehung, weil wir dadurch zu größerer Ganzheitlichkeit und zu mehr Liebe gelangen. Vergebung ist das höchste Heilprinzip und jedes Mal, wenn wir sie für unseren Partner, für uns selbst oder die Umstände ausüben, erlaubt sie uns mehr Leichtigkeit und größere Intimität.

Die meisten Menschen realisieren nicht, dass sie sowohl Umständen und Ereignissen verzeihen als auch anderen und sich selbst vergeben können. Unsere Vergebung macht es möglich, dass wir uns immer wieder auf unsere Partner zubewegen. Das führt zu Glück und zu der besonderen Sache, die wir versprochen haben, gemeinsam zu bewerkstelligen. Am Ende erlaubt es unser Erwachen, was wiederum eine wesentliche Wirkung auf die Welt ausüben wird.

Nimm die Probleme deines Partners nicht persönlich, denn er oder sie hat ja diese Problemmuster schon lange gehabt, bevor ihr euch begegnet seid. Erkenne jedoch, dass es sehr wohl einen großen Unterschied ausmacht, wie du damit umgehst. Für jedes Problem, das dein Partner hat, hast du eine Fähigkeit mitgebracht, die ihm helfen kann. Du hast deine Gabe gerade für solche Gelegenheiten mitgebracht, und der Himmel wird dir auch eine Gabe übermitteln, damit du deinem Partner helfen kannst.

Was sind diese Fähigkeiten und Gaben? Bist du jetzt bereit, sie für deinen Partner, für deine Partnerin zu empfangen? Bist du bereit, diese Gaben zu öffnen und sie mit ihm oder ihr zu teilen? Wie einfach die Antwort darauf doch ausfällt, wenn du nicht in Bedürftigkeit oder Besonderheit feststeckst! Jeden Tag kannst du intuitiv erfassen, welches Geschenk du deinem Partner machen kannst, und auch, was der Himmel deinem Partner geben möchte.

Eure Beziehung hat einen einzigartigen Zweck, den nur ihr beide, wenn ihr vereint seid, der Menschheit über eure Liebe geben könnt. Durch eure Beziehung werdet ihr auch aufgefordert, für die Einheit zu erwachen und damit die Welt durch eure Erleuchtung zu erretten.*

All diese Aspekte von Glück, Heilung, eurem einzigartigen Beitrag als Paar und euer Erwachen machen das aus, was ihr als Paar versprochen habt zu geben. Diese Beiträge sind es, die euch beide mehr und mehr erfüllen.

Aller Ärger und jeder Streit in einer Beziehung dreht sich um Besonderheit. Wenn nicht anerkannt wird, dass du etwas bzw. jemand Besonderes bist, wirst du aggressiv. Wenn du Besonderheit aufgeben kannst, dann verliert das Ego seinen eisernen Griff auf eure Beziehung und dann wird eure Beziehung ihren Sinn und Zweck erkennen, annehmen und verwirklichen. Und der besteht darin, dass ihr beide auf die schnellstmögliche Weise glücklich und ganz werdet.

* Der Verfasser gebraucht sehr gern in Büchern und Seminaren die Wendung »die Welt retten« im Zusammenhang mit Entscheidungen, die der Einzelne in seinem persönlichen Leben fällt. Diese Wendung wurde von mir nicht mit »die Welt transformieren« oder »positiv zu beeinflussen« übersetzt, sondern wie in der Vorlage belassen. (Anm. d. Ü.)

Lektion 26

Die wahre Schönheit deines Partners

Wenn du nicht von der Schönheit deines Partners bzw. deiner Partnerin hingerissen bist und nicht durch ihn oder sie für Liebe und Gnade geöffnet wirst, dann siehst du ihn oder sie gar nicht wirklich. Wenn du diese transzendente Schönheit in deinem Partner sehen möchtest, dann musst du ihm viel näher sein. Um deinem Partner viel näher zu sein, musst du deinen Groll, deine Urteile und Glaubenssätze über ihn bzw. sie ablegen.

ÜBUNG Stell dir vor, dass du deinen Partner bzw. deine Partnerin als atemberaubend wunderschön erfährst, mit einem Lichtschein um ihn oder sie herum. Das ist wirklich möglich, obwohl die meisten von uns nicht realisieren, dass das geschehen kann.
Wir sehen unseren Partner nur so, wie wir ihn sehen, und denken, dass unsere Wahrnehmung nur so und nicht anders sein könnte.

Wenn wir an unserem Partner etwas Negatives sehen, dann handelt es sich in Wahrheit um unsere Beurteilung unserer selbst, die wir auf ihn projiziert haben. Was wir im anderen sehen, haben wir bei uns selbst abgelehnt; nun können wir das hinter uns lassen, um unserem Partner näher zu kommen. Wenn wir die hinreißende Schönheit unseres Partners sehen können, dann haben wir die meisten unserer Vorurteile aufgegeben.

Manche von ihnen stammen aus früheren Beziehungen, aber die meisten gehen auf unsere Erfahrungen in unserer Kindheit zurück, und auf das, was wir von unseren Ahnen geerbt haben. Und dabei war doch das, was wir in unserer Familie erlebt haben, auch eine Projektion dessen, was wir bei uns selbst beurteilt, abgelehnt und dann projiziert haben.

Unsere Wahrnehmungen gehen auf unsere Ichvorstellungen zurück. Wir haben die Welt buchstäblich mit unseren abgespaltenen, bewertenden Glaubenssätzen über uns selbst bevölkert. Wir sehen Menschen und Dinge der Welt ähnlich, wie es in der Bibel heißt: *Wir sehen jetzt durch einen dunklen Spiegel* (1 Kor 13). Der dunkle Spiegel steht für das, was wir an uns bewertet und wovon wir uns getrennt haben, um eindeutig festzustellen: »Das bin nicht ich. Ich bin besser als das.« Oder, falls der Himmel uns ein Geschenk machen will oder wenn es sich um unsere eigene Gabe handelt: «Das bin ich nicht. Ich fürchte mich davor.«

Sowohl Physiker als auch Mystiker sagen uns, dass wir die Welt nicht so sehen, wie sie wirklich ist. Physiker beschreiben echte Wahrnehmungen als Wellen und Teilchen von Licht, denen irgendeinen inneren Film aufzuprägen wir uns *entschlossen* haben. Glaubenssätze, die aus Glaubensmustern über uns selbst stammen, sind Entscheidungen, die wir bereits getroffen haben. Sie sind statisch tief in unserem Bewusstsein gespeichert.

Wir sehen die Welt nicht. Wir sehen unsere Gedanken und Überzeugungen von der Welt. Das macht es schwer, der Welt und seinem Gefängnis der Getrenntheit zu entfliehen, weil sich unsere Gedanken eben so verhalten. Sie bauen die Spaltung und die Fallen unseres Geistes auf. Sie polarisieren uns in Subjekte und Objekte. Sie trennen uns, es sei denn, es handelt sich um Gedanken, welche die Welt und andere um uns herum segnen. Mystiker sagen uns, dass das, »was ist«, Felder von Licht sind, deren große Strahlen sich ewig ausdehnen.

Zu Beginn von *Kurs in Wundern* gibt es einige Lektionen, die uns helfen, die bisherige Wahrnehmung der Welt, in der wir leben, aufzulösen, die nur ein Konstrukt unseres eigenen Geistes ist, um dann eine bessere Welt zu erblicken. Was wir von der Welt erfahren, ist natürlich ein kollektives Konstrukt, das wir mit anderen teilen. Die Welt, die wir erleben, ist etwas, das in gegenseitigem Einverständnis aufgebaut worden ist. Und doch können wir es sein, die den Durchbruch zur Schönheit schaffen und die wir dann den Durchbruch zum Licht schaffen während einer Reise ständig wachsender Liebe. Das hilft allen, die in der kollektiven Projektion gefangen sind.

ÜBUNG Notiere alle Beschwerden, Missstände und Kümmernisse sowie Bewertungen bzw. Verurteilungen, die du in Bezug auf deinen Partner hast. Frage dich, wie viel Distanz das zwischen dir und deinem Partner schafft. Und ist es nun das, was du wirklich willst? Du könntest deinen Groll loslassen und näher auf deinen Partner zugehen. Du könntest seine bzw. ihre Schönheit sehen. Wo du an deinem Groll oder deinem Urteil festhältst, sei einfach bereit und entscheide dich, dass sich das ändern möge. Es gibt eine bessere Art und Weise, deinen Partner, deine Partnerin zu sehen.

Nimm dir jede Klage und jede Bewertung einzeln vor. Schau sie dir an und entscheide dich: »Das möchte ich anders betrachten.«

Als Nächstes beobachtest du, ob es Veränderungen in deinen Gefühlen oder in deiner Wahrnehmung gibt. Dann erkläre erneut: »Ich möchte das anders betrachten.«
Deine Wahrnehmung und wie du dich dabei fühlst wird sich allmählich in einer positiven Weise entfalten. Sei nicht verzweifelt, wenn in der nächsten Woche eine weitere Schicht von Groll auftaucht. Manchmal vergraben wir die Dinge in Schichten. Deshalb hat uns Jesus aufgefordert, »sieben mal siebzig Mal« zu vergeben – was damals ein Ausdruck dafür war, unendlich immer wieder zu vergeben.
Du kannst diese Übung einfach wiederholen. Manche Menschen spielen gern Musik dazu oder meditieren vorher, um eine bestimmte Atmosphäre zu kreieren. Das ist nicht notwendig, kann aber hilfreich sein.
Außer deine Beschwerden und Bewertungen zu verändern, kannst du aus dem *Kurs in Wundern* auch eine andere Lektion für deinen Partner anwenden. Sieh ihn bzw. sie an und erkläre: »Vor allem möchte ich meinen Partner anders sehen.«
Diese Übung kannst du sehr wirksam für jeden anwenden, mit dem du ein Problem hast. Deine Aussage ist eine verbindliche Erklärung und diese Entscheidung bringt dich zum nächsten Schritt auf dem Weg zu Erfolg und Nähe. Alles, was du in Beziehung zu einer anderen Person veränderst, wird auch dir und deinem Partner helfen. Erkläre einfach jedes Mal, wenn du deinen Partner siehst oder an ihn bzw. an sie denkst: »Vor allem möchte ich meinen Partner anders sehen.«
Diese Übung bringt zuerst Schönheit mit sich und dann Licht. Wenn du das laufend praktizierst, wirst du immer glücklicher, weil deine Bewertungen abfallen und du eine bessere Welt und einen schöneren Partner erblickst.

Wenn du mit der Übung fortfährst, werden tief eingebettete Schuldgefühle, die zu Beurteilungen und Klagen führen, im Angesicht der Wahrheit fortschmelzen. Wenn du in deinem Partner irgendetwas anderes als transzendente Schönheit siehst, betrügst du dich selbst. Entscheide dich heute dafür, die Welt anders zu sehen, und beginne bei deinem Partner, bei deiner Partnerin. Das ist eine leichte Weise, die Treppe zum Himmel emporzusteigen.

Lektion 27

Vergesslichkeit

Teddy suchte nach Liebe. Den größten Teil seines Lebens hatte er ziemlich wild zugebracht und war gegen den Strom geschwommen. Er wandte sich Musik, Theater und Tanz in jungem Alter zu, als sich die meisten seiner Kumpane durch die Straßen des Londoner East Ends schlugen. Auch er wurde zu einem Straßenkämpfer und dabei zu einem grimmigen Krieger. Aber sein Training dafür, Schläge einzustecken, begann als kleiner Junge, als sein Vater ihn schlug. Er lieferte sich der Wut des Vaters aus, um seine Mutter und seine Geschwister zu retten. Allerdings hatte er seiner Mutter nie dafür vergeben, dass sie ihn nicht umgekehrt vor dem Zorn seines Vaters bewahrte. Schon als junger Bursche wurde er in eine Sinnlosigkeit geworfen, die dazu führte, dass er sich sein ganzes Leben hindurch selbst rücksichtslos verhielt und sogar Selbstmordgedanken hegte. Mit dreißig Jahren hatte er schon so viele Erfahrungen gesammelt wie sonst drei Männer zusammen.

Und jetzt suchte Teddy nach Liebe. Aber irgendwie hatte er sie bisher nie länger als für ein paar Wochen oder in einer Fernbeziehung finden können. Wir stellten gemeinsam fest, dass er seine frühen Kindheitserlebnisse als Entschuldigung benutzt hatte, um seine Eltern abzuschreiben und sich selbst zu erziehen und eigenständig heranzuwachsen. Sein gesamtes Leben war eine Kompensation für die Sinnlosigkeit seiner Kindheit. In seinem Beruf war er erfolgreich, aber nicht in seinen Beziehungen.

Ich erklärte ihm, wie er als kleiner Junge in das Muster der Aufopferung gegangen war, um sich vor seinem wahren, liebenswerten Selbst zu verstecken und vor Gott. Er hatte als Junge Gott verflucht, und als er bald darauf in die Sinnlosigkeit geriet, hatte er keinen mehr, an den er sich vertrauensvoll wenden konnte.

Ich sagte ihm, dass Gott keine Welt der Sinnlosigkeit und des Leidens erschaffen hatte, und zitierte aus dem *Kurs in Wundern:*

> *Nichts schadet oder nützt dir, außer dem, was du dir wünschst. Es ist dein Wunsch, der es zu dem macht, was und wie du davon beeinflusst wirst. Denn du entscheidest dich für etwas, weil du das als ein Mittel ansiehst, bestimmte Wirkungen für dich zu gewinnen, und du glaubst, dass sie dir Genuss und Freude bringen.**

Teddys Kindheit und sein Leben waren so, wie er das wollte: eine Kombination aus Aufopferung und Unabhängigkeit, nachdem er durch die Hände seines Vaters zum Opfer geworden war.

Teddy dachte, dass ihn diese Mischung glücklich machen würde, aber jetzt konnte er die Auswirkungen seines Plans hin zum Glück erkennen. Ich sagte ihm, dass Gottes Plan keine Aufopferung enthalten hätte, und stellte ihm ein weiteres Zitat aus *Kurs in Wundern* vor:

* Quelle: *A Course in Miracles,* im Text, wie er dem Autor vorliegt, Kapitel 25 IV, S. 526.2.3., deutsche Übersetzung aus diesem Text

Aufopferung stellt eine Aggression dar, nicht Liebe. Wenn du nur diese eine Idee akzeptierst, würde deine Angst vor Liebe verschwinden.[*]

Ich zeigte ihm, wie all diese Muster sich für jeden von uns entwickeln, wenn auch nicht immer so dramatisch, sollten wir uns entscheiden, alles allein machen zu wollen. Um Liebe zu finden, müssen wir uns wieder aus der Unabhängigkeit herauskämpfen, die Kontrolle und den Wunsch aufgeben, dass alles nach unserem Willen geschieht. Ich sagte Teddy, dass es einen schnellen Weg gibt, um aus der Unabhängigkeit auszubrechen, wenn er dazu bereit wäre.

Ich sagte ihm, dass es nur darum ginge, sich wieder an Gott und Seine Liebe für ihn zu erinnern. Das würde ihm viel Zeit ersparen.

Es würde automatisch den Selbstwert wiederherstellen, den er als Kind aufgegeben hatte, um sich zu opfern. Dann würde er in der Lage sein, diesen Wert wieder für seine Eltern zu erneuern, denn das vermisste er ja. Und im Anschluss daran könnte er, als ein Geschenk für sich selbst, über seine innere Auseinandersetzung zwischen Leben und Tod hinausgehen. Der Himmel würde seine Offenheit und seine Erinnerung an Gott wiederherstellen, wenn er dazu bereit wäre, sie auch zu empfangen.

Ich stellte eine Integrationsübung zusammen, in der eine Person das Vergessen Gottes und eine andere Sinnlosigkeit spielte, die beide Teddys Aufmerksamkeit forderten. Statt sich

* Quelle: *A Course in Miracles,* im Text, wie er dem Autor vorliegt, Kapitel 15 X 5.9–10, S. 325

ihnen zuzuwenden, entschied er sich für den Weg seines höheren Bewusstseins, in dem Selbstwert und Zumessung von Wert enthalten waren, wovon er sich als Junge abgewandt hatte.

Dann nahm er die Gabe für sich selbst an, über den Kampf zwischen Leben und Tod in seinem Innern hinauszugehen, und empfing das Geschenk, sich wieder mit Gott zu verstehen.

Danach teilte er diese Gaben mit den Personen, die im Rollenspiel seine Eltern darstellten. Als er das tat, erkannte Teddy, dass er, wenn er als Junge die richtige Entscheidung getroffen hätte, seine Familie gerettet und ein Leben in Verbundenheit hätte führen können.

Nachdem er nun sich selbst und seine Familie wiederhergestellt hatte, fühlte er sich bereit für eine Lebenspartnerin. Am Abend nach dem Workshop feierte Teddy, als ob er ein neuer Mensch geworden war, offen für die Liebe.

Lektion 28

Der Tag, an dem deine Eltern starben

In unserer Zeit der bindungslosen Familien ist es weit verbreitet, dass man einen Tag kennt, an dem die eigenen Eltern gestorben sind – für dich. Das ist passiert, bevor tatsächlich irgendein physischer Tod eintrat. Es war ein emotionaler Tod von großer Bedeutung. Es kann an einem Tag passiert sein, als das nach Wochen oder Monaten der schleichenden Erosion unausweichlich erschien. Oder es passierte an einem Tag, an dem du eine tiefe Verletzung erlitten hast, an dem dein Herz gebrochen war, du dich betrogen gefühlt hast, verloren, enttäuscht, desillusioniert, wertlos und ungeliebt. Vielleicht war es ein Tag, an dem wir anfingen zu glauben, dass wir ihr Leben ruiniert hätten – aber das ist nur eine Ausrede, hinter der wir unsere wahren Gefühle verstecken.

Unterbewusst würden wir tatsächlich glauben, dass sie unser Leben ruiniert hätten. Wenn du dich abgelehnt fühlst und an einem gebrochenen Herzen leidest, dann versteckt sich in deinem Unterbewusstsein die Auffassung, dass du derjenige warst, der sie zurückgewiesen und ihnen damit das Herz gebrochen hat. Dass du deinen Eltern die Schuld zugeschoben hast, war eine Strategie, um deine eigenen Schuldgefühle zu verbergen. Wenn du dich verlassen gefühlt hast, dann warst eigentlich du derjenige, der sie verlassen hat. Wenn du gemeint hast, dass du nicht die Erwartungen deiner Eltern erfüllt hast, haben sie in Wahrheit deine Erwartungen nicht erfüllt. Hierbei handelt es sich um Einsichten in Prozesse von Prinzipien, die ich in jahrzehntelanger Beschäftigung mit den tieferen Bewusstseinsschichten erlangt habe.

Diese Prinzipien sollen keinerlei Schuldgefühle auslösen! Allerdings wird unser Ego versuchen, wenn wir diese Prozesse besser verstehen und annehmen und Fortschritte in unserer Entwicklung machen, uns genau solche Schuldgefühle einzureden. Wenn du jedoch Verantwortung übernimmst, sind diese Prinzipien einfach ein Weg, um dich zu befreien.

Du bist in dieses Leben gekommen, um deinen Eltern zu helfen und sie sogar zu retten. Das war alles ein Teil deiner Lebensaufgabe. Wenn du das für deine Eltern tust, kannst du es für jedermann machen. Anstatt ihnen zu helfen, haben wir unsere Eltern jedoch aufgegeben. Das nährt unterbewusste Schuldgefühle und das Versagen, das wir spüren, und verstärkt auch noch die Familienverschwörung. Das ist die beste Falle, die sich das Ego ausgedacht hat, um uns in einer Haltung der Aufopferung oder der Unabhängigkeit zu fesseln.

Das Verhalten deiner Eltern diente dir als Entschuldigung dafür, in der Konstellation von Opferhaltung, Selbstaufopferung und unabhängigen Rollen stecken zu bleiben, die allesamt Partnerschaft und Bestimmung blockieren. Wenn dich deine Seele dafür aufstellt, deine Eltern zu retten, damit du etwas lernst und heilst, dann muss es auch einen Weg geben, wie du das schaffen kannst.

Der Tag, an dem deine Eltern für dich auf der emotionalen Ebene gestorben sind, kann durch eines der oben genannten irrtümlichen Muster ausgelöst worden sein. Oder es kam dazu, als sie sich und ihr Leben selbst aufzugeben schienen und du dich zu hilflos gefühlt hast, um ihnen zu helfen. Es könnte auch passiert sein, als du eine bestimmte Tür vor ihnen verschlossen hast, die du seither nie wieder geöffnet hast. Das wäre ein Hinweis darauf, dass du vor ihnen fortgerannt bist, aber auch vor dir selbst.

ÜBUNG Wenn echtes Verstehen eintritt, erkennst du, dass alles ein großer Fehler war und du die Tür zu ihnen erneut öffnen kannst. Wenn du dich hilflos gefühlt hast, dann hat sich da in Wahrheit eine Möglichkeit gezeigt, dass du deine Seelengabe hättest manifestieren können, um ihnen zu helfen.

Du könntest auch um die Hilfe des Himmels bitten. Das ist ein Teil des Lehrplans für deine Seele, wobei du selbst etwas lernst und heilst und gleichzeitig deinen Eltern hilfst. Du hast dich davor gefürchtet, ein solch großes Geschenk anzunehmen, weil du dich dann nicht mehr länger vor deiner eigenen Größe hättest verstecken können.

Stell dir die Größe beider Gaben vor, deiner Seelengabe und jener des Himmels, im Zusammenhang mit der Situation, um die es geht, im Hinblick auf die Macht und Begabung, die in deinem Lebenszweck und in deiner Bestimmung liegen. Üblicherweise sind diese Gaben von einer derartigen Größe, dass du, wenn du sie akzeptierst und manifestierst, dich deiner Bestimmung nicht mehr entziehen und deine eigene Größe nicht mehr verstecken kannst. Was war also deine Seelengabe, über die du genau für diese Situation mit deinen Eltern verfügtest? Öffne die Tür in deinem Geist, hinter der diese Gabe nur darauf gewartet hat, dass sie entdeckt, befreit und mit anderen geteilt wird. Falls du deine Eltern ausgeschlossen oder sie und dich selbst im Extremfall emotional getötet hast, in voller Wut, dann ist jetzt vielleicht wirklich die

Zeit gekommen, diese Tür zu öffnen und sie einzulassen – und ihnen sogar den heiligen Atem des Lebens einzuhauchen, um sie für dich wieder lebendig zu machen.
Bist du bereit, diesen Fehler aufzugeben und die Tür für deine Eltern erneut zu öffnen? Bist du bereit, ihnen die Gaben zu geben, die notwendig waren, um sie und dich selbst von Eigensabotage-Mustern zu befreien? Falls deine Eltern verletzt waren – und das waren sie höchstwahrscheinlich –, dann hast du ihre Wunden, falls du sie nicht von ihren Verletzungen und ihrem Versagen befreit hast, geerbt. Das ist vermutlich in traumatischen Situationen passiert. Aber du musstest dich nicht für das Trauma entscheiden, da dir eine positive Entwicklungsmöglichkeit angeboten wurde. Sie wartet jetzt immer noch auf dich. Was war dieser Prozess, den dir das Leben statt des Traumas angeboten hatte? Kannst du ihn jetzt annehmen und die Gaben geben, die du mitgebracht hast, um deinen Eltern zu helfen? Die Angst davor, zu sehr zu strahlen, oder die Angst davor, die Kontrolle zu verlieren, würde dich nie wirklich glücklich machen.
Auch der Himmel hat Gaben, die du empfangen und mit ihnen teilen sollst. Der einzige Preis, den du zahlen musst, ist, sie zunächst einmal auch anzunehmen, bevor du sie mit anderen teilen kannst. Du erhältst ebenfalls das Geschenk der göttlichen Präsenz anstelle der leidvollen und ungerechten Alternative, zu der dich dein Ego überredet hat, damit du dich verstecken kannst. Alle Gaben des Himmels warten immer noch darauf, dass du sie annimmst.
Wenn du realisierst, dass es ein Fehler war, dem Pfad des Egos zu folgen, dann kannst du die Tür zu all der Liebe wieder öffnen, die deine Eltern je für dich empfunden haben. Schon allein das wird viele selbstzerstörerische Muster heilen. Was zwischen dir und dei-

nen Eltern geschehen ist, war nicht persönlich gemeint. Es hatte nichts damit zu tun, dass du liebenswert bist. Es hatte mit ihrer Wunde und ihrem Selbstwertmangel zu tun, die auf einer Seelenebene deine Themen widerspiegelten. Es hatte mit der Kernlektion deiner Seele zu tun, die du dir selbst als Aufgabe in diesem Leben gestellt hast.

Stell dir vor, dass du die Liebe und Unterstützung deiner Eltern nicht dein ganzes Leben lang erhalten würdest. Aber das kann sich jetzt alles ändern.

Stell dir nun vor, dass du all deine Gaben und Fähigkeiten ihnen gibst, im ebenbürtigen Austausch, um sie in ihren Zeiten der Not zu unterstützen. Du hast versprochen, das zu tun, und jetzt kannst du es. Lass ihre ganze Liebe ein, die du ausgeschlossen hast, als du sie vor die Tür gesetzt hattest.

Wenn du deine Gaben mit ihnen teilst und ihre Liebe einlässt: Wie sieht der Rest deines Lebens dann für dich aus? Wie fühlt sich dein Leben an, wenn du jetzt nach vorn schaust? Genieße es!

Lektion 29

Der Balken im Auge deines Partners

Wir alle beschweren uns über unseren Partner bzw. unsere Partnerin. Wenn wir keine Klagen hätten, würden wir sie noch nicht einmal als einen Körper erleben, sondern nur als reines Licht und Liebe wahrnehmen. Auf dem Weg von unserem jetzigen Standpunkt aus hin zu einem Platz, an dem es keine Bewertungen gibt, würden wir so viel mehr Schönheit, Nähe und Erfolg finden.

Lasst uns also ein bisschen heilen, um diese Situation zu transformieren, denn Beschwerden und das, was hinter ihnen steckt und sie antreibt, treiben einen Keil zwischen uns und unsere Partner. Es gibt eine ganze Reihe von Fallen, die mit Wünschen und Bedürfnissen anfängt, über Beschwerden zu Anklagen führt und schließlich zu Wutausbrüchen. Damit sinken unsere Aktien, und es zeigt uns an, dass wir in die größte Falle getappt sind, die es in einer Beziehung gibt: dass wir nämlich glauben, unser Partner wäre dazu da, unsere Bedürfnisse zu erfüllen.

Bedürfnisse sind dafür berüchtigt, dass sie einen Partner von uns forttreiben, solange wir nicht eine Ebene von Partnerschaft erreicht haben, wo Bedürfnisse keine große Rolle mehr spielen. Bedürfnisse verwandeln sich in Bedürftigkeit; dann lassen Beschwerden und Anklagen nicht lange auf sich warten, man nörgelt und trotzt oder hat Wutanfälle. Wenn wir am Ende dieser Reihe von Fallen angekommen sind, weisen wir unsere Partner ab, wir stoßen sie fort – aufgrund unserer Ängste oder Muster.

Angst entspringt derselben Trennung, die auch Bedürfnisse erzeugt. Wenn wir dann einmal in Trotz oder Wut verfallen, geben wir unseren Mustern freie Hand. Diese emotionale Verhaftung soll unsere Angst vor verbindlicher Entscheidung für unsere Partner verbergen. Diese Angst vor Verbindlichkeit kann zwischen uns und unseren Partnern hin und her geschoben werden, bis die Beziehung auseinanderbricht oder es zu einer gegenseitigen verbindlichen Entscheidung für den anderen kommt.

Alle Beschwerden über unsere Partner sind in Wahrheit Selbstanklagen, so wie alle Bewertungen Selbstbeurteilungen darstellen. Der Grund dafür liegt darin, dass alle Anklagen und Urteile entstehen, wenn wir uns selbst bewerten. Das ist letztlich der Ursprung und die Quelle, woraus sich unsere Wahrnehmung und Erfahrung anderer Menschen entwickeln. Wenn unsere Partner nörgeln oder sich beschweren, dann sagt das etwas über die Dinge aus, die unterbewusst in uns sind und nun einfach auf den Partner projiziert werden.

ÜBUNG Schreibe deine größten Kritikpunkte über deinen Partner bzw. deine Partnerin auf.

1.
2.
3.
4.
5.

Frage dich, wie viele dieser Ichvorstellungen du selbst in dir hast. Dann mach das auch mit deinen bedürftigen Ichvorstellungen,

den anklagenden Ichvorstellungen, den nörgelnden Ichvorstellungen und den eigenen Konzepten von Trotz und Wutanfällen.
Stell dir die erste Garnitur von Ichvorstellungen vor, die du an deinem Partner oder deiner Partnerin nicht magst und die auch deine sind. Frage dich: »Würde ich mich wegen dieser Ichvorstellungen verurteilen?«
Wenn du dich weigerst, dich deshalb zu verurteilen, dann seid ihr beiden frei. Wenn du dich entscheidest, dich selbst dafür zu verurteilen, dann verstärkst du diese Ichvorstellungen auf die negativste Weise sowohl in dir als auch im anderen.
Warum solltest du dich selbst verdammen, wenn es doch so leicht fällt, diese Ichvorstellungen loszulassen, anstatt sie zu verstärken und deine Schuldgefühle dafür, dass du dich selbst verurteilst, zu vermehren?
Wähle erneut aus und erkenne dieses Mal, wie leicht es ist, dich und deinen Partner bzw. deine Partnerin zu befreien.
Nun wiederholst du dasselbe mit deinen bedürftigen, anklagenden, nörgelnden und trotzigen Ichvorstellungen.
Ichvorstellungen, die mit Trotz, Wut und Zornesausbrüchen zu tun haben, verstecken den Rebellen, der schreckliche Angst vor Verbindlichkeit hat. Dabei werden Anklagen dazu benutzt, die Distanz und Unabhängigkeit von unserem Partner zu rechtfertigen. Du kannst dich von allen Beschwerden und Ichvorstellungen, die auf Trotz und Wut hinauslaufen, befreien, wenn du nur deine Selbstverurteilung aufgeben würdest. Auf diese Weise befreist du dich vom Balken in deinem eigenen Auge. Und dann ist das kleine Fleckchen im Auge deines Partners keine große Sache mehr. Es ist dann einfach etwas, das du auf leichte Weise zu beseitigen hilfst, ohne Aufgeregtheit oder Ärger – wenn du dich selbst zuerst befreit hast.

Lektion 30

Was sie sich auf die Schultern lud

Terry hatte, ebenso wie ihr Ehemann, chronische Schulterschmerzen. Schultern, die wehtun, zeigen symbolisch an, was wir fälschlicherweise mit uns herumtragen. Terry entdeckte, dass sie mit ihrem Mann darum konkurrierte, wem es schlechter ging. Terry war wegen der Arbeit in ihrer Dienstleistungsorganisation sehr erschöpft, aber ihr Vertrag war kurz davor auszulaufen und sie freute sich schon darauf. Sie hatte in der Organisation eine schwere Bürde getragen, aber geglaubt, dass ihr Beitrag notwendig sei, um zu helfen, die Welt zu retten. Angesichts des Umfangs der Erschöpfung dachte ich, dass Terrys Ansporn, die Welt zu retten, eine Kompensation war.

Als ich sie bat, mir intuitiv zu sagen, woher diese Erschöpfung und diese Emotion stammten, sagte Terry mir, dass dies auf den letzten Monat im Schoß ihrer Mutter vor ihrer Geburt zurückging. Ihre Eltern hatten wenig Geld und machten sich Sorgen, wie sie sich um Terry würden kümmern können. Zu diesem Zeitpunkt fing Terry an zu glauben, dass sie das Leben ihrer Eltern ruiniert hätte.

Als wir uns das näher anschauten, gab Terry zu, dass sie tatsächlich geglaubt hatte, ihre Eltern hätten ihr Leben ruiniert. In der Folge wurde sie zu einem schwierigen Kind, was wiederum Terry in ihrer Überzeugung, dass sie selbst das Leben der Eltern ruiniert hätte, bestärkte. Dadurch geriet Terry in einen Teufelskreis, in dem es sich für sie so anfühlte, als ob sie nie wirklich ganz und gar ein Teil ihrer Familie gewesen wäre. Und das führte dann zu den klassischen Rollen des Opfers, des Täters und des Unabhängigen, sogar bevor sie geboren wurde, und sperrte sie auch in der Haltung von ständiger Konkurrenz ein.

Ihr Mann hatte einige geschäftliche Probleme gehabt, bevor sich der jetzige Erfolg einstellte, und Terry hatte gemeint, dass diese früheren Schwierigkeiten auch ihre Schuld gewesen seien. Ihr verstecktes Gefühl, dass ihr Leben von ihren Eltern ruiniert worden sei, hatte sie dazu veranlasst, ihre Eltern insgeheim zu verfluchen.

Terry spürte auch eine übertriebene Angst vor dem Tod und hegte zwanghafte Gedanken, dass jemand, der ihr nahestand, sterben würde. Als sie entdeckte, dass sie Menschen verfluchte, konnte sie erkennen, dass diese Befürchtungen etwas entsprangen, was sie selbst aussandte. Sie realisierte auch, wie diese Angst vor dem Tod bereits begonnen hatte, als sie sich davor fürchtete, überhaupt geboren zu werden.

Bevor sie heiratete, in ihren Zwanzigern, hatte sich das sogar zu der Angst ausgewachsen, das Haus zu verlassen oder von ihren Eltern getrennt zu sein. Terry erkannte, wie das alles gegen sie gearbeitet hatte, allein wegen des Geschehens kurz vor ihrer Geburt.

Wir untersuchten, welche Gaben sie wegen dieses Ereignisses im Schoß vermeiden wollte, und Terry entdeckte, dass sie die Gabe besaß zu teilen und die Fähigkeit, die Furcht vor Veränderung bei anderen Menschen zu heilen.

Sie stellte sich vor, diese Gaben mit ihren Eltern zu teilen. Dann verabschiedete sie sich von ihren »Ich habe ihr Leben ruiniert – Sie haben mein Leben ruiniert«-Verschwörungen und von ihrer Todes-Verschwörung. Sie ließ auch ihre Ichvorstellung los, eine Eigenbrötlerin und Einzelgängerin zu sein, und den Teufelskreis von Rollen der Bedürftigkeit, der Aufopferung und der Unabhängigkeit, die sogar schon vor ihrer Geburt zu einem Teil ihres Bewusstseins geworden waren. Als Nächstes trennte sich Terry schließlich von ihren Konkurrenzmustern, die sie ihr ganzes Leben hindurch geplagt hatten.

Terry schaffte das alles in Rekordzeit und fing an zu spüren, wie heilende Energie in ihre Schulter floss.

Sie war mit Schulterschmerzen gekommen und entdeckte, dass sie sich viele sinnlose Muster aufgeladen hatte. Im Verlauf der Sitzung spürte sie, wie sie freier wurde, mehr Frieden in sich fand und offen dafür wurde, etwas Neues zu lernen. Als sie die Praxis verließ, fühlte sich Terry ihren Eltern und ihrem Mann viel näher. Sie hatte ein erstaunliches Maß an Arbeit in einer einzigen Sitzung geleistet und verließ die Praxis voller Siegesgefühle.

Lektion 31

Sich unerwünscht fühlen – anders betrachtet

So viele von uns fühlen sich von ihren Eltern unerwünscht. Manche von uns haben das sogar schon gespürt, bevor sie geboren waren. Andere haben sich abgelehnt gefühlt, weil sie ein Mädchen und kein Junge waren oder weil sie schon viele ältere Geschwister hatten. Die meisten dieser Gefühle waren so schmerzlich, dass daraus Verschwörungen entstanden sind, die wir bisher nie haben überwinden können. Die Verschwörung, sich unerwünscht zu fühlen, kann zu einer Vielzahl anderer Muster führen, zum Beispiel zu »Ich habe ihr Leben ruiniert«, zu einem gebrochenen Herzen, Rachegelüsten, Schuldgefühlen, Versagensängsten, Minderwertigkeitsgefühlen sowie zu Beziehungs-, Mangel- und Sex-Verschwörungen, um nur einige wenige zu nennen.

Und dennoch: Wenn wir irgendetwas fühlen, kann das nur entstanden sein *aus etwas, das wir getan haben* – denn alle Gefühle sind innen. Sie entstehen aufgrund von Auswahl, von freier Entscheidung. Was wir gespürt haben, war etwas, wozu wir uns auf der Grundlage der Deutung dessen entschlossen haben, was unsere Eltern gemacht haben. Wir haben ihr Verhalten oder ihre Emotionen dergestalt interpretiert, dass wir uns unerwünscht fühlten. In Wahrheit hatte ihr Gefühl oder ihr Verhalten allerdings damit zu tun, dass sie selbst sich in der betreffenden Situation hilflos gefühlt haben. Wenn ich

Menschen dazu anleite, sich ihre Eltern als zuversichtlich, erfüllt und fähig vorzustellen, so schwer einem das manchmal fallen mag, dann realisieren sie, dass ihre Eltern sie definitiv haben wollten.

Sogar wenn unser Eltern über eine Abtreibung nachgedacht haben oder wenn sie uns selbst oder dem anderen Elternteil gegenüber gezetert haben, dass sie uns nie gewollt hätten, beginnt das Gefühl, unerwünscht zu *sein nicht, solange wir uns nicht dafür entscheiden, dass wir unsere Eltern oder einen Elternteil nicht wollen.* Als wir entschieden haben, dass sie uns nicht wollten, geschah das auf der Grundlage ihres schmerzlichen Verhaltens, ihrer Überwältigung durch das Gefühl, selbst unerwünscht zu sein. Manchmal hat sich dieses Verhalten aufgrund der Belastungen oder des Leids eingestellt, die sie in ihrer eigenen Partnerschaft empfunden haben.

Seitdem ich erkannt habe, dass unsere eigene Ablehnung eines Elternteils oder beider Eltern hinter unserem Gefühl steckt, unerwünscht zu sein, hat sich eine Reihe anderer Erkenntnisse eingestellt. Unter anderem die folgende Erkenntnis: Als wir das Gefühl hatten, dass wir das Leben unserer Eltern ruiniert hätten, haben wir in Wahrheit gespürt, dass unsere Eltern unser Leben ruiniert haben. Mit der Schuld-Verschwörung – weil wir meinten, ihr Leben ruiniert zu haben – war eine Beschuldigungs-Verschwörung verknüpft, nach der wir fühlten, sie hätten unser Leben ruiniert.

Wenn wir uns abgelehnt gefühlt haben, weil wir ein Mädchen waren, geschah das in Wahrheit, weil wir unsere eigene weibliche Seite abgelehnt haben. Allerdings haben wir das auf unsere Eltern oder auf andere Leute in unserem Umfeld projiziert, die uns als Frauen abgelehnt haben.

Neben dem, was aus dem Unterbewusstsein von vielen Frauen, mit denen ich gearbeitet habe, in Bezug auf dieses Thema auftauchte, wurde dieser Zusammenhang auch dadurch bestärkt, dass sehr viele dieser Frauen in ihre dominante, konkurrenzorientierte, übertrieben männliche Seite gingen, anstatt ihre Weiblichkeit anzunehmen und auszuleben. Bei jeder Frau, die sich abgelehnt gefühlt hatte, weil sie ein Mädchen war, habe ich auch festgestellt, dass sie karmisch bestimmte »frühere Leben« hatten, in denen sie Männer waren, die dominierten und Frauen schlecht behandelten.

Die Ironie ist, dass sie als Frauen zurückkamen, die sich darüber beklagten, nicht als Frauen gewürdigt zu werden, während es ihre eigene männliche Seite, ihr eigenes Selbst war, die Frauen nicht würdigte. Ob man das nun das Karma aus früheren Leben nennt oder es einfach als unbewusste geistige Muster bezeichnet: Am Ende geht es nur darum, ein Muster jetzt, in der Gegenwart, zu heilen. Jeder, der uns abzulehnen scheint, weil wir eine Frau sind, spiegelt unsere unbewussten Ichvorstellungen und Muster wider.

Wenn wir es mit Verschwörung, sich unerwünscht zu fühlen, zu tun haben, macht uns das sehr empfindlich für Zurückweisung. Beim kleinsten Anzeichen von Ablehnung fühlen wir uns unter Umständen bereits verzweifelt oder verlassen unseren Partner sogar. Sex wird dann ebenfalls zu einer delikaten Angelegenheit, weil jeder Rückzug gleich als Zurückweisung gedeutet wird. Dann wird Sex leicht ein Feld für Machtkämpfe und nicht als Chance zur Einswerdung genutzt.

Das ist besonders schade, da ich entdeckt habe, dass Menschen mit einer Unerwünscht-sein-Verschwörung über die Gabe verfügen, unwiderstehlich zu sein und Sex als Liebe verwirklichen können, beides verborgen unter dieser Verschwörung. Dies sind genau die Gaben, die die Eltern vor Auseinandersetzungen, Aggressionen und Rückzug bewahrt hätten, wenn sie angenommen, genutzt und geteilt worden und wir stattdessen nicht dem Pfad des Egos gefolgt wären. Das hätte auch die Versagens-, Schuld- und Mangel-Verschwörungen transformiert, die wir aus frühen Familientagen mit uns herumschleppen.

Diese Gaben sind immer noch in uns und warten nur darauf, dass wir sie mit unseren Eltern teilen, damit wir uns selbst und sie von den alten Mustern befreien. Oft geschieht es in unserem Leben, dass wir eine ganz neue Ebene von Partnerschaft mit unseren Eltern erreichen, aber dennoch die Vergangenheit nicht vollständig heilen. Das ist schade, weil es später in destruktiven Beziehungsmustern wieder hochkommen kann.

Oft nimmt die Verschwörung, sich unerwünscht zu fühlen, ihren Anfang in einer schlechten Elternbeziehung. Manchmal gibt es Auseinandersetzungen und fürchterliche Machtkämpfe. Doch häufig kommen gerade die Kinder, die so etwas erleben, in dieses Leben mit der Absicht, Anführer oder sogar Pioniere in Bezug auf Beziehungen zu sein.

Da sie aber ihre Lebensaufgabe als zu groß empfinden, haben sie eine »Nicht erwünscht sein«-Verschwörung erzeugt, damit sie sich nicht zeigen müssen. Es ist typisch, dass diese Kinder die Gabe besitzen, Prioritäten zu setzen und das als wichtig zu erkennen, was wirklich wichtig ist, sowie die Gabe, Sexualität als Liebe zu erfahren. Dies sind Gaben, die ihren Eltern sehr helfen würden, wenn sie diese auf energetische Weise übermittelt bekämen.

Ich habe häufig festgestellt, dass Menschen die Verschwörung, sich unerwünscht zu fühlen, aufbauen, weil sie zu sehr und so tief lieben, dass sie glauben, in einer Welt, die so ist, wie sie jetzt ist, nicht überleben zu können. Deshalb haben sie sich insgeheim irgendein leidvolles Geschehen kreiert, um sich von ihrer Leidenschaft zurückzuziehen.

Du könntest dich nun als einen Menschen annehmen, der besonders tief liebt und sehr leidenschaftlich lebt. Du könnest einen Großteil deines Herzens zurückgewinnen. Du könntest deine Gaben der Würdigkeit und des Vertrauens akzeptieren sowie deine Fähigkeit, die Verschwörung (dich unerwünscht zu fühlen) zu heilen, und die Gaben annehmen, echte Prioritäten zu setzen und Sexualität in Liebe zu leben.

ÜBUNG Stell dir vor, diese Gaben mit deinen Eltern zu teilen, anstatt dich unerwünscht zu fühlen. Teile sie auch mit deinem Partner, mit deiner Partnerin. Auf diese Weise wirst du frei sein, um den Machtkampf aufzugeben, die leblose Abgestumpftheit zu überwinden und auf eine neue Ebene wahrer Liebe in deiner Beziehung zurückzukehren.

Du brauchst dich nicht mehr länger zu verstecken, indem du die Verschwörung, dich unerwünscht zu fühlen, aufrechterhältst, und auch keine von all den anderen Verschwörungen, die als Ausrede und Vorwand dienen. Du könntest auch die Schattengestalten des Versagens aufgeben, die von diesen Verschwörungen hervorgerufen werden. Du kannst all das loslassen, um zu einem Führer, zu einer Führerin im Hinblick auf Liebe zu werden und zu einem Pionier, einer Pionierin auf dem Gebiet, für das du geboren bist.

Lektion 32

Angst vor Nähe

Die Furcht vor Nähe und Intimität ist eine der wirklich großen Ängste. Das bedeutet, dass ihre Wurzeln unbewusst sind. Es ist eine Furcht vor unserer weiblichen Seite, die sich als Furcht vor unseren Emotionen zeigt. Wenn wir Angst vor unseren Gefühlen haben, werden wir dissoziiert bleiben und uns davor fürchten, uns auf einen anderen Menschen wirklich einzulassen und mit ihm eins zu werden, außer in vorübergehender und oberflächlicher Weise. Angst vor Nähe – hinter der letztlich die Befürchtung steht, dass der andere uns richtig kennenlernen und herausfinden wird, dass wir nicht die Person sind, als die wir uns präsentieren – kann man heilen, wenn wir die Angst überwinden, unsere Gefühle zu spüren.

Ich habe vor einiger Zeit mit einer Frau namens Sam gearbeitet. Sie hatte schon fünfzehn Jahre lang außer ein paar One-Night-Stands und einigen »vergeudeten Wochenenden« keine erfolgreiche Beziehung mehr geführt.

Sam sprach darüber, dass sie Angst vor Intimität hatte. Sie erzählte, dass sie von Sydney nach London ausgewandert war, um ein bisschen für sich selbst zu sein, aber das war für sie zu einer Einsamkeitsfalle geworden. Sie erkannte, wie ihre Erwartungen und Fantasien, die sie zur Kompensation ihrer Bedürfnisse benutzt hatte, ein Muster aufgebaut hatten, das sich selbst sabotierte.

Nachdem sie das alles losgelassen hatte, war sie bereit dafür, sich ihrer Angst vor Nähe zuzuwenden. Ich ließ sie sich

Intimität vorstellen. Dann fragte ich sie, wie weit sie von Intimität und Nähe entfernt sei, und sie antwortete, »eintausendsechs Schritte«.

Ich fragte sie, was sie fühlte, und sie sagte: »Ich fürchte mich.«

Ich bat sie, die Angst zu spüren, so gut es ihr gelingen mochte, und sie sogar zu übertreiben. Als sie das tat, spürte sie das Gefühl eines gebrochenen Herzens, und als sie das fühlte, ging sie in die Emotion, betrogen worden zu sein.

Vom Betrug ging sie weiter zum Ärger und dann zur Wut. Ich schlug ihr vor, dass sie nur ihre Emotionen und das, was ihr geschah, beobachten könnte. Ihre Wut wurde stärker und akut und sie sah Szenen, wie sie mit ihrer rasenden Wut die Erde zerstörte. Dann entwickelte sich das Bild weiter und sie sah, wie Dämonen die Erde angriffen. Ich riet ihr, sich so sehr als möglich auf ihre Emotionen zu konzentrieren und diese zu spüren, obwohl es in Ordnung war, auch die Bilder zu sehen, die auftauchten.

Ich bat sie, ihr Gefühl von Wut anzunehmen. Als sie das tat, spürte sie, wie sich die Wut zerstreute, und sie sah, wie die Dämonen auf Wattewölkchen davongetragen wurden. Ich fragte sie, wie weit sie nun von Intimität noch entfernt sei, und sie sagte, »einhundertfünf Schritte«.

Dann fragte ich sie, welche Emotion sie jetzt fühlte, und sie sagte, dass sie mehr als jedes Gefühl ein Unwohlsein im Bauch spüre. Ich bat sie, diesem Gefühl nachzugehen, aber auch dem Gefühl, das sich dahinter versteckt hielt. Als sie dort hineinspürte, ging es in eine weitere Schicht von Wut, die sie nun einfach beobachten sollte. Nach einer kleinen Weile bat ich sie, auch diese Wut zu akzeptieren.

Nach etwa zehn Sekunden gestattete sie sich damit zu beginnen, ihre Wut anzunehmen. Dann forderte ich Sam auf, sich ihre Wut zu verzeihen. Als Nächstes berichtete sie, dass es sich für sie so anfühlte, als ob Pingpongbälle in ihrem Bauch herumhüpften. Als sie sich auf dieses Gefühl einließ, entdeckte sie, dass sie ganz aufgeregt wurde und sich nur noch fünf Schritte von Intimität entfernt befand. Als sie ihre Aufregung beobachtete und annahm, war sie nur noch zwei Schritte entfernt. Das Gefühl wurde fast überwältigend, aber war doch auf eine Art aufregend, die sie noch genießen konnte. Bald darauf wurde sie mit Intimität und Nähe eins und fühlte nur noch Staunen und Verwunderung, und als sie sich darauf einließ, das Staunen zu fühlen, nahm es noch zu.

Die Bereitschaft, all unsere dissoziierten Emotionen zu fühlen, stellt eine Abkürzung dar, um das Weibliche anzunehmen, um unser Herz zurückzugewinnen und das ebenbürtige Gleichgewicht des Männlichen und des Weiblichen zu verwirklichen, das echte Partnerschaft erst ausmacht. Das führt zu Energiefluss und bringt Nähe und Erfolg mit sich.

ÜBUNG Frage dich heute also, wie viele Schritte du von Intimität entfernt bist. Wie fühlt sich das für dich aus dieser Distanz an? Spüre das. Übertreibe es. Lass dich ganz ein. Erfahre es. Beobachte es. Akzeptiere diese Emotion und das, wozu sie sich verwandelt. Schließlich: Vergib dieser Emotion, verzeih dir selbst. Dann frage, wie viele Schritte du nun von Intimität entfernt bist und was die Emotion an diesem Ort ist. Wiederhole die Erfahrung und nimm sie so lange an, bis sie sich verändert hat. Tu dies, bis du die gesamte Distanz überwunden hast und mit Intimität eins geworden bist. Freu dich an all den Gefühlen dort.

Lektion 33

Die geheime Story

Im Laufe der Jahrzehnte, während derer ich an der Lösung von Problemen gearbeitet habe, habe ich herausgefunden, dass einer der »Vorteile«, die in allen Problemen stecken, darin besteht, dass sie uns erlauben, getrennt und unabhängig zu sein. Der *Kurs in Wundern* nennt das »die geheime Geschichte«. Es geht um den Akt der Trennung, wenn jemand zum Opfer gemacht wird. Dahinter verbirgt sich unser Bestreben, koste es was es wolle, unabhängig zu sein. Der Schmerz und der Verlust, die aufgrund der Trennung entstehen, sind so stark, dass wir die Vorschläge des Egos, getrennt zu sein, ab sofort nicht mehr beachten würden, wenn es uns nicht auch die Dissoziation, die Abspaltung, gegeben hätte, die den Schmerz begleitet, der aufgrund von Getrenntheit entsteht.

Wir haben angefangen, uns zu trennen und abzuspalten. Die Abspaltung hat zwar etwas vom Schmerz, aber auch unsere Gaben, Fähigkeiten und guten Gefühle abgeschnitten. Damit fällt es uns schwerer und schwerer, uns zu entspannen, das Leben zu genießen und fröhlich zu sein. Die Dissoziation hat unser Herz und unseren Willen abgeschnitten sowie unsere Fähigkeit geschwächt, echte Partner zu sein. Der *Kurs in Wundern* stellt fest, dass wir uns derart abgespalten haben, dass wir sogar den Himmel an sich dissoziiert haben. Dissoziation ist, als ob man die Drähte in deinem Auto durchschneidet; nach einigem Hin und Her hört das Auto auf zu fahren.

Durch Vergebung können wir die Millionen und Abermillionen von Teilen von uns zurückgewinnen, die wir abgeschnitten haben. Eine andere Möglichkeit ist, die dunkle Emotion zu fühlen, die zwischen uns und dem steht, was wir abgespalten haben. Wir beginnen bei der Dissoziation und gehen zu dem, was sich dahinter verbirgt. Wenn man durch die Emotion hindurch spürt, bis sie sich aufgelöst hat, führt das zur Wieder-Integration der beiden Teile, die von der dunklen Emotion getrennt gehalten wurden. Diese Integration erzeugt eine neue Ganzheit und eine neue Ebene in unserem Leben. Wir realisieren, dass jede Schwierigkeit und jedes Problem einen Versuch darstellen, die Verantwortung einem anderen zuzuschieben, damit sie sich verändern sollen und wir uns infolgedessen besser fühlen.

Wir versuchen, andere über unsere Emotionen zu kontrollieren, und wir greifen sie unserer Schuldgefühle wegen an. Wenn wir durch Vergebung heilen oder indem wir unsere Gefühle fühlen, dann würden wir unser Herz zurückgewinnen und wir könnten uns wieder für Harmlosigkeit entscheiden. Damit gingen wir über Bewertungen und Urteile hinaus und ins Mitgefühl hinein und öffneten uns zugleich dafür zu empfangen. Das ist ein schneller Weg, um einen Sprung vorwärtszumachen.

Je größer die Trennung, desto mehr bewerten wir das, wovon wir uns getrennt haben, und sind wütend auf das, wovon wir uns getrennt haben. Als wir uns von Gott getrennt haben, wurden wir auf Ihn zornig. Wir haben geträumt, dass wir uns getrennt hätten, und haben in unseren Träumen projiziert, dass wir Gott verlassen hätten. Unser Zorn darüber, dass Er uns verlassen hat, wurde zu unserer Angst vor seinem Zorn. Damit haben wir uns wirkungsvoll vor Gnade verschlossen.

In unserer Abspaltung haben wir nun Identitäten aufgebaut, und wie bei allem, was wir erschaffen, verteidigen wir sie, weil wir uns damit identifizieren. Wir hegen auch Anklagen und Groll gegen jene, von denen wir uns getrennt haben. Wir beschuldigen sie, dass sie uns verletzt hätten, aber auf einer unterbewussten Ebene dienen sie uns als Vorwand, unabhängig zu sein, statt ihnen zu helfen.

Für Beziehungen spielt dabei die enorme Menge an Schuld, an Dissoziation und Angst, die wir alle in uns tragen, eine Rolle. Wenn wir auf unseren Partner zugehen und mit ihm eins werden, dann können wir bei uns beiden Schicht um Schicht die Dunkelheit und den Selbsthass heilen, die wir zum Angriff auf andere nutzen. Die Liebe, die wir für unseren Partner oder für unsere Partnerin empfinden, erlaubt uns, uns diesen dunkleren Orten in uns selbst zu stellen. Indem wir uns mit unserem Partner innig verbinden, transzendieren wir die Wut, den Schmerz und die Schuld und gelangen auf diese Weise zu mehr Liebe, Ganzheit und Lebensfreude.

Mithilfe einiger ganz praktischer Schritte lässt sich der geheime Traum, Opferereignisse zu benutzen, um unabhängig zu werden, wirksam überwinden.

1. Wir müssen jeden Ärger oder jedes Anzeichen für ein Problem als ein Signal werten, dass wir nach einem Vorwand suchen, um uns zu trennen. Wir haben vermutlich irgendein früheres Ereignis, als wir uns getrennt haben, derart »umgeschminkt«, dass wir den ursprünglichen Fehler noch weiter verschlimmern.
2. Wir müssen erkennen, dass der Schmerz auf eine irrtümliche Wahrnehmung unsererseits hindeutet, und wir

müssen uns dann verpflichten, die Dinge anders zu betrachten – mit Wahrheit und Frieden, statt unsere Fehlwahrnehmung als eine Ausrede zu benutzen, um auszubrechen.
3. Dann müssen wir vergeben und darum bitten, dass Gnade jedes Problem auflöst.

Das Ego wird versuchen, sich selbst zu bestärken, indem es sich besonders selbstgerecht verhält und auf diese Weise Schuld versteckt. Das tut es, indem es auf eine gemeine, üble Weise angreift oder Situationen erzeugt, in denen wir zu verlieren scheinen, um dann mit dem Schmerz, den wir als Opfer empfinden, unsere Aggression zu begründen und den gerechtfertigten zweifelsfreien Ärger, ein Opfer geworden zu sein. Das macht es uns unmöglich, die Projektionen und Entscheidungen unseres Tiefenbewusstseins zu heilen.

ÜBUNG Entscheide dich jeden Tag wieder für Frieden und Harmlosigkeit.
Betrachte jeden Tag Ärger oder Probleme als Signale, an welcher Stelle du Heilung brauchst.
Wende dich jeden Tag aufs Neue deinem Partner, deiner Partnerin zu und sei eins mit ihm bzw. mit ihr. Erkenne, dass die Distanz, die sich eingeschlichen hat, Teil des *geheimen Traums der Unabhängigkeit* ist und wir stattdessen die Wahrheit und Schönheit von Intimität haben könnten.

Das wird uns auf die Überholspur zum höheren Bewusstsein bringen, und wir werden unsere Partnerschaft dann als eine Möglichkeit nutzen, um aus dem Traum von Leid und

Schmerz aufzuwachen. Unsere Heilung wird auf diese Weise zu unserem Tor zum Himmel. Damit finden wir Sinn inmitten der Sinnlosigkeit des Traums und zugleich die Transzendenz in unserer Beziehung, die uns das Ego aus eigensüchtigen Motiven heraus wegnehmen wollte.

Lektion 34

Vernachlässigung und Angst vor Intimität

Während meiner Arbeit über die vielen Jahre hinweg habe ich herausgefunden, dass ein Mensch eine umso größere Angst vor Intimität verspürt, je mehr er sich von seinen Eltern vernachlässigt fühlt. Meistens scheint es einen direkten Zusammenhang zu geben zwischen der Erfahrung, vernachlässigt zu werden, und der Angst des Menschen vor echter Nähe.

Das ergibt vollkommen Sinn, wenn wir erkennen, dass diejenigen, die keine Verbundenheit erlebt oder die Bonding verloren haben, sich nun vor inniger Verbundenheit fürchten. Die Gründe dafür, dass sich diese Menschen vernachlässigt gefühlt haben, werden üblicherweise darin gesehen, dass sie sich entweder nicht für würdig genug erachten oder sich nicht geeignet fühlen, mit einer solchen Zuwendung umzugehen.

Und doch bin ich auf ein noch tiefer liegendes Thema gestoßen. Die Personen, die sich schon früh als Kind vernachlässigt gefühlt haben, haben meistens ein Seelenmuster der Unabhängigkeit. Die Vernachlässigung dient uns als notwendiger Vorwand, alles allein zu tun, da unsere Eltern nicht das machen, was wir für »ihren Job« halten. Diese Leidenschaft für Unabhängigkeit wird zu einem Problem, wenn es um Intimität geht. Auf der einen Seite wollen wir Liebe, ja wir wollen ständig noch mehr Liebe. Auf der anderen Seite wünschen wir uns Unabhängigkeit, wir wollen alles nach unserem Gusto machen und wir wollen im Allgemeinen und in Bezug auf das Leben recht haben. Das wirkt sich ganz sicher bei einer Partnerschaft kontraproduktiv aus.

Bei dem Wunsch nach Unabhängigkeit handelt es sich um eine psychologische Kerndynamik, die unter allen Problemen verborgen ist. Ein Teil von uns wünscht sich die Lösung des Problems und die Heilung des Traumas, zugleich sind wir jedoch bereit, den Preis an Leid zu zahlen, um unsere Unabhängigkeit zu behalten oder noch auszuweiten. Das ist der versteckte innerliche Konflikt: Wollen wir unsere Unabhängigkeit aufgeben zugunsten von Vergebung, Akzeptanz, Loslassen oder um das zu geben, was Bonding und Intimität mit sich bringen?

Wenn wir erst einmal realisieren, dass die Angst davor, unsere Unabhängigkeit zu verlieren, unsere Furcht vor Nähe nährt, dann macht es uns diese Erkenntnis leichter, die richtige Wahl zu treffen, zugunsten von Nähe.

Wenn wir die Intimität von Interdependenz erreichen, von ebenbürtiger Partnerschaftlichkeit, geht die Unabhängigkeit nicht verloren, sondern wird zu einem integralen Teil dessen, was Interdependenz ausmacht. Wenn sie je gebraucht würde, ist sie immer noch da. Auf der Ebene einer ebenbürtigen Partnerschaft, wenn Interdependenz vorliegt, wirken wir jedoch von einem höheren Bewusstsein aus und in der Regel bedarf es dann keiner Unabhängigkeit mehr.

ÜBUNG Denke über die Vernachlässigung nach, die du als du aufgewachsen bist und in deinen Beziehungen erlebt hast. Dadurch hast du starke Anteile des bedürftigen Opfers und ebenso des unabhängigen Rebellen entwickelt.

Das hat zu einer ziemlich großen Spaltung in dir geführt und normalerweise projizierst du dann eine der beiden Seiten auf einen Partner, auf eine Partnerin. Dann lebt dein Partner entweder die unabhängige und dissoziierte Seite aus oder er bzw. sie wird zum bedürftigen Partner, der oder die dich besitzen möchte.
Damit du diesen Konflikt zweier gegensätzlicher Seiten in dir überwindest, solltest du die wichtigste und hilfreichste Lektion für Beziehungen lernen: das Wechselspiel von Unabhängigkeit und Abhängigkeit zu heilen. Diesen Konflikt kannst du überwinden, wenn du dich mit deinem Partner innig verbindest, wenn du eins wirst, heilst, integrierst und vergibst. Dieser Konflikt wird besonders dann geheilt, wenn du deine Stellung und deine Wertigkeit aufgibst und dich verbindlich für deinen Partner entscheidest.
Reflektiere über die Vernachlässigung, die du als einen Versuch erlebt hast, um Unabhängigkeit zu gewinnen. Denke über all deine Traumata und Probleme nach, die dir als notwendiger Vorwand gedient haben, um die Getrenntheit und Unabhängigkeit zu erlangen, die du angestrebt hast, um das Leben ganz nach deinem Willen zu führen.
Das sind selbstverständlich unterbewusste und unbewusste Vorgänge. Du hast sie vor dir selbst versteckt, wie wir alle das getan haben. Aber wenn du das erkennst und weißt, kannst du eine bewusste Wahl darüber treffen, was du wirklich willst. Deine Bereitschaft, die Unabhängigkeit aufzugeben, gibt dir die Möglichkeit, die Vergangenheit zu heilen und die Intimität wiederherzustellen, die zu Erfolg in Beziehungen und im Leben führt.
Was möchtest du? Wähle heute das aus, was du wirklich möchtest, wenn du dein ganzes Leben betrachtest. Möchtest du Unabhängigkeit und Schmerz oder Verbundenheit, Ganzheit und Leichtigkeit?

Lektion 35

Wie man eine üble Falle leicht unschädlich macht

Es gibt eine üble Falle, die unseren Erfolg in Beziehungen verhindert. Das ist der Teufelskreis von Nehmen und Angriff. In einer Beziehung schaukeln sich Nehmen und Angreifen gegenseitig so auf, dass sich daraus eine nach unten gerichtete Spirale entwickelt, bei der sich die Partner jeweils immer weiter voneinander fortstoßen.

Dieser Teufelskreis ist im Geiste beider Partner vorhanden, sonst würde er keine so wirksame und anhaltende Falle sein. Wenn er nur bei einem Partner bestünde, würde sich der andere ihm voller Mitgefühl zuwenden; oder, wenn der andere Partner diesen Teufelskreis auf tieferen Ebenen aufwiese und sich selbst dafür verurteilte, verlöre er ab einem bestimmten Punkt die Geduld mit der Unreife des Partners und würde sich trennen und weitergehen. Das ist schade, da dieser Teufelskreis einfach aufgelöst werden kann, sobald man sich die Existenz dieser Falle bewusst gemacht hat.

Jeder von uns hat Bedürfnisse. Das fing ursprünglich mit der allerersten Trennung an, mit dem »Fall« aus dem Himmel. Getrenntheit züchtet Bedürfnisse heran. Bedürfnisse sind nicht geradeheraus. Sonst würde ja jedes Mal, wenn jemand einer bedürftigen Person etwas gibt, das Bedürfnis erfüllt werden, und das wäre dann das Ende der Geschichte, weil Verbundenheit, Fluss und die Fähigkeit zu empfangen erneuert würden.

So einfach ist es nicht, denn bedürftige Menschen haben ein gespaltenes Bewusstsein, das mit einer verlorenen Verbundenheit begonnen hatte. Ein Teil möchte empfangen, aber der andere will unabhängig sein. Also kommt es zu einem Teufelskreis von Unabhängigkeit und Abhängigkeit und in der Folge zu einer Unentschlossenheit, einer Ambivalenz in Bezug auf Empfangen und Erfolghaben. Dann rät das Ego dazu, dass *Nehmen* die richtige Antwort sei. Nehmen bringt uns jedoch in alle möglichen Schwierigkeiten. Keiner möchte, dass etwas von ihm einfach genommen wird. Wir leisten Widerstand dagegen. Wir fühlen uns ausgenutzt. Wir ziehen uns zurück oder stoßen denjenigen zurück, der uns wie ein Vampir ausnutzen will.

Der abhängige Teil spürt aber *das Bedürfnis* immer noch, also drängt er weiter und realisiert nicht, dass er sich selbst vom Partner einfach nimmt, und wir verstehen dann auch nicht, warum uns der andere nicht liebt. Nehmen kann direkt aggressiv werden, es kann aber auch insgeheim geschehen, wenn wir geben, um in Wahrheit zu nehmen.

Wie mit einem Lackmustest lässt sich feststellen, ob du versuchst zu nehmen oder nicht, ganz gleich, wie sehr du vielleicht das Gegenteil behauptest. Wenn du verletzt oder zurückgewiesen worden bist, wenn du ein gebrochenes Herz oder eine Niederlage erlitten hast, dann hast du versucht, etwas zu nehmen, und das ist ein Teil einer Auseinandersetzung. Wir können nicht *akzeptieren,* dass sich der andere auf eine Weise verhalten hat, die nicht mit dem übereinstimmt, wie wir unsere Bedürfnisse gestillt haben wollen, und das deuten wir dann so, dass er uns nicht lieben würde.

Damit setzen wir einen Machtkampf in Gang, bei dem wir versuchen zu erreichen, dass sich der andere so verhält, wie wir es wollen, damit unsere Bedürfnisse erfüllt werden. Das verbergen wir in der Regel vor uns selbst und unsere Verleugnung bereitet den Boden dafür, dass wir ein gebrochenes Herz und eine Niederlage erleben. Wir greifen die andere Person auch direkt an. Sie liegt falsch. Sie verhält sich schlecht. Sie verletzt uns. Sie macht uns zum Opfer, was sich in unserer unterbewussten Aggression und Rache ihr gegenüber manifestiert, weil wir uns von ihr zum Opfer gemacht fühlen.

Wir kennen so viele Lieder über gebrochene Herzen und wie sehr wir unseren Partner lieben, aber die Realität unseres Angriffs bedeutet, dass wir versuchen, die anderen eine Nebenrolle in unserem Drehbuch übernehmen zu lassen. Wir selbst spielen die Haupt- und Heldenrolle. Die andere Person soll natürlich einfach immer nur da sein, um unsere Bedürfnisse zu stillen, wenn sie uns wirklich liebt. Wir begegnen ihr mit Ärger oder Verletzung, was einer emotionalen Erpressung gleichkommt, wenn sich der andere nicht an seine Rolle hält, die wir ihm zugewiesen haben.

Wir meinen, wir würden das überwinden können, indem wir unabhängig sind und so tun, als bräuchten wir gar nichts, während wir heimlich nach etwas greifen und es uns einfach nehmen. Das Problem bei dieser Vorgehensweise besteht darin, dass wir, weil wir in Dissoziation stecken, weder empfangen noch genießen können. Deshalb suchen wir ständig nach dem Fantasiebild des vollkommenen Partners, der perfekten Partnerin, die uns erfüllen können. Wir neigen auch dazu, unseren Partner in die Bedürftigkeit zu drängen, damit wir uns mit diesem Thema nicht selbst beschäftigen müssen. Das wird nicht geheilt, solange wir nicht unsere weibliche Seite erlösen, unser Herz zurückgewinnen und die Bedürfnisse und Schmerzen heilen, die wir verleugnet haben – sodass wir dann erneut zu empfangen bereit und fähig sind.

Am einfachsten entkommen wir dieser Falle mit der Hilfe des Himmels. Es ist nicht Gottes Wille, dass wir leiden, und das ist auch nicht unser wahrer Wille. *Wenn wir einen Fehler machen, werden wir leiden.* Wenn wir erkennen, dass unser Ärger im Leben ein Anzeichen dafür ist, dass wir einen Fehler machen, und wenn wir die Verantwortung für unsere Erfahrung übernehmen, dann sind wir offen für die Hilfe des Himmels.

ÜBUNG Wir können über unser Leben nachdenken und die Ereignisse, Orte und Zeiten erkennen, als wir verletzt wurden, als wir uns einfach nehmen wollten, den Schmerz, den wir erlitten, als es Aggressionen und Wutanfälle gab und als wir uns selbst aufgegeben und »weggeworfen« haben aus Rachegefühlen heraus. Wir könnten erkennen, dass wir all das immer zu dem Fehler der anderen erklärt und nicht selbst Verantwortung übernommen haben.

Lasst uns jetzt dieses Leugnen ablegen, die Fehler erkennen, die wir durch Nehmen und Angriff gemacht haben, und das alles in die Hände des Himmels legen und um Hilfe bitten, um unser Leid loszuwerden.

Der Himmel wird das für uns auflösen und es ersetzen mit Bonding, mit der Verbundenheit, die heilt. Bonding anerkennt die Bedeutung von Geben, weil uns Geben für ein Empfangen öffnet, sodass wir sogar immer noch mehr teilen können. All die Muster von Nehmen und Schmerz existieren, weil sich das Ego, das Prinzip von Getrenntheit und Besonderheit, auf diese Weise zu unseren Lasten behauptet.

Das entspricht jedoch nicht der Absicht des Himmels für uns, und es ist auch nicht unser wahrer Plan, da dies keinen Erfolg für Liebe und Glück mit sich bringen kann. Glück und Fröhlichkeit haben mit Teilen zu tun, nicht mit Nehmen oder Abspaltung. Bitte um das Wunder des Himmels, diese Illusion und alle ihre Wirkungen aufzulösen. Bitte um die Reife, die Partnerschaft im Gefolge hat. Die Liebe des Himmels besteht in dir – jetzt! Erfahre sie und teile sie. Sie ist die Antwort auf alle Probleme.

Lektion 36

Erfolg und Vernachlässigung

Es ging um Erfolg und Vernachlässigung und wie die Vernachlässigung, die wir als Kinder empfunden haben, dazu führte, dass wir bestimmte Aspekte des Geschäftslebens, unserer Beziehungen und unserer eigenen Kinder vernachlässigten.

In manchen Fällen kommt es zu einer Überkompensation und einer extremen Achtsamkeit, wenn wir Vernachlässigung haben aushalten müssen. Das führt dann typischerweise zu Burnout, weil diese Haltung als Abwehrmechanismus gegen die alten schmerzlichen Gefühle eingenommen wird und deshalb kein Empfangen und keine Freude zulässt. Eine solche Überkompensation bringt Aufopferung und Erschöpfung mit sich.

Als wir tiefer in die Materie eindrangen, wurde allen klar, dass Vernachlässigung eine unterbewusste Absicht darstellt, die uns gestattet, getrennt und unabhängig zu sein. Das zeigt sich auch in einem gespaltenen Bewusstsein, das aufgrund eines Mangels an Verbundenheit entsteht. Ein Teil von uns trauert und leidet als Opfer der Vernachlässigung, der andere geheim gehaltene Teil von uns strebt danach, alles nach unserem eigenen Willen zu machen und uns selbst über die anderen zu erheben.

Wir zogen nach der allgemeinen Einführung einen Namen aus der Schale und Harry war unsere Fokusperson. Während ich mit Harry sprach, wurde deutlich, dass er eine Beherrschungs-Unterwerfungs-Verschwörung* hatte. Das heißt, dass er als Opfer von Vernachlässigung oft aus einer unabhängigen und dominanten Position heraus agierte. Allerdings ging er auch mit äußerst dominanten Frauen aus und hatte sich dann in eine unterwürfige Position begeben.

Wir spürten auf, wann die Vernachlässigung begonnen hatte: wenige Wochen nach seiner Geburt. Zu dieser Zeit begann seine Beziehungs-Verschwörung, da sich seine Eltern auch in einer Beherrschungs-Unterwerfungs-Verschwörung befanden, sodass er infolge des Dramas, das sich zwischen ihnen beiden abspielte, keine Aufmerksamkeit erhielt.

Ich fragte Harry, welche Auswirkung diese Beherrschungs-Unterwerfungs-Verschwörung auf sein Sexleben hatte, das – für einen jungen Mann bemerkenswert – so gut wie nicht existierte. Als ich ein paar weitere Fragen zum Thema stellte, fand ich heraus, dass Harry Sex als eine Form von Selbsterniedrigung erlebte. Das war eine Konsequenz der Verschwörung, die sich aus der frühkindlichen Vernachlässigung ergab, zeigte sich aber auch auf einer tieferen Ebene, weil sie mit einem Teufelskreis von Wertlosigkeit und Unabhängigkeit verstrickt war.

Als wir weiter nachforschten, fing Harry an, nach dem Muster zu suchen, das all diesen Geschichten von seinen Eltern und Beziehungen zugrunde lag. In meinen vierzig Jah-

* Der Begriff Verschwörung wurde vom Verfasser für die *Psychologie der Vision* geprägt. So hat er auch ein Kartenset entwickelt, in dem dieser Begriff eine zentrale Rolle spielt. Das englische Wort »Ursprung« kann man zwar auch mit »Schema« übersetzen, was vermutlich für viele LeserInnen, die zum ersten Mal ein Buch dieses Autors lesen, leichter verständlich wäre. Er selbst definiert: »Verschwörungen sind Fallen des Egos, die so gebaut sind, dass es aussieht, als ob es keinen Ausweg mehr gäbe.« (Anm. d. Ü.)

ren als Psychologe und Berater, Therapeut und Coach habe ich herausgefunden, dass alles Negative, das sich in unserem Leben gezeigt hat, deshalb geschehen konnte, weil wir Angst vor der Entfaltung des Positiven hatten. Was negativ war, war schlicht nicht die Wahrheit, da der Himmel oder das Tao einen besseren Plan für uns hatten. Der Plan des Himmels enthielt immer Geschenke, die er uns anbot, damit wir uns aus der jeweiligen Falle befreien konnten.

Harrys Vernachlässigung, die ein paar Wochen nach seiner Geburt begann, wies darauf hin, dass ihm ein Seelenmuster von Unabhängigkeit innewohnte. Als wir tiefer gingen, stellten wir fest, dass die Absicht des Himmels für ihn damit zu tun hatte, dass Harry das Geschenk erhielt, *Risiken eingehen* zu können. Er spürte, dass er auf diesem Gebiet aufgrund seiner Beherrschungs-Unterwerfungs-Verschwörung Hilfe gut gebrauchen könnte. Sie war der Grund dafür, warum er entweder über oder unter seinem Partner stand, ihm aber nicht gleichauf und ebenbürtig begegnete – erst dann jedoch ergibt sich Intimität. Intimität würde auf jeden Fall ein Risiko darstellen, aber ein glückliches und erfolgreiches. Wir fanden auch heraus, dass Harry den Archetyp der *Jungfrau* hatte.

Es war, als ob Harry ein kompletter Neubeginn in seinem Leben angeboten wurde, ein Neuanfang, der ihn nicht wegen seines Kontrollzwangs von anderen abschneiden würde. Als Harry diese Schlüsselmuster in seinem Leben erkannte, fühlte er sich bereit, sich für den Fluss und die echte Entfaltung von innen heraus zu öffnen. Er stellte sich auch vor, sich selbst die *Gabe der Heilung von Sex als Demütigung* zu geben. Das brachte ein Gefühl von Gnade mit sich, die zu *Verzauberung* führte, zu einer neuen Ebene echter Maskulinität, weil er Besonderheit, diese Fälschung von Liebe, und Selbstverherrlichung losgelassen hatte. Sie waren ein Bestandteil seines Lebens gewesen, seit er sich vernachlässigt gefühlt hatte.

Als Nächstes arbeitete ich an Harrys Ödipuskomplex, der mit Ungleichheit und einem Mangel an Verbundenheit bei seinen Eltern begonnen hatte. Ich leitete ihn zu einer Bonding-Übung an – zurückversetzt in die Zeit wenige Wochen nach seiner Geburt –, welche die Ebenbürtigkeit zwischen seinen Eltern wiederherstellte und Möglichkeiten der Nähe und Intimität eröffnete, die ihnen verloren gegangen waren. Da ein Mangel an Bonding das Kernelement in Harrys Ödipusverschwörung war, konnte ich seine Verbundenheit wiederherstellen, die seine Ödipus- und seine Beherrschungs-Unterwerfungs-Verschwörungen heilten.

Harry war zwar einige Zeit hindurch zu meinen Workshops gekommen, aber jetzt spürte er, dass sich endlich eine Chance für neuen Erfolg in Beziehungen und im gesamten Leben aufgetan hatte. Er fühlte die Unerschrockenheit des wahren Männlichen statt der Dissoziation und Dominanz des unechten Männlichen. Er stellte fest, dass er sich endlich bereit dafür fühlte, eine erfolgreiche Beziehung einzugehen.

Lektion 37

Keine Bösewichte

Was wäre, wenn du mit der Einstellung leben würdest, dass es keine Bösewichte gibt? Wenn du das tätest, würden sich die in dir begrabenen Schattengestalten auflösen. Und das ist keine kleine Sache, da sie geheime Speicher von Schuld und Selbsthass sind. Was immer du bisher als etwas Negatives, das in der Außenwelt existiert, betrachtet hast, würdest du nun als etwas erkennen, das sich in deinem Inneren befindet. Diese Einstellung, dass es keine Schurken gibt, würde dazu führen, dass du dir selbst für das vergibst, was du im Außen gesehen hast.

Du würdest erkennen, dass alles außerhalb deiner selbst von dir aus deinem Inneren heraus projiziert wurde. Du würdest dir selbst mehr verzeihen, und es würde dir leid tun, dass du jemand anderen dazu veranlasst hast, etwas auszuleben, das sich in deinem Inneren befand. Deine aufrichtige Entschuldigung würde auf ein tiefes inneres Bedürfnis bei diesen Menschen treffen, sobald sie ausgesprochen ist, und deine Dankbarkeit ihnen gegenüber würde wachsen, weil sie dir etwas gezeigt haben, was du in dir versteckt und was dich zurückgehalten hatte. Indem du ihr Thema erkennst, würdest du dein eigenes realisieren. Wahrnehmung ist ein Spiegel. Dein Bewusstsein zeigt dir laufend, was du über dich selbst denkst und was du von dir selbst hältst, denn es wird dir von der Welt draußen widergespiegelt.

Indem du dich für das Konzept »Keine Bösewichte« entscheidest und dich dabei einschließt, würdest du dich der

Unschuld anvertrauen. Dann würde es keine Schuld mehr geben und niemand müsste irgendwie leiden oder sich irgendwie selbst bestrafen. Deine irrtümlichen Entscheidungen und deren Folgerungen könntest du dem Himmel übergeben, damit er sie auflöst. Die Welt würde eine vollkommene Welt werden, ein Himmel auf Erden. Ohne Schuld gäbe es keine Angst und keine Trennung und es würden Frieden und Harmonie herrschen. Wir wären motiviert, unsere Fehler zu korrigieren, und wir würden es zu schätzen wissen, das zu erlernen, was unsere Unwissenheit heilt. Eine neue Einheit würde entstehen, die alle zusammenbringt und zu Zusammenarbeit und Fülle führt.

Wenn man die Einstellung übernimmt, dass es keine Bösewichte gibt, dann kann das zu einer glücklichen neuen Herausforderung an der Heimatfront werden. Wenn du deinem Partner näher kommst, werden Schuldgefühle, die sich rund um vergrabene Ichvorstellungen dessen, was du an dir verurteilt hast, gebildet haben, als Hindernisse auftauchen. Anstatt dass du mit deinen eigenen Selbstkonzepten klarkommst, projizierst du sie meistens lieber auf deinen Partner bzw. auf deine Partnerin und greifst ihn oder sie deshalb dann an.

Wenn man aber keine Schurken mehr kennt und hat, dann beendet das auch alle Projektionen, auf denen wiederum unsere Wahrnehmung beruht. Unsere gesamte Welt ist auf Projektionen aufgebaut und du und wir alle meinen ständig, dass unser Problem da draußen wäre. Projektionen zu beenden, weil es keine Bösewichte mehr gibt, würden die Welt, so wie wir sie kennen, auflösen und in einen Himmel auf Erden verwandeln. Das Prinzip »Keine Bösewichte« fordert laufend eine erneuerte verbindliche Entscheidung, oder du versinkst im Morast enormer Schuldvorstellungen, die du wie alle anderen auch tief vergraben hast. Jedes Mal, wenn du nicht bereit bist, dich selbst zu verurteilen, befreist du auch alle anderen, und jedes Mal, wenn du nicht bereit bist, einen anderen zu verdammen, befreist du auch dich selbst.

Entscheide dich jeden Abend und jeden Morgen erneut dafür, dass es keine Bösewichte gibt. Suche im Geiste nach denen, die du heute so beurteilt hast. Dazu gehören alle Menschen, denen gegenüber du negative Gefühle gehabt hast oder die dir solche gezeigt haben. Triff eine neue Wahl. Weigere dich, sie zu verurteilen. Segne sie. Vergib ihnen. Weigere dich, dich selbst für ihr Verhalten zu verachten – das wird sie befreien und auch deine versteckte Selbstverurteilung.

Wenn du andere verurteilst, greifst du dich damit nicht nur an und verausgabst dich, sondern du machst dich damit auch verwundbar und angreifbar. Achte auf deinen Ärger und deine Irritationen. Dahinter können sich Nischen von Schuldgefühlen über ähnliche Glaubenssätze deinerseits verbergen, die du in Bezug auf andere hegst. Du hast sie bewertet und abgespalten, aber sie programmieren dich weiterhin und fressen dich auf. Du wirst dich für deine Schuldgefühle bestrafen, ob du sie nun abgespalten hast oder nicht.

Hinter dem Eigensinn und der Sturheit anderer Leute verbirgt sich deine eigene Unnachgiebigkeit. Ihre Abwehr ist dein Widerstand. Ihre Angst vor Veränderung ist deine Furcht vor Wandel. Indem du weder dich selbst noch sie bewertest, befreist du dies alles, und so gelangt ihr alle wieder in den Fluss.

Wenn es keine Schurken gibt, dann werden alle Plakatanschläge »Gesucht: Tot oder lebendig« aus der Welt verschwinden. Tu dir selbst und allen anderen einen Gefallen: Verdamme dich selbst nicht für das, was du in deiner Umwelt siehst.

Lektion 38

Sarahs Geschichte

Sarah war eine attraktive Frau mittleren Alters, die nett und freundlich und für ihre emotionale Großherzigkeit bekannt war. Sie hatte jedoch Probleme mit einem ihrer Arbeitskollegen, mit dem sie hin und wieder sehr eng bei bestimmten Projekten zusammenarbeitete. Arnold hatte schon mehr als einen Monat lang nicht mehr mit ihr geredet. Er fand, dass sie ihn im Stich gelassen hatte und ihm nicht hilfreich beigesprungen war, als er bei einer Besprechung von einer der Chefinnen wegen seiner aufmüpfigen Art gegenüber Kollegen kritisiert worden war. Die Chefin hatte Arnold zwar deutlich und klar mit seinem eigenen Verhalten konfrontiert, aber das war in unpersönlicher und konstruktiver Weise geschehen. Acht andere Kollegen hatten ihr sogar beigepflichtet, als sie Arnolds unprofessionelles Verhalten aufzeigte. Er hatte das jedoch persönlich genommen und später zwar an seinem Feedback gearbeitet, jedoch noch nicht allen emotionalen Müll aufgeräumt. Da stellte es schon einen gewissen Neuanfang dar, als er Sarah, die nicht in seiner Abteilung arbeitete, endlich einen Monat später anrief. Arnold schimpfte immer noch ein bisschen über die Besprechung, aber er begann auch, sein eigenes Verhalten zu überprüfen.

Als Sarah mich anrief, um eine »Maßnahmen-Sitzung« zu vereinbaren, wie sie es nannte, war dies das einzige Thema, das in ihrem Leben nicht rund lief. Sie fürchtete sich beim Gedanken daran, mit Arnold wieder zusammenzuarbeiten, wenn er sich das Feedback, das er von seiner Chefin bekommen hatte, nicht zu Herzen nahm. Sie meinte, es bestünde die Möglichkeit, dass er entweder kündigen oder entlassen würde. Deshalb ermutigte sie ihn einfach, sich seine Emotionen anzusehen, damit er wirklich gute Leistungen würde bringen können, da er sehr talentiert war und einen Aktivposten für das Team darstellte.

Sie hatte Zeit investiert, um mit ihm daran zu arbeiten, und ihn darin bestärkt, in der Firma zu bleiben und dort Erfolg zu haben, aber sie fühlte sich nachher doch irgendwie unzufrieden. Als wir uns damit beschäftigten, entdeckten wir, an welchem Punkt Sarah nicht mehr weiter mit Arnold zusammenarbeiten wollte, wenn er nicht bereit war, sich zu ändern. Wir fanden heraus, dass sie eine Bösewicht-Geschichte laufen hatte. Damit war sie natürlich die Gute. Ich fragte sie, wann diese Geschichte zum ersten Mal aufgetaucht war, und sie sagte: »Als ich acht Jahre alt war, mit meinem Bruder.«

Zu dieser Zeit hatte Sarah eine Geschichte ihres Ego-Plans entwickelt, wonach ihr Bruder der Schurke sein sollte, damit sie ein Engel bleiben und die ganze positive Aufmerksamkeit einheimsen konnte. Sarah sah sich mit einem Teil ihrer selbst direkt konfrontiert, den sie bislang immer verleugnet hatte – ihrer Habgier. Als wir tiefer einstiegen, fanden wir einen Ort, an dem sie sich unzulänglich fühlte; das war, als sie drei Jahre alt war und sich ihr Vater unzulänglich gefühlt hatte, sowohl zu Hause als auch in der Arbeit, und dieses Gefühl auf sie übertragen hatte. Sie stellte auch fest, dass, als ihr Bruder geboren wurde und sie selbst zwei Jahre alt war, sie angefangen hatte, sich mit ihm zu vergleichen und mit ihm zu rivalisieren, und das hatte sich natürlich auf Arnold übertragen.

Diese Einstellung von »Einer gewinnt, der andere verliert« hatte sich Sarah nie selbst eingestanden. Da es Vergleiche ohne Hassgefühle nicht geben kann, befragte ich Sarah über ihren Hass und wie viele sich selbst verabscheuende Persönlichkeitsanteile sie in sich hätte. Sie meinte, dass sie ein Bäckerdutzend, also dreizehn, in sich hatte, die in allen Altersgruppen auftraten, angefangen bei zwei Jahren bis zu ihrem jetzigen Alter. Diese Selbstanteile spürten alle Hass gegenüber jenen Menschen, die mehr zu haben schienen als sie. Das war ein weiterer Schock für die süße liebe Sarah, dass sie diese Aspekte ihrer selbst kompensiert und versteckt hatte.

Sarah konnte erkennen, wie all diese Konkurrenzmuster und die ständigen Vergleiche ihr Leben beeinflusst hatten, und sie war mehr als bereit, das nun loszulassen. So wurde es ihr möglich, jene Persönlichkeitsaspekte von sich selbst zu akzeptieren, ihnen zu vergeben und sie zu integrieren: ihr Gefühl der Minderwertigkeit, ihre Habgier, ihr ständiges Vergleichen, ihre Konkurrenzgefühle und das Gefühl der Schuld, weil sie einst ihren Bruder und heute Arnold zu verdrängen trachtete. Sie ließ dann auch die Geschichte ihres Ego-Plans los.

Als all das abgeschlossen war, erlebte Sarah eine Klarheit und Feinheit, die sie nie zuvor in ihrem ganzen Leben empfunden hatte. Sie fand heraus, dass ihre Gabe im Alter von drei Jahren für ihren Vater in einem Gefühl für Selbstwert bestand und dass das Geschenk des Himmels für ihren Vater, wie es durch sie kam, Glück und Zufriedenheit war.

Sarah war bereit, diese Gaben zu empfangen und sie mit ihrem Vater zu teilen. Im Alter von zwei Jahren war, wie sie herausfand, ihre Seelengabe die Heilung von emotionaler Bedürftigkeit anstelle von Vergleichen und Konkurrenzmustern.

Und das Geschenk des Himmels, um in ihrer Situation und ihrem Bruder zu helfen, war Harmlosigkeit. Sie stellte sich vor, bei der Geburt ihres Bruders dabei zu sein, und sie teilte diese Gaben mit ihm.

Wir untersuchten all die Opfer- und Unabhängigkeitsrollen, die in diesen Zeiten begonnen hatten, und dazu auch die Rollen des verlorenen Kindes, die sie angenommen hatte. Und wir integrierten diese Rollen mit den Abwehrmechanismen und »netten Rollen«, welche sowohl die dunkleren Rollen als auch den Hass und die Habgier verbargen und kompensierten.

Sarah fühlte sich ungeheuer erleichtert. Sie spürte endlich, dass sie sich für ihre Größe öffnen konnte, anstatt in den engen Grenzen zu leben, die durch die netten, süßen Rollen bestimmt wurden, die das kompensiert hatten, was sie als nicht annehmbar empfunden hatte. Das führte dazu, dass Sarah nicht so gut mit Leuten umgehen konnte, die emotional hemmungslos oder bösartig waren. Sie berichtete, dass sie sich so fühlte, als ob ihr eine große Last abgenommen wurde und sie endlich frei war, ganz sie selbst zu sein.

Was als eine relativ ruhige Sitzung für Sarah begonnen hatte, endete mit einem Peng! Sie kam aus einem Gefängnis heraus, obwohl sie noch nicht einmal wusste, dass sie in einem Gefängnis gesteckt hatte.

Lektion 39

Freunde helfen Freunden

Die Welt entwickelt sich weiter. Das Bewusstsein öffnet sich mehr und mehr. Wir sind dabei, allmählich den abgespaltenen, unabhängigen und übertriebenen maskulinen Zustand hinter uns zu lassen. Wir sind dabei, unsere Herzen zu öffnen. Nach Jahrtausenden schätzen wir wieder das Weibliche, ohne das wir nicht empfangen und auch keine Partnerschaft verwirklichen können. Wir erwachen für eine neue Welt jenseits einer ichbestimmten Angst und ohne Konkurrenzmuster, die auf Mangelvorstellungen beruhen. Wir kehren zu einer ebenbürtigen Gegenseitigkeit zurück, die auf Bonding aufbaut. Damit öffnet sich uns ein Weg, in der Welt so zu leben, dass Wohlergehen für alle möglich ist.

Dieser Sprung in die Interdependenz*, die wechselseitige und dabei ebenbürtige und partnerschaftliche Verbindung zwischen Menschen findet statt, weil eine einfache Idee an Wert gewinnt, der jeder zustimmen kann. Es ist das Konzept von »Freunde helfen Freunden«. Wenn wir realisieren, dass jeder unser Freund ist und dass wir dazu aufgerufen sind, mit jedem so umzugehen, wie wir das mit unserem besten Freund tun würden, dann wenden wir uns anderen Menschen mit der-

* Dependenz, Independenz und Interdependenz sind Konzepte der *Psychologie der Vision,* die als Stadien einander folgen und schließlich zu Partnerschaft und Meisterschaft führen. Siehe auch *Es muss einen besseren Weg geben* von Chuck und Lency Spezzano, im Verlag Via Nova, Petersberg. (Anm. d. Ü.)

selben Wärme und demselben Mitgefühl zu, wie wir sie mit unseren guten Freunden teilen würden. Wir werden zu Freunden, die Freunden helfen. Und wenn wir aus ganzem Herzen geben, werden wir zu einem Freund der ganzen Welt.

Bist du bereit, ein Freund, eine Freundin zu werden, die Freunden hilft? Die Welt braucht dich. Mit den Segnungen und Gaben, die du in dir trägst, kannst du heute zu einem Freund für jeden werden, wenn du diese Segnungen und Gaben mit anderen teilst. Das Tao entfaltet und offenbart sich. Jeden Menschen, dem du begegnest, triffst du nicht aufgrund von »Zufall«, sondern mit einem Plan, einem Sinn dahinter. Bist du bereit, dich jedem zuzuwenden, dem du heute begegnest? Deine Freunde brauchen dich – und du brauchst deine Freunde.

Entscheide dich von Neuem, geh Verbindlichkeit ein, jeden Tag wieder, indem du ein Freund bist, der Freunden hilft. Auf diese Weise wird die Welt auf eine neue Ebene gelangen wie mit einem Sprung. Kooperation ist die neue Ethik, die sich in der Wirtschaft entwickelt. Die Wirtschaft wird sich künftig auf Freundschaft und Gemeinschaft gründen, weil gemeinsame Interessen und gegenseitiger Nutzen erkannt werden.

»Freunde helfen Freunden« wird die Welt verändern. Als ein Freund, eine Freundin des Großen Freundes wirst du die Welt verändern. Das wird das Bewusstsein und jeden Bereich des Lebens transformieren und besonders deine Beziehungen. Entscheide dich, ein Freund zu sein, der Freunden hilft.

Lektion 40

Innere Mauern, Mauern zwischen euch

Unser Bewusstsein ist in mehr Stücke zersplittert als ein Spiegel, der mehrfach zerschmettert wurde. Und das ist auch ein größeres Unglück, weil jedes Teil unseres Bewusstseins sein eigenes Ziel verfolgt, seinen eigenen Zweck und seine eigenen Glaubensmuster besitzt, die nicht mit denen anderer Bewusstseinsanteile übereinstimmen oder sogar mit ihnen im Clinch liegen. Jede Aufspaltung des Geistes ist ein Ort, an dem wir uns selbst gespalten und nicht integriert erleben. Jedes Stück dieser Zersplitterung bildet tatsächlich eine Mauer in unserem Bewusstsein. Je größer und höher die Mauer ist, desto weniger Bewusstheit und Mitgefühl besitzt dieser Anteil für die anderen Anteile und für andere Menschen. Es braucht eine neue Wahl, eine bewusste neue Entscheidung, wenn unser Geist zersplittert ist – und solche Alternativen gibt es auch.

Je mehr Liebe und Erfolg eine Person hat, desto vereinigter ist ihr Geist. Je mehr Mauern sich in unserem Bewusstsein finden, desto mehr Mauern gibt es zwischen uns und denen, die wir lieben, sowie zwischen uns und dem Erfolg. Diese Mauern können sich jederzeit bemerkbar machen, da sie ja in uns selbst existieren, obwohl wir sie meistens nicht wahrnehmen, solange wir in der Liebe zu den Menschen um uns herum wachsen. Ab und an versucht das Ego Heilung, Wachstum und Nähe abzubremsen, indem es diese schon bestehenden Mauern aufstellt. Sie sind aus Schmerz und Konflikten, Bewertungen und Schuldgefühlen fabriziert und aus einem Gefühl der Unzulänglichkeit entstanden.

Je mehr wir drängen, uns mit unserem Partner zu vereinigen oder mit einem anderen Menschen eins zu werden, desto akuter wird die Getrenntheit und der in ihr steckende Schmerz. Wenn wir jedoch die Mauer der Trennung durchbrochen haben, um uns mit unserem Partner zu vereinigen, dann erfahren wir Frieden und Partnerschaft. Die Liebe ist gewachsen und wir beide spüren uns besser selbst und sind mehr mit dem anderen verbunden.

ÜBUNG Die folgende Übung kann man auf zweierlei Weise durchführen. Du kannst dir zuerst die Mauer zwischen dir und deinem Partner ansehen. Wenn du bereits in einem sehr verbundenen Zustand bist, kannst du mit der nächsten Mauer arbeiten, die an die Oberfläche kommt.

Die Spaltung in deinem Bewusstsein, die zur jetzt bestehenden Mauer zwischen dir und deinem Partner geführt hat, entstand wahrscheinlich im Alter von .... Jahren.
Wenn du noch wüsstest, wer damals mit dabei war, dann war es wahrscheinlich ....
Wenn du wüsstest, was damals geschehen ist, dann war das vermutlich ....
Wenn du wüsstest, wie viele Mauern damals in deinem Bewusstsein zu entstehen begannen, dann waren das wahrscheinlich ....
Wenn du wüsstest, welche Wirkungen diese Mauern auf dein Leben ausgeübt haben, dann waren das vermutlich ....

Was du glaubtest, gewinnen zu können aufgrund des Ereignisses, das den Aufbau dieser Mauern auslöste, war wahrscheinlich ....

Hat dich das glücklich gemacht?

Falls nicht, kannst du dich jetzt neu entscheiden und neu auswählen.

Geh zurück in die Situation und vergib jedem Beteiligten und auch dir selbst, der Situation und Gott.

Wie viele Mauern sind jetzt da, sofern du es weißt? ....

Wiederhole die Vergebungsübung und frage erneut, wie viele Mauern nun noch bestehen, solltest du das wissen: ....

Frage, welche eigene Seelengabe, welches Geschenk des Himmels, welchen Teil deiner Lebensaufgabe und deiner Bestimmung du jetzt aufgerufen wirst anzunehmen.

Vergib wiederum jedem Beteiligten und der Situation.

Frage, wie viele Mauern jetzt noch bestehen, falls es noch welche gibt: ......

Bitte darum, dass alle Teile deines Bewusstseins, die noch nicht wieder eins geworden sind, jetzt verschmelzen mit der Situation, die zu den Mauern geführt hatte. Bitte darum, dass alle Teile deines Geistes und die Mauern zwischen dir und deinem Partner jetzt zu einer neuen Ganzheit verschmolzen werden, damit eine neue Ebene von Liebe und Vereinigung zwischen dir und deinem Partner erreicht wird.

Diese Übung kannst du mit jedem Menschen durchführen, mit dem du in Konflikt stehst, um die Mauern, die aus Konflikten bestehen, abzuschmelzen.

Lektion 41

Beherrschungsfantasien

Eine Fantasie ist eine Verteidigung des Egos; sie fördert eher Trennung als Liebe. Eine Fantasie ist der Versuch, ein Bedürfnis zu stillen, etwas, das in unserem Leben oder in unserer Beziehung fehlt. Wir stellen uns etwas vor, von dem wir meinen, es würde dieses Bedürfnis erfüllen. Wenn das Bild, die Vorstellung, in unserem Geist besteht, dann sendet es uns die Botschaft, dass wir haben, was wir brauchen. Denn ob wir nun etwas in unserem Leben real besitzen oder es uns nur vorstellen, ist beides doch nur ein geistiges Bild. Wenn wir also die ganze Zeit fantasieren, dann blockiert das unser Empfangen.

Eine Fantasie hat den gleichen destruktiven Effekt wie eine Erwartung: Beide geben uns nicht viel Befriedigung, wenn wir sie haben. Wir wechseln die Fantasie, wenn sie uns nicht befriedigt, so wie wir ja auch unsere Forderungen erhöhen, wenn eine Erwartung erfüllt wird. Es wird nie genug sein, weil wir nicht empfangen können. Deshalb kann dauerhaft konsumierte Pornografie auf eine Beziehung sehr schädlich wirken. Sie kann uns zwar erregen, aber meistens führt sie nicht dazu, dass wir mit unserem Partner wirklich eins werden, was erst eine echte Erfüllung mit sich bringen würde.

Fantasien sind zwar etwas ganz Natürliches, da ja der größte Teil von Erfahrungen in unserer Vorstellung abläuft, aber sie können gegen unsere Beziehung arbeiten. Fantasien können uns davon abhalten, den nächsten Schritt in Richtung Nähe zu machen, oder uns zum Beispiel veranlassen, an einem alten Partner festzuhalten. An einem alten Partner festzuhalten ist eine Art von Fantasie, die uns darin beeinträchtigen kann, für unseren jetzigen Partner bzw. unsere jetzige Partnerin offen zu sein, und uns beeinflusst, wie tief wir uns auf ihn oder sie jetzt einlassen.

Eine Beherrschungsfantasie hat dieselbe Wirkung wie ein Zweifel. Sie wirkt zerstörerisch für unsere Beziehung. Dominanz ist ein Versuch, die Kontrolle zu übernehmen und in allem das Sagen zu haben. Aber so toll, wie das aussieht, ist es gar nicht, weil wir weder Ebenbürtigkeit noch Nähe spüren. Und nur diese Aspekte geben auf längere Sicht Erfüllung. Sie erlauben uns, Verbundenheit zu erfahren, zu empfangen und zu genießen.

Beherrschung will auf Nummer sicher gehen und nährt unsere egoistische Besonderheit statt unsere Beziehung. Dominanz strebt danach, der Sieger im Wettbewerb oder im Machtkampf in unserer Beziehung zu sein. Das sind alles Schritte bzw. Phasen, die wir durchlaufen müssen, um Partnerschaft zu erreichen. Wenn wir etwas haben wollen, was unseren Maßstäben und Anforderungen entspricht, dann stärkt das unser Ego, bringt uns aber keine Liebe.

Fluss und größerer Erfolg entstehen durch Partnerschaft und Gegenseitigkeit. Die Angst, die den Versuch erst angestoßen hat, zu beherrschen, wird durch Dominanz nur noch größer. Denn erst unsere Gefühle von Furcht, Bedürftigkeit und Unzulänglichkeit führen zur Kompensation durch Beherrschungsfantasien. Solche Fantasien können Auseinandersetzungen in einer Beziehung auslösen. *Wenn du Beherrschungsfantasien hegst, dann öffnest du dich dafür, selbst beherrscht zu werden.*

Ich erinnere mich, als ich mit einer Frau zum ersten Mal ausging, dass sie aus heiterem Himmel sagte: »Ich kenne dich. Ich weiß, was Männer wie dich ausmacht. Ich habe schon größere Männer als dich erledigt.«

Ich musste zweimal hinhören, weil es kaum zu glauben war, was sie gerade gesagt hatte. Ich antwortete: »Du darfst das ja glauben, wenn du möchtest, aber so bin ich nicht. Ich lasse mich nicht auf solche Spielchen ein.«

Mit ihren Versuchen, mich zu beherrschen, landete sie rasch in einer abhängigen Position. Das ist nicht die beste Voraussetzung, um eine Beziehung aufzubauen. Beherrschungsfantasien können schnell genug zu Unterwerfung führen. Das habe ich bei einer Reihe meiner Klienten beobachtet. Aber selbst wenn ein Partner möchte, dass wir oben stehen, ist das unbefriedigend und bringt uns nicht den Reichtum von *Joining,* von Einswerden, was eine Beziehung wirklich erfüllend macht.

Erst in der Partnerschaft mit meiner Frau lernte ich Wege kennen, um eine Beziehung ebenbürtig zu gestalten, wenn wir auf die Stufe von Unabhängigkeit und Dominanz abgerutscht waren.

Jede Beziehung durchläuft diesen Balanceakt, um die Phase des Machtkampfs zu überwinden. Auf subtilere Weise wiederholt sich das während der Phase von Leblosigkeit und Abgestumpftheit. Partnerschaft und süße Nähe bestehen allerdings nur dann, wenn wir ausgewogen sind und wenn es eine Selbstverpflichtung und Verbindlichkeit zur Ebenbürtigkeit gibt. Dann wächst die Liebe.

Bonding in unseren Beziehungen, also innige Verbindung, wirkt heilsam innerhalb und außerhalb der Beziehung und vermag viele zusätzliche Probleme zu klären. *Joining,* das Einswerden mit unserem Partner, bringt jedes Mal Erfolg mit sich, wenn wir eins werden, und lässt uns einen weiteren Schritt vorwärts in Richtung Erfolg machen. Joining heilt und vermittelt Sinn. Es kann einen mystischen Augenblick auslösen, in dem sich die Ewigkeit öffnet und wir Einssein erfahren. Der *Kurs in Wundern* nennt das einen »heiligen Moment« und darauf sollten wir uns hinbewegen, weil das *die Richtung von Liebe und erfolgreichen Beziehungen* angibt. Unser Bewusstsein wird ganz und unsere Beziehung wird noch ganzheitlicher, wenn wir mit dem Partner eins werden. Darum geht es beim Thema »Zwei Herzen im Einklang«, es ist die »Treppe zum Himmel«.

ÜBUNG Beherrschungsfantasien können vielleicht auf unterbewussten Schichten versteckt sein.
Frage dich deshalb, wenn du es wüsstest, wie viele Beherrschungsfantasien du hast? Wahrscheinlich sind es ....
Wenn dir zwei Zahlen in den Sinn kommen, bedeutet das, dass du Informationen von zwei Ebenen des Bewusstseins bekommst – von der Schicht, an der du gerade arbeitest, und einer anderen, die du jetzt neu öffnest.
Bitte dein höheres Bewusstsein, dass alle diese Fantasien durch eine neue Art von Ganzheitlichkeit ersetzt werden, die auf natürliche Weise nach einer tieferen Verbundenheit und größerer Freude mit deinem Partner strebt.

Lektion 42

Rollen und Unwürdigkeit

Rollen, wie zum Beispiel die Rolle, gut zu sein, hart zu arbeiten, sich aufzuopfern und so fort, dienen dazu, Gefühle der Unzulänglichkeit zu kompensieren, die aus verlorenem Bonding stammen. Unabhängige Rollen dienen dazu, vor abgespaltenen Gefühlen der Unwürdigkeit davonzulaufen. Opferrollen sollen ebenfalls Gefühle der Minderwertigkeit »abzahlen«. Doch machen alle Rollen die Probleme nur noch schlimmer. Sie funktionieren nicht als Abwehrmechanismus und sie führen auch nicht zu einer Belohnung, weil sie eben nur eine Rolle darstellen und kein echtes Geben sind. Früher oder später verstärken sie das Gefühl der Unzulänglichkeit umso mehr.

Du kannst sicher davon ausgehen, dass es sich um eine Rolle handelt, wenn es Gefühle von Abgestumpftheit und Leblosigkeit gibt, einen Mangel an Anerkennung und Regeneration, das Gefühl festzustecken oder das Gefühl, alles immer alleine machen zu müssen. Jede Rolle wurzelt in Unwürdigkeit, und diese Unwürdigkeit wird von unterbewussten Versagensängsten und Schuldgefühlen genährt. Deshalb führt jede Rolle, die scheinbar dazu dienen soll, sich vor Unwürdigkeit zu schützen, dazu, dass sich die Gefühle von Unzulänglichkeit im Inneren nur verstecken, sie gibt weder Wertschätzung noch empfängt sie sie – also gibt es keine Entlastung.

Deine Rollen laugen dich aus, weil sie nichts empfangen. Sie sind nur Rezepte und Masken und nicht authentisch. Rollen beginnen meistens während der Kindheit, um das Leid zu ersticken, wenn eine Familie verletzt wurde, aber die Entscheidung, dich für die Familie zu opfern, hat ihr Ziel nicht erreichen können. Nur Vergebung, Geben oder irgendetwas, das dich wieder in innige Verbundenheit gelangen lässt, das verlorenes Bonding erneuert, wird funktionieren.

Jede Rolle ist in Wahrheit ein Opfer, weil sie Empfangen imitiert, aber dir nicht gestattet, dich selbst ganz zu geben oder aus ganzem Herzen zu geben. Eine Rolle kann nichts empfangen, was jedoch ein natürlicher Bestandteil von Geben ist. Alles, was von einer Rolle zurückkommt, geht nicht an dich, sondern fließt in den Abwehrmechanismus ein, den die Rolle darstellt.

Rollen sind heimtückisch, so wie Aufopferung auch. Rollen führen zu Müdigkeit, Erschöpfung und dem Gefühl, alt und verbraucht zu sein. In typischen Fällen fangen sie mit einer Bewertung der Eltern an, die es einfach nicht richtig gemacht haben, oder mit dem Wunsch, einen Angehörigen aus einer bestimmten Notlage zu retten. In der Folge gehen wir allerdings aus unserer Mitte heraus und verlieren unsere Verbundenheit, was beides unseren Ort der Kraft bildet.

Das alles passiert an der Oberfläche einer Rolle. Du verlierst dabei jedoch auch einen Teil deiner selbst. Dieser Teil macht sich deutlich bemerkbar in Bezug auf Erfolg und Nähe. Da dir ein Teil fehlt, fühlst du dich nicht so gut mit dir selbst. Du handelst aufgrund eines Rezepts und nicht authentisch. Da du einen großen Teil deiner selbst verloren hast, magst du dich selbst weniger gern und traust dir auch nicht zu, spontan handeln zu können.

Achte auf jegliche Symptome von Schalheit, Mattigkeit, Leblosigkeit. Wenn du so etwas erlebst, dann ist es höchste

Zeit, dass du wieder einlädst und willkommen heißt, was du von dir selbst verloren hast, und dass du dich *entscheidest,* etwas zu tun, weil du es tun *möchtest.* Das funktioniert viel besser für dich, als wenn du etwas tust, weil du meinst, du *solltest* es tun. Rollen zerstören die Lebensfreude, die ganz natürlich aufgrund von Bonding entsteht.

Rollen geben dir das Gefühl, dass du dich *fast* wohlfühlst. Du bist *fast* erfolgreich, du spürst *fast* Intimität, du bist *fast* im Fluss, du erlebst *fast* Menschen und die Natur auf einer tieferen, süßeren Ebene. Du führst »fast ein Leben«. Rollen veranlassen dich, dass du dich im unheiligen Namen des Egos selbst verbrauchst.

ÜBUNG Jetzt ist die Zeit gekommen, dass du dein höheres Bewusstsein beauftragst, alle deine Rollen zu integrieren, nicht nur jene, die Unwürdigkeit enthalten, sondern auch solche, die Versagen und Schuldgefühle verbergen, damit du wieder zu einer größeren Ganzheit gelangst. Integration führt zu Frieden und größerer Wahrheit. Lege die Panzerrüstungen von Rollen ab und erlaube dir, eine neue Ebene von Integrität und Leichtigkeit zu erkennen. Entscheide dich für die Leichtigkeit von Bonding. Verpflichte dich der Wahrheit über dich selbst, und du wirst feststellen, dass du dich selbst auch mehr magst.

Beauftrage dein höheres Bewusstsein, deine Rollen mit den Ödipusmustern, die sie verbergen, zu integrieren. Bitte dein höheres Bewusstsein um die vollständige Integration einschließlich aller Konkurrenzmuster. Bitte dein höheres Bewusstsein, in diese neue Ganzheit deine Angst, weiter voranzukommen, zu integrieren.

Du kannst darum bitten, dass diese neue Ganzheit mit deinem Unbewussten verbunden wird und das wiederum mit deinem höheren Bewusstsein. Dein höheres Bewusstsein weiß, wie man das macht; seine Funktion besteht darin, dich zu heilen und dir deine Antworten zu geben, wenn du dafür bereit bist. Vertraue auf deine Offenheit und Bereitschaft und auf die Macht des höheren Bewusstseins, dich zu befreien, und übergib die Heilung, die du brauchst, an dein höheres Bewusstsein, um sie zu vollenden.

Lektion 43

A Hard Row to »Ho«

Ich bin dabei, ein ernstes und wichtiges Thema zu behandeln, und deshalb bitte ich um Verständnis, wenn ich etwas flippig anfange. Da dieses Buch vermutlich zuerst die Leser und Leserinnen in den deutschsprachigen Ländern erreichen wird, möchte ich erst einmal die Überschrift erklären. »*A hard row to hoe*« ist ein idiomatischer Spruch, der wörtlich »eine Furche, die schwer zu hacken ist« bedeutet und auf einen Menschen angewandt wird, der Schwierigkeiten durchmacht. Es ist also ein alter Ausdruck aus dem Bauernstand, als man noch mit der Hacke in der Hand Unkraut entfernte, den Boden auflockerte und einer Furche von Feldfrüchten mehr Luft zuführte. In meinem Wortspiel tausche ich *hoe,* die Hacke, gegen *ho,* Slang für »Hure« oder »Schlampe«.

Ich führe hier einen Aspekt des Ödipuskomplexes ein, den ich Ödipusverschwörung nenne. Dabei handelt es sich um ein unterbewusstes Muster, welches einen wichtigen Schlüssel dafür darstellt, ob deine Beziehung erfolgreich ist oder in lebloser Abgestumpftheit, in Streitereien oder Affären aufgrund einer Furcht vor Intimität gefangen ist.

Die Ödipusverschwörung ist eine der besten Fallen, die das Ego aufgestellt hat, um Liebe zu blockieren, da Liebe dem Bedürfnis des Egos nach Getrenntheit und Unabhängigkeit abträglich ist. Der Mangel an inniger Verbundenheit und die Konkurrenzmuster, welche die Ödipusverschwörung erzeugen, werden von Generation zu Generation weitergegeben. Unsere

Eltern haben dieses Erbe schon mitgebracht, als sie sich zum ersten Mal begegneten.

Eine der Wirkungen, die ein Mangel an Bonding in einer Familie nach sich zieht, neben dem Wettbewerb um Liebe und Aufmerksamkeit, ist, dass Liebe und Sexualität voneinander getrennt werden. In einer verbundenen Familie ist Sexualität ein ganz natürlicher Bestandteil der Liebe. Wenn sie getrennt werden, entsteht nicht nur eine Konkurrenz um Liebe und Zuwendung, sondern man muss auch mit einer Menge an sexueller Energie irgendwie klarkommen. Diese sexuelle Energie wird dann entweder auf missbräuchliche Weise ausgedrückt oder verdrängt; sie wird entweder in das Reich der Fantasie abgedrängt oder es kommt zum Inzest. Aber auch auf der Ebene von Fantasie gibt es Schuldgefühle.

Infolge der Ödipusverschwörung sehnt sich der Sohn dann nach der Mutter, um zwei entgegengesetzte Arten von Bedürfnissen zu stillen. Er möchte, dass sie eine keusche, liebende und nährende Mama ist, und er möchte, dass sie sich ihm gegenüber sexuell verhält. Das baut einen unmöglichen Konflikt auf.

Sein Mangel an Verbundenheit hat bei ihm eine geistige Aufspaltung bewirkt und der sexuelle, weniger annehmbare Teil seines Bewusstseins wird verdrängt und meistens gut versteckt. Diese Spaltung spiegelt sich später in seiner Beziehung mit einer erwachsenen Partnerin wider, zumindest solange es nicht zu Bewusstheit und Bonding kommt.

Liebe stellt Verbundenheit wieder her, damit es keine geistige Spaltung mehr gibt, die das Madonna-Hure-Syndrom hervorruft. Das zeigt sich, wenn du zum Beispiel möchtest, dass deine Frau eine Madonnengestalt ist, während du nach draußen gehst, um schmutzigen Sex mit Huren zu haben oder mit anderen Frauen außerhalb deiner Ehe. Das kann dazu führen, dass du ihr gegensätzliche Botschaften signalisierst, wie sie als Frau sein sollte.

Männer bringen diese unmöglichen Erwartungen in ihre Beziehungen ein. Sie wollen, dass ihre Partnerinnen sexy sind, und sind sich zugleich meistens nicht bewusst, dass ein Teil von ihnen möchte, dass ihre Ehefrau oder Freundin keusch ist.

Frauen bekommen es andererseits mit der Angst zu tun, wenn sie ihre sexuelle Natur ausleben, und meinen, sie würden dann »zu wild«, oder befürchten, eine Schlampe zu sein. Sie spüren die Erwartung ihres Partners, der sie sich sexy und als eine Madonnengestalt wünscht. Gesellschaftsmuster, die auf Familienmustern beruhen, weisen diese polarisierte Sichtweise und die damit unmöglichen Erwartungen an Frauen auf – sie sollen sowohl sexy als auch keusch sein. Es ist eine *hard row to »ho«* für Frauen. Und Männer sind dauernd unzufrieden. Wenn ihr Bedürfnis nach Sex befriedigt wird und eine Frau ganz in ihrer Sexualität aufgeht, kann das ihrem Mann Furcht einflößen. Ich habe gehört, wie Frauen sich darüber unterhalten haben, dass sie Angst hätten, eine solche Art von Sexualität mit ihren Ehemännern zu teilen, aus Sorge, dann abgeurteilt zu werden.

Eine Frau, die dieses Thema für sich gelöst hat, wird einen sexuell attraktiven Mann haben, der sich verbindlich für sie entschieden hat. Wenn ein Mann dieses Thema in sich geheilt hat, gibt seine Liebe seiner Partnerin die Möglichkeit, Liebe in all ihren Formen auszuleben. Das Maß, in dem einer der beiden Partner unerfüllt ist, zeigt das Maß an, wie sehr für beide Partner die ödipale Spaltung eine Rolle spielt.

Geschlechtskrankheiten stellen eine andere Form von sexuellen Schuldgefühlen dar und sind ein Angriff auf sich selbst, weil man den beiden gegensätzlichen Normen nicht gerecht wird.

ÜBUNG Achte auf solche Symptome in einer Beziehung, weil sie ein Anzeichen dafür sind, dass die Ödipusverschwörung arbeitet. Sprich mit deinem Partner, mit deiner Partnerin darüber, sobald dir das auffällt. Bewusste Wahrnehmung kann dich Schicht für Schicht von der Ödipusverschwörung befreien. Zuwendung und die verbindliche Entscheidung für deinen Partner, anstelle von Bewertungen und Verurteilungen, können dich durch dieses ganze Stadium des Ödipusthemas hindurchführen, wenn eine Schicht nach der anderen in deiner Beziehung hochkommt – und das wird es. So kannst du es jedoch heilen. Deine Verbindlichkeit für den Partner heilt deine geistige Spaltung und wird euch beide auf eine neue Ebene von Partnerschaft bringen.
Frage dich, wie viele Schichten reicht diese Spaltung zwischen Madonna und Hure in dir hinab? ...... Bitte dein höheres Bewusstsein, all diese Schichten zu integrieren.
Frage dich, wie viele Schichten dieser Konflikt in deinem Partner, deiner Partnerin, hinabreicht? ...... Dann bitte dein höheres Bewusstsein, all diese Schichten zu integrieren.
Danach entscheide dich verbindlich für deinen Partner, deine Partnerin. Entscheide dich für dein Liebesleben. Sei bereit für die nächste Ebene von Sex und Intimität in deiner Beziehung.
Rette dich selbst und deinen Partner vor einer *hard row to »ho«*.

Lektion 44

Die Wiederherstellung von Staunen

Um das Staunen in unserem Leben und in unseren Beziehungen wieder zu erneuern, müssten wir uns verändern. Das ist keine Verwandlung zu etwas anderem hin, sondern eine Erneuerung auf einer hohen Ebene von Erfahrung und dem, was für unsere Natur wesentlich ist. Wir haben an die Stelle von Staunen und Liebe Ichvorstellungen bzw. Selbstkonzepte gesetzt. Diese Selbstkonzepte wurden zum Ego. Es stehen Worte zwischen uns und unserer Erfahrung. Staunen ist die Beseitigung dieser Worte durch Bewusstheit oder Heilung, damit wir direkte Erfahrung erleben statt einer Wand von Worten, um unsere Erfahrung zu beschreiben.

Daraus entsteht die Freude des Staunens. Das Ego, das aus Worten gemacht ist, um unsere Ichvorstellungen zu beschreiben, hat eine Mauer aufgebaut. Wir wollen lieber eine Pfütze als ein Meer sein. Das Ego hat uns getäuscht. Wir denken, wir seien das Ego, wir seien unsere Ideen von uns selbst, die auf einen Körper wie ein Etikett geklebt werden. Sobald wir uns auf das Ego einlassen und ihm Energie geben, sozusagen ins Ego »investieren«, führt es uns dazu, anzugreifen und zu verteidigen, um sich selbst zu schützen.

Das Fundament des Egos ist Angriff und Eigenangriff. Und wir werden immer für das kämpfen und das verteidigen, was wir selbst gemacht haben, weil uns das viel wert ist. Unser größtes unbewusstes Idol ist das Idol der Selbstkonzepte und Ichvorstellungen.

So hat Gott uns allerdings nicht erschaffen. Er hat uns als Liebe erschaffen. Anders gesagt: Liebe hat uns als Liebe gemacht. Spirit hat uns als Spirit gemacht. Licht hat uns als Licht gemacht. Wenn wir unsere Unbegrenztheit mit Selbstkonzepten verdecken, haben wir unser Staunen verloren. Wenn der Verstand aufhört, beginnt das Staunen. Wir werden überwältigt und schweigen. Schönheit oder Visionen können das für uns bewirken.

Die Zentriertheit des stillen Geistes gestattet uns, dass wir uns für das Staunen öffnen. Denn mit einem stillen Geist sind wir offen für die Göttliche Gegenwart. Die immer versucht, mit ihren verlorenen Kindern zu kommunizieren. Sie haben sie von dieser Kommunion getrennt und kommunizieren nur selten dort, wo Wunder und Staunen miteinander geteilt werden könnten. Staunen ergibt sich, wenn wir uns für das Göttliche öffnen. Wir sind sprachlos und erwachen. Unsere Mauern brechen zusammen, und wir erfahren den Geliebten oder die Geliebte und machen die Erfahrung, dass wir ganz und gar geliebt werden. Wunder und Staunen hören nie auf.

Auf der anderen Seite haben wir uns Ichvorstellungen ausgedacht, die wie ein Programm im Computer funktionieren. Stell dir vor, dass du Zigmillionen von Selbstkonzepten hast, die sich alle darum reißen, deinen Computer zu steuern, und die davon überzeugt sind, allein und selbst am besten zu wissen, was dich glücklich macht, wenn du nur ihren Anweisungen folgst. Diese Ichvorstellungen geraten selbstverständlich in Auseinandersetzungen. Wenn wir den innerlichen Konflikt nicht mehr aushalten können, dann projizieren wir die Selbstkonzepte, die am wenigsten deutlich sind, nach außen und streiten uns mit der Person, auf die wir sie projiziert haben. Unsere Selbstkonzepte sind Bewusstseinsspaltungen, die wir nach außen projiziert haben, um eine Welt zu erschaffen, die wir als Widerspiegelung unserer selbst wahrnehmen.

Äußere Streitigkeiten und innere Konflikte erzeugen Angst. Auf einer bestimmten Ebene ist jede Angst eine Furcht vor Liebe. Und es ist die Liebe, die Staunen möglich macht. Alle Selbstkonzepte, die wir aufgebaut haben, sind wie eng verknüpfte Maschen, die wir um uns und über uns tragen und ansammeln, bis wir uns ganz gegen Liebe und Staunen eingemummt haben.

Das Ego hat keinen Ansporn, sich um Liebe und Staunen zu bemühen, weil es weiß, dass beides uns Schicht um Schicht von Ego-Vorstellungen befreien würde, dass Liebe und Staunen uns erneuern und den Abschied vom Ego durch Lebensfreude mit sich bringen würden.

Jedes Selbstkonzept beruht auf dem, was uns von unserem *Sein* abspaltet und von anderen Ichvorstellungen, die schon in uns sind. Diese Spaltungen enthalten Schuld, Bewertung, Angst und andere schmerzliche Emotionen. Sie erzeugen eine Furcht vor Liebe, die eine Angst vor uns selbst ist, und es hat die Wirkung, das Staunen zu blockieren. Wenn wir Urteile aufgeben und zu Segnungen zurückkehren, erleben wir die Öffnung für Schönheit und Geheimnis, da die Bezogenheit wächst. Das führt zu Staunen.

Eine weitere Blockade für Staunen stellen Verwünschungen dar. Oft passiert das auf einer unbewussten Ebene, aber manchmal wird es auch offensichtlich, wenn wir zum Beispiel Sachen sagen wie: »Verdammt!«, »Fuck you!«, »Fahr zur Hölle« oder

»Dich soll der Schlag treffen«. Fluchen geschieht, wenn wir einem anderen Menschen etwas Schlechtes wünschen. Es gibt in Asien immer noch Orte, an denen ich rituelle Verwünschungen von einer Person oder einer Familie auflösen musste.

Dasselbe gilt, wenn wir Dinge sagen wie »Scheiß drauf« oder »Fuck me« oder »Zum Teufel noch mal!«, »Verflixt noch mal« oder im katholischen Bayern auch »Sackl Zement«, eine Abmilderung von »Sakrament« (weil die Religion ja Flüche eigentlich verbietet, zumal, wenn sie Gott oder heilige Dinge betreffen). Auch wenn wir so etwas sagen, weil wir überrascht werden, frustriert oder entsetzt sind, kann sich das gegen dich richten. Wenn du andere auf diese Weise angreifst, bist du offen dafür, auf die gleiche Weise angegriffen zu werden. Willst du Staunen wirklich zugunsten von Eigenangriff aufgeben? Das sieht nach einem sehr schlechten Tausch aus.

Wenn du wüsstest, wie häufig du dich selbst verwünscht hast, dann waren das wahrscheinlich ...... Male.

Wenn du wüsstest, wie häufig du andere Menschen verflucht hast, die dir nahestehen, dann waren das ungefähr ...... Male.

Wenn du wüsstest, wie oft du Flüche gegen alle anderen Menschen ganz allgemein ausgestoßen hast, dann waren das vermutlich ...... Male.

Wenn du wüsstest, wie oft du das Leben und Gott verflucht hast, dann sind das etwa ...... Male gewesen.

Wenn du wüsstest, auf welche Weise diese Verwünschungen dich beeinflusst haben, dann ist das durch ......

Wenn du keine Lust mehr auf das hast, was in der Vergangenheit passiert ist, dann solltest du aufhören, in Flüche zu investieren. Du kannst alle deine Verwünschungen dem höheren

Bewusstsein übergeben, damit es sie auflöst und sie sogar in Segnungen verwandelt.

Flüche oder Verwünschungen sind gegen all die Menschen losgelassen worden, die auf der Ebene des Alltagsbewusstseins gegen dich gewirkt haben. Du wolltest von der unterbewussten und von der unbewussten Ebene her, dass sie sich so verhalten, weil damit ein bestimmter Vorteil, eine Entlohnung vonseiten deines Egos verbunden war. Auf einer unbewussten Ebene haben sie auch einige deiner versteckten Ichvorstellungen dargestellt.

Diese Selbstkonzepte, die von anderen ausagiert werden und die in deinem Geist verborgen sind, werden ein zweites Mal verdammt, indem du sie verwünschst. Das erste Mal, als sie verurteilt und aus der Ganzheit und dem Staunen in deinem Geist abgespalten und nach außen projiziert wurden, damit sie als getrennt von dir selbst erscheinen konnten. Das erlaubt dir, dich auf der bewussten Ebene besser mit dir selbst zu fühlen, obwohl auf einer tieferen Ebene ein Morast an Schuldgefühlen liegt. Das verstärkt dann den Teufelskreis von Aggression und Schuld in deinem eigenen Bewusstsein und zwischen dir und anderen.

Du könntest das Ganze mitsamt der Angst, die dadurch erzeugt wird, loslassen und dich als das erkennen, wie Gott dich sieht: als Liebe! Der gesamte Rest sind Selbstkonzepte, die dich in Furcht, Schuld und Leid festgehalten haben. Diese Konzepte sind gegen den Willen Gottes entstanden, aber sie sind uns wert und teuer, weil wir sie fabriziert haben, trotz der Angst, des Schmerzes und der Schuldgefühle, die an ihnen haften.

Wir könnten aufhören, uns vor Liebe zu fürchten, und davor, wer wir wirklich sind. Wir könnten stattdessen Liebe einladen und willkommen heißen. Ist es denn nicht das, was wir wirklich möchten – ein Leben voller Liebe und Staunen?

Gib den ganzen Rest auf; er funktioniert nicht und dient dir nicht. Du kannst stattdessen Liebe und Frieden haben. Du kannst zum Staunen zurückkehren. Voller Staunen zu sein bedeutet, zu lieben und in deinen Partner verliebt zu sein. Jedes Mal, wenn das geschieht, ist eine der projizierten Mauern zwischen euch und der Liebe in sich zusammengefallen und eure Beziehung wird in der Folge erblühen. Möchtest du lieber dein Ego oder eine glückliche, strahlende Beziehung?

Lektion 45

Der Verlust des Staunens

Es gibt eine Falle, die – wenn wir in sie hineintappen – uns für den Rest unserer Tage beeinflussen wird. Sie steckt im Kern dessen, was Trennung und Groll nach sich zieht. Es handelt sich um Prinzipien, die an der Wurzel jedes Problems stecken.

Getrenntheit und Kümmernisse beginnen mit der verlorenen innigen Verbundenheit, als wir als Kinder glaubten, dass uns unsere Eltern auf irgendeine Weise im Stich gelassen hätten. Wir schienen zwar ein armes unschuldiges Opfer zu sein, aber ein verheimlichter Teil unseres Geistes hat nach einem Vorwand gesucht, um unabhängig zu sein und alles nach unserem Willen zu tun.

Das Ereignis, das dem zugrunde lag, kann groß oder klein gewesen sein, es war traumatisch oder ist von kaum jemandem bemerkt worden – aber es hat unser Leben verändert. Es hat einen Verlust von Bonding mit sich gebracht, und das zog einen Verlust des Staunens nach sich. Weitere Verluste haben die abgespaltene Unabhängigkeit und die irrtümliche Überzeugung noch verschlimmert, dass wir alles alleine schaffen müssten.

Als Folge dieser Unabhängigkeit begannen wir, uns Dinge auf unsere Schultern zu laden, und mehr und mehr haben wir versucht, *alles selbst zu erledigen* – manchmal nicht nur für uns, sondern auch noch für andere. Wir haben Gott arbeitslos gemacht, zumindest in unserem Bewusstsein, während wir versucht haben, seinen Job zu übernehmen.

Es ist jetzt Zeit, alles von unseren Schultern abzuladen, es sei denn, wir wollen diese Grundlage für späteres Burnout in unserem Leben mit uns herumschleppen. Es ist Zeit, dass Gott aus der Armenspeisung herauskommt und wir Ihm Seinen Job zurückgeben. Das würde den Anfang einer Partnerschaft mit dem Himmel darstellen, in der wir uns entspannen und einen ruhigen Geist entwickeln, der voller Wertschätzung ist und das Staunen wieder einlädt. Das wird die Beziehung mit unserem Partner stärken, unsere Geschäftigkeit verringern und uns erlauben zu erkennen, dass wir Gottes Kinder sind, die sorgenfrei sein könnten, statt sich mit so vielen Sorgen zu plagen.

Als wir Bonding samt der Traumata fortgeworfen haben, haben wir das Kind mit dem Bade ausgeschüttet. Wir haben mit dem Verlust von Liebe und Bonding auch Sinn verloren und unser Ego hat uns alle möglichen Arten von Sinn geliefert, die uns später enttäuscht und zu weiterer Trennung und zu mehr Problemen geführt haben. Seit dem Verlust erfüllenden Staunens streben wir nach etwas, das uns Liebe und Erfolg zurückbringt. Unser Wunsch, unabhängig zu werden, hat uns dazu verleitet, außerhalb unserer selbst zu suchen, weil wir nach dem Verlust von Verbundenheit Bedürfnisse hatten. Diese Suche entspringt der Bedürftigkeit, die wiederum der Getrenntheit entstammt. Klagen und Groll, die mit der Trennung begannen, entstehen, wenn die Erfüllung unserer Bedürfnisse durchkreuzt wird. Es kommt zu Frustration, wenn wir versuchen, unsere Bedürfnisse zu stillen. Frustration kann schnell in Wutanfälle umschlagen.

Unsere zwecklosen Muster sind Anklagen, die zu Trotzanfällen geworden sind, weil die Welt unsere Bedürfnisse nicht gestillt hat. Wir streben danach, dass unsere Bedürfnisse von außen erfüllt werden. Wir versuchen, uns etwas zu nehmen, damit wir etwas bekommen und besitzen, ohne dabei unsere Unabhängigkeit aufgeben oder wieder innig verbunden sein zu müssen.

Unsere Bedürftigkeit führt zu Beschwerden, wenn unser Nehmen verhindert wird. Unsere Anklagen bauen unsinnige Muster auf, und wir entfernen uns immer mehr und weiter vom Zustand der Freude und Liebe, die zum Staunen einladen.

Um das zu verändern, müssten wir verzeihen und alle Beschwerden loslassen. Wir müssten unsere Haltung von Nehmen und Bekommen aufgeben und an deren Stelle Geben und verbindliche Zuwendung setzen, die zu Partnerschaft und erneuerter Verbundenheit führen. Das würde uns eine Renaissance mit unserem Partner gewähren und zu Glück führen. Staunen und Glück sind die besten Freunde.

Wir müssten notwendigerweise auch unsere unabhängige Einstellung aufgeben, dass wir alles selber machen müssen, um zum Staunen eines Kindes zurückkehren zu können. Wir müssten den Himmel Himmel sein lassen und es ihm überlassen, sich um alles zu kümmern, während wir unseren Glauben an ihn erneuern. Das bringt uns von Unreife zu Empfänglichkeit und Offenheit, die eine Voraussetzung für Staunen sind. Das stellt auch wieder die Partnerschaft mit dem Himmel her, die als Folge Gnade und Fülle mit sich bringt. Das wiederum gibt *Joining* und der Liebe Raum, dem Einswerden, das atemberaubende Schönheit offenbart.

Staunen zu erneuern bedeutet, uns wieder in einen Zustand des *Seins* zu begeben, einen Zustand der Beziehung, der über Geiz und Habgier hinausgeht. Wir lernen, dass unsere gegenseitige Bezogenheit und das, was wir in Beziehungen und im

Leben geben, uns glücklich macht und Sinn vermittelt. Und dies kann uns auch wieder für Liebe öffnen und das Staunen wiederherstellen.

ÜBUNG Überprüfe heute deine Beschwerden und deine Kümmernisse, inwiefern sie die Klagen und Wutausbrüche darstellen, die du erlebt hast, als dein Nehmen und Bekommen vereitelt wurde. Erkenne den Trugschluss und den Mangel an Verantwortlichkeit, die von Unabhängigkeit und Nehmen erzeugt werden. Entscheide dich, zum Geben und Empfangen zurückzukehren, die natürliche Aspekte von Bonding sind. Das wird die Leichtigkeit und den Fluss der Partnerschaft wiederherstellen. Wenn Bonding wächst, wird diese innige Verbundenheit Liebe zurückbringen und Staunen erneuern.

Wenn wir weiter auf diesem Weg voranschreiten, werden wir die Wurzeln unseres destruktiven Nehmens zurücklassen und wir werden Staunen in unserem Leben erneut willkommen heißen. Wir werden unseren Partner neu sehen. Es wird für uns und unseren Partner einen Neubeginn geben, ein neues Kapitel in unserer Beziehung. Die leeren Hülsen unserer eigenen vergrabenen Selbstkonzepte, die wir auf unseren Partner projiziert haben, lösen sich auf und wir verlieben uns in ihn oder sie wieder ganz neu.

Lektion 46

Die großen Gaben

Bess suchte mich auf, um in ihrem persönlichen Wachstum voranzukommen. Sie hatte kein spezielles Thema. Sie arbeitete seit einer Reihe von Jahren als Therapeutin und wollte einmal eine Art »Überholung« durchführen. Sie hatte an einigen kürzeren Workshops in Kanada teilgenommen, die ich geleitet hatte, sowie an zwei längeren.

Ihr Mann hatte derzeit keine Arbeit, dachte aber darüber nach, einen Kurs in Konfliktlösung zu belegen. Sie hatten fünf wunderschöne Kinder, von denen zwei schon studierten. Als wir miteinander sprachen und uns besser kennenlernten, schien es so, als ob sie sehr erfolgreich in ihrem Leben war. Bess hatte gerade eine Weiterbildung abgeschlossen und durch das Erlernte, das sie in ihre Arbeit integrieren konnte, einen Durchbruch erfahren. Sie schien bereit, einen Sprung in das nächste Kapitel ihres Lebens zu machen. Es schien so, als ob sie aufgerufen war, auf eine neue Ebene von Liebe, Erfolg und Leistungsfähigkeit in ihrer Arbeit und in ihrer Beziehung zu gelangen.

Bess erzählte dann, wie ihr Mann nach einem Jahr ohne Arbeit auf einem depressiven Tiefpunkt angelangt war. Er hatte starke Gefühle von Wertlosigkeit und Versagen empfunden. Zuvor war er ein Turbokämpfer gewesen, aber dann hatte er ein Angebot zur Frühpensionierung angenommen. Ich warnte sie, dass er – da er inzwischen durch das erste Stadium der *Dead Zone,* der Phase von Abgestumpftheit, in

Verbindung mit der Kompensation, hart zu arbeiten, und all den versteckten Versagensängsten gelangt war – sich nun dem nächsten Stadium der »toten Zone« gegenübersah, der Ödipusverschwörung.

Ich schlug ihr vor, dass eine der leichten Möglichkeiten hindurchzukommen darin bestand, dass sie sich aus ganzem Herzen für ihren Mann entschied, genau so sehr wie einst, als sie sich ihn beim ersten Mal ausgewählt hatte. Indem sie sich verbindlich ihm zuwandte, könnte sie Hunderte von Schritten des Lernens und des Widerstands gegen ihren Mann überspringen, die auftauchen könnten. Es fiel Bess ziemlich leicht, sich erneut ganz für ihren Mann zu entscheiden.

Da es so aussah, als ob Bess dabei war, ein neues Kapitel mit noch mehr Erfolg aufzuschlagen, dachte ich, es sei gut, an ihrem Vertrauen zu arbeiten. Denn ihre Zuversicht stellte ihre natürlichste Fähigkeit dar, sich selbst anzutreiben und ihre Beziehung und ihre Familie vorwärtszubringen. Ich fragte Bess, wie viele Kleinheitsverschwörungen sie wohl hätte.

Sie antwortete: »Siebenundzwanzig.«

Ich fragte, ob sie wüsste, wann sie den größten Vertrauensverlust ihres Lebens erfahren hatte, und sie sagte: »Als ich ein Teenager war und meine Eltern sich scheiden ließen.«

Ich ließ sie Karten aus meinem Set mit Schatten und Archetypen ziehen, um zu sehen, welche Gabe ihr in dieser Sitzung wohl zufiel, worin der Prozess für die Sitzung anhand der Heilkarten des Verschwörungssets bestehen würde und welches Geschenk des Himmels für sie in dieser Sitzung bereitlag.

Sie zog »Verpflichtung« als Karte für den Prozess. Ihre Gabe war Stärke und ihr Geschenk des Himmels war der Gottes-Archetyp.

Ich fragte sie, vor wie vielen Generationen und auf welcher Seite der Familie das Hauptproblem mit dem Thema Vertrauen seinen Anfang nahm, und sie antwortete: »Vor sieben Generationen auf der mütterlichen Seite«. Die intuitiv erspürte Geschichte machte ihr deutlich, dass vor sieben Generationen eine Frau, ihre Vorfahrin, die in Osteuropa gelebt hatte, dieses Problem zum ersten Mal hatte.

Die Frau war Witwe und ihre Gemeinde als Folge von Krieg fast völlig verlassen. Das wirkte sich auf die Zuversicht der ganzen Familie aus. Ich fragte sie, welche Gabe diese Vorfahrin mitgebracht hatte, um die Umstände im damaligen Leben zu verwandeln, und Bess sagte: »Auferstehung«.

Obwohl das rein intuitiv und plötzlich aufgetaucht war, schockierte sie das. Ich fragte sie, welche Gabe sie ihrer Ahnin geben wollte, um deren Situation zu heilen, und sie sagte: »Frieden«. Dann fragte ich sie, welche Gabe Bess denn mitgebracht hatte, um ihre eigene Familie vor diesem Mangel an Vertrauen zu retten, und sie antwortete: »Christusbewusstsein«. Wieder war sie schockiert über ihre Antwort, die einfach so aus ihrem Mund herausgefallen war, da sie gar nicht sehr religiös war.

Dann fragte ich sie, welches Geschenk ihr der Himmel machen wollte, damit sie ihrer Familie würde helfen können, den Mangel an Vertrauen zu überwinden, und sie antwortete intuitiv: »Ewigkeit«. Wieder war sie über ihre eigene Antwort verblüfft. Ich schlug Bess vor, sich diese Ahnin als kleines Mädchen zu denken, bevor das Problem aufgetaucht war. Sie sollte sich dabei vorstellen, dass sie ihrer Vorfahrin half, die Gaben anzunehmen und zu teilen, die sie für ihre Familie empfangen hatte. Bess schloss die Augen und öffnete sie eine Minute später und sagte: »Das kann ich nicht.«

Dieser Widerstand sah ihr gar nicht ähnlich, da Bess sehr auf Heilungsübungen ansprach. Ich fragte sie, warum sie meinte, das nicht zu können, und Bess schloss daraufhin erneut ihre Augen, um sich einzustellen. Dann öffnete sie sie und sagte: »Die Gaben sind zu groß. Ich könnte sie verderben.«

Ich fragte sie, ob sie glaube, dass eher ihr Ego diese Ansicht verträte, oder ob sie von ihrem höheren Bewusstsein käme, und sie gab zu, dass es ihr Ego war. Ich sagte ihr, dass man das ganz leicht auflösen könnte, wenn sie diese Gaben dem Heiligen Geist überließ, damit sie sich nicht darum sorgen und noch nicht einmal mehr daran denken musste.

Sie könnte diese Gaben einfach mit offenen Herzen geben, und da diese Gaben derart großartig waren, kämpfte das Ego um sein schieres Leben und würde alles unternehmen, um sie daran zu hindern. Dann sprach ich mit Bess darüber, wie entscheidend diese Zeit für unsere Welt war, in der sich das Bewusstsein so rasch ausdehnte.

Ihre Hingabe als Therapeutin war der Hilfe für Menschen um sie herum gewidmet, aber das Ego benutzte ihre Angst, überheblich zu werden, um sie davon abzuhalten, dass sie vorwärtsging und ihren Einsatz intensivierte. Ich erklärte ihr dann weiter, wie sehr spirituelles Wachstum und dessen große Gaben heute gebraucht würden, um der Welt zu helfen. Selbstverständlich gibt es eine Notwendigkeit, dass wir uns selbst heilen und reinigen, aber da es schlicht zu viel zu tun gibt, was erledigt werden muss, müssen wir hervortreten und etwas für die Welt bewirken.

Bess wurde gebraucht und ebenso die großen Gaben ihrer Familie. Ich zitierte einen Gedanken aus dem *Kurs in Wundern*, der mich immer sprachlos gemacht hat:

Und was wirst du tun, wenn die, die leiden
und auf dem Weg zum Tod sind,
dich mit Augen ansehen, die sagen,
»du hättest mir helfen können«.

Ich sagte Bess, dass sie Klienten hatte, die von ihr abhingen, und wenn sie ihre Talente und Fähigkeiten nicht annähme, sie auch nicht an der Flussbiegung stehen und sich nicht mit ihrem Herzen jenen zuwenden würde, um die herauszuziehen, die sie zu retten versprochen hatte.

Ich besprach mit ihr auch, wie ihre Gaben ihrem Mann und ihren Kindern helfen würden. Bess fühlte sich im Herzen berührt und angespornt weiterzumachen. Wir gingen zu ihrer Vorfahrin in Osteuropa zurück in eine Zeit, als diese noch ein kleines Mädchen war. Bess half diesem kleinen Mädchen, ihre Gaben der Auferstehung und des Friedens zu empfangen und anzunehmen, und teilte dann mit dem kleinen Mädchen die Gaben des Christusbewusstseins und der Ewigkeit, die Bess für ihre Familie besaß.

Ich schlug Bess dann vor, dass sie dieses kleine Mädchen begleiten sollte, während sich deren Leben entfaltete, und ihr helfen könnte, diese Gaben mit jedem Menschen und in jeder Situation zu teilen. Als Bess sich das vorstellte, schien sich das Leben ihrer Vorfahren vor ihren Augen zu verändern, besonders während der Kriegszeit, als der Krieg offenbar dieses kleine Gebiet in Osteuropa nicht erreichte. Bess wurde Zeugin dessen, wie die Gaben von Generation zu Generation weitergegeben wurden.

Sie erzählte, wie sie erlebte, dass ihre Familie leichter und friedvoller wurde und wie im Leben ihrer Mutter eine bemerkenswerte Veränderung stattfand und ebenso eine spürbare Erleichterung in ihrem eigenen Leben. Sie war richtig glücklich dabei, diese Energie dann auch an ihren Ehemann und ihre fünf Kinder weiterzugeben und die guten Wirkungen anhand des Vertrauens zu beobachten, das in ihnen wuchs.

Danach gingen wir zu den Ereignissen, bei denen Bess das Vertrauen in ihre Mutter und ihren Vater verloren hatte, als sie ein Teenager war und sich ihre Eltern scheiden ließen. Sie konnte ihre Gaben der verbindlichen Entscheidung für Menschen, der Stärke und des Gottes-Archetyps teilen, zusammen mit den dazugehörigen Gaben des Mitgefühls und der Unbegrenztheit.

Dann gingen wir in ein »früheres Leben« zurück, das sie in Irland während einer Hungersnot erfuhr, wo sie ein Landjunker gewesen war, der sich hartherzig gegenüber den unglücklichen und verhungernden Menschen verhielt. Als wir das weiter untersuchten, entdeckten wir, dass dieser Mann emotional ausgebrannt war, als es ihm als kleiner Junge unmöglich schien, die Probleme seiner Familie zu lösen. Als Konsequenz daraus war er dissoziiert und gefühllos geworden. Seine Lektion im Leben bestand in Vergebung, und die Gabe, die er mitgebracht hatte, war Heilung. Das Geschenk des Himmels für ihn, um in der Situation zu helfen, war Fülle.

Bess half ihm, diese Gaben als kleiner Junge zu empfangen, und sie teilte mit ihm ihre Gaben aus diesem jetzigen Leben – verbindliche Zuwendung, Stärke und den Gottesarchetyp. Dann ging Bess mit diesem Jungen durch sein Leben und half ihm, all diese Gaben und Fähigkeiten mit jedem und allem zu teilen. Als Folge erlebte sie ein wachsendes Gefühl von Gemeinschaftlichkeit und Wohlstand in jenem »Leben«, sodass auch das Land selbst ertragreicher wurde und es zu einem wachsenden Maß an Fülle kam, die dem Hunger in dieser Gegend Paroli bieten konnte.

Dann ließ ich Bess diese transformierte, üppig fließende Energie durch all ihre »früheren Leben« bis in das jetzige hineinbringen und durch dieses Leben bis zum jetzigen Augenblick.

Inzwischen war Bess mehr als bereit, ihre siebenundzwanzig Kleinheitsverschwörungen loszulassen, damit sie dadurch nicht das Leben ihrer Familie einschränken würde. Bess erkannte, dass sie von den Ahnen her und in ihren »früheren Leben« etwas hatte bewirken können, was die Gemeinschaften positiv verändert hatte. Sie verließ die Sitzung voller Zuversicht und mit neuer Bereitschaft und Entschlossenheit, sich der Hilfe für andere auf einer viel höheren Ebene des Lebens zu widmen. Indem sie ihre Gaben akzeptierte, auch jene ihrer Vorfahren, konnte sie einen großen Schritt vorwärtsmachen in ihrer Beziehung, ihrer Familie und ihrer therapeutischen Praxis.

Lektion 47

Körperurteile

So viele von uns tragen Urteile über ihren Körper mit sich herum, dass Millionen von Dollars jedes Jahr dafür bezahlt werden, diese Urteile wieder aufzuheben. Man gerät nur allzu leicht in einen Teufelskreis von Urteilen über den Körper, und dann fühlt man selbst sich schlecht und zieht sich vom Partner zurück. Unser Ego, das Prinzip von Trennung, freut sich über diesen Rückzug. Es versucht uns glauben zu machen, dass wir mit unserem Körper identisch sind und wir ihn dann als Quelle von Stolz, Genuss oder Aggression benutzen. Das Ego kümmert sich nicht sehr darum, dass das Streben nach Genuss zu Leid und Aggression gegenüber anderen führt. Es verstärkt vielmehr die Eigenangriffe, und wenn wir uns aufgrund unseres Körpers für etwas Besonderes halten oder als überlegen betrachten, dann ist es nur eine Frage der Zeit, bevor wir uns unterlegen und mangelhaft fühlen.

Dem Ego nachzulaufen bedeutet, unsere Trennung und unseren Schmerz zu vermehren. Unsere Gefühle von Unzulänglichkeit verstärken sich, obwohl uns das Ego anfangs in dem Glauben lässt, dass wir jemand Besonderes seien. Es ist besser, wenn wir aus diesem Karussell von Vergleichen und Eigenangriffen aussteigen, denn sonst machen wir uns immer schlimmer nieder, je älter wir werden.

Ich habe wundervolle, attraktive junge Frauen getroffen, die sich selbst schlechtmachen, weil ihr Bäuchlein nicht völlig straff oder ihr Busen angeblich zu klein ist. Die Liste lässt sich beliebig fortsetzen, für Frauen und für Männer. Das heißt ja nicht, dass es völlig verrückt wäre, sich um seinen Körper zu kümmern und ihn zu pflegen. Es geht vielmehr um die Aggressionen gegen sich selbst und den eigenen Körper, die oft so unbarmherzig sind.

Es gibt ein Gegenmittel, das es dir erlauben würde, aus diesem Teufelskreis von Unsicherheit, eigener Abwertung und Selbstquälerei auszusteigen, wenn du bereit bist, es anzuwenden. Um dieses zwanghafte innere Geplapper der Selbstquälerei abzustellen, müssen wir uns entscheiden, unsere zwanghafte Beschäftigung mit uns selbst aufzugeben. Das Ego will uns einreden, dass wir in Konkurrenz zu anderen stehen und dass wir uns laufend vergleichen müssen, aber das führt nur zu Angst. Und wenn es uns überzeugt, dass wir andere herabsetzen sollten, die vermeintlich nicht so besonders sind wie wir selbst, dann wird die Vergeltung und die Selbstbestrafung später nur umso schlimmer.

Der einzige Ausweg besteht darin, sich zu entscheiden, dass sich *nicht* alles »nur um mich drehen« muss. Wenn dann eine Versuchung auftaucht, dass du dich wegen deines Körpers niedermachen willst oder überhaupt wegen irgendetwas, kannst du dich fragen: »Wer braucht meine Hilfe?«

Unsicherheit, Gehemmtheit und der daraus resultierende Eigenangriff sollen uns von jemandem ablenken, der unsere Hilfe benötigt. Du kannst demjenigen auf eine Weise helfen, zu der du dich gerade inspiriert fühlst, aber meistens reicht es aus, dem anderen Liebe zu schicken.

Es gibt so viele Dinge – Probleme, körperliche Beschwerden, Geschäftigkeit –, die dich alle von deinem Partner entfernen. Wenn dir bewusst wird, wie sehr du dich selbst damit blockierst oder sabotierst, kannst du dich dafür entscheiden, deine Liebe deinem Partner zufließen zu lassen oder jeder Person, bei der du intuitiv spürst, dass sie deine Hilfe braucht.

Das wird Fluss erzeugen, für dich und für den Menschen, dem du Liebe sendest. Immer wenn Fluss für dich erzeugt wird, hilft das sowohl dir als auch deinem Partner. *Flow* bzw. Energiefluss trägt die Mauer der Trennung zwischen dir und den anderen ab und erzeugt auf diese Weise Problemlösungen und die Liebe, die du verdienst.

ÜBUNG Möchtest du dich selbst runtermachen oder einem anderen helfen?
Möchtest du dich selbst sabotieren oder dich deinem Partner bzw. deiner Partnerin zuwenden?
Einem anderen Menschen zu helfen ist eine wunderbare Möglichkeit, über dich selbst hinaus und in die Liebe hineinzugehen.

Lektion 48

*»Typisch Kerl«**

Ein *bloke* ist ein Kerl, ein Alter, ein Gringo, notfalls auch ein Mann, wenn man so will. »Typisch Kerl« ist das, was ein solcher Mann sagt, wenn er es mal wieder schafft, ins Fettnäpfchen zu treten. Die meisten Kerle kriegen es mit, wenn sie einen Fauxpas begangen haben, aber manche sind auch dazu viel zu selbstvergessen. Ein gutes Beispiel für »Typisch Kerl« steckt in einem Internetwitz, der seit einiger Zeit kursiert.

> **Die medizinische Unterscheidung zwischen *Guts* und *Balls***
> Es gibt eine solche medizinische Unterscheidung tatsächlich. Wir alle haben schon gehört, dass bestimmte Leute *Guts* und *Balls* haben – aber kennst du den Unterschied wirklich? Um gut informiert zu sein, findest du die richtigen Definitionen hier.
>
> *Guts:* Wenn du spät nachts nach einem feuchtfröhlichen Abend mit deinen Freunden nach Hause

* Dieses Kapitel lässt sich nur schwer »übersetzen«, weil etliche Begriffe dem amerikanischen Slang entstammen. »Bloke« bedeutet beispielsweise »Kerl«, manchmal auch »Blödmann«; »guts«, im eigentlichen Sinn »Gedärm«, kann zwar auch »Bauchgefühl« heißen, meint hier aber eher »die Nerven haben, etwas zu tun oder zu sagen«; »balls« sind nicht nur »Bälle«, sondern stehen für den ebenfalls eher runden, vermeintlich ultimativen Männlichkeitsausweis … Aus diesem Grund bleiben manche Begriffe im amerikanischen Original stehen. (Anm. d. Ü.)

kommst und dich deine Frau mit einem Besen in der Hand erwartet und du daraufhin genug *Guts* hast zu fragen: »Machst du noch sauber oder fliegst du gerade irgendwo hin?«

Balls: Wenn du spät nachts nach einem feuchtfröhlichen Abend mit deinen Freunden nach Hause kommst, nach Parfum riechst, Lippenstift am Kragen hast, deiner Frau einen Klaps auf den Po gibst und die Balls hast zu sagen: »Du bist als Nächste dran, Pummelchen.«

Hoffentlich sind damit alle Klarheiten beseitigt. Medizinisch gesehen gibt es nämlich keinen Unterschied zwischen *Guts* und *Balls*. Beide führen zum Tod.

Kerle, die nicht mitkriegen, dass sie gerade etwas total Blödes zu einer Frau gesagt haben, sind dumm, und Kerle, die absichtlich etwas Grobes sagen, sind Trottel. Und wenn solche Penner etwas sagen, was verletzt, sind sie echte Fieslinge. Aber die meisten Männer sind nur Kerle, die einfach aussprechen, was ihnen in den Sinn kommt, und das dann später ewig bereuen. Manche Männer machen gegenüber ihren Frauen oder Freundinnen geltend, dass sie nichts für ihre verbale Trotteligkeit können, weil das eigentlich eine Form des Tourette-Syndroms sei und ihr Mitleid verdiene.

Ich habe mal eine Geschichte von einem Kerl gehört, der eine solche verbale Trotteligkeit beging, als seine neue Freundin zum ersten Mal ihr Oberteil auszog und er ihre nach innen gewandten Brustwarzen sah. Er dachte sich nun nicht etwa:

»Wie kann ich ihr charmant helfen, ihre Schüchternheit zu überwinden?«, sondern sagte stattdessen: »Wow! Wie ist das denn passiert?«

Ein anderer Mann war zum ersten Mal bei seiner Freundin zu Hause. Als sie sich nach vorn beugte, während sie ein lockeres, offenes Top trug, bekam er einen wunderbaren Ausblick auf »ihre Mädchen«, die in ihrer ganzen Schönheit herabhingen. Und ebenso wie der vorherige Kerl platzte er – aus Gehemmtheit, Blödheit und Verwunderung über sein Glück – mit einer Bemerkung darüber heraus, wie eigentümlich ihre Brüste herabhingen, was er später sehr bereute. Er wusste einfach nicht, wie er auf eine solche Einladung gewandt reagieren sollte.

Fast jeder Mann hat irgendeine Geschichte in der Rubrik »Typisch Kerl« parat. Ein Typ erzählte mir mal, dass er mit seiner Frau seinen Schwager im Krankenhaus besuchte. Als sie gerade über ihre Gefühle sprach, sprang er auf und fragte sie: »Gut, willst du uns einen Hamburger holen?« Und als sie nicht reagierte, weil sie noch damit beschäftigt war zu überlegen, was da gerade abgelaufen war, fuhr er los, holte sich einen Hamburger, kam zurück und aß ihn, nachdem er sich wieder hingesetzt hatte. Seine Frau hat den Vorfall schon rasch wieder vergessen, aber ihn ließ das noch Jahre später nicht los.

Wenn dein Kerl ab und zu mit Blindheit geschlagen ist, wird dein Verzeihen euch beiden helfen. Wenn er aus Unsicherheit eine Phrase Marke »Typisch Kerl« drischt und dich das gehemmt macht, kann daraus Scham und ein Gefühl von Schande entstehen. Verzeihen kann das aber alles ändern. Der Kerl, dem das Dekolleté seiner Freundin zur Augenweide wurde, hat sie zum Beispiel eher befangen gemacht, statt dass sie sich natürlich, unwiderstehlich, geschätzt und bewundert gefühlt hätte. Vor diesem Vorfall hatte die junge Frau immer gedacht, dass ihr Busen ihr »bestes Kapital« sei, aber danach fühlte sie sich nur noch mies.

Also Ladies: Vergesst die mentalen Aussetzer eurer Kerle und auch eure eigenen. Dann wird er ganz selbstverständlich liebenswürdig reagieren, wenn ihr ihn in eine unmögliche Lage bringt, indem ihr fragt: »Macht mich dieses Kleid dick?« Über verbale Aussetzer kann man später lachen, wenn es einem gelingt, sie im Augenblick des Geschehens zu ignorieren.

Ich erklärte dieses »Typisch Kerl«-Verhalten der attraktiven jungen Frau mit den nach innen gewandten Brustwarzen, als sie bei mir im Coaching war. Daraufhin konnte sie ihrem Freund verzeihen. Ich half ihr auch, ihren Körper zu akzeptieren und sich selbst zu schätzen. Sie überwand ihre Befangenheit, indem sie anderen Menschen Liebe sandte, sobald sie wieder in Versuchung geriet, sich selbst niederzumachen. Anstatt sich selbst zu hemmen, indem sie sich von ihrem Ego ablenken ließ, wurde sie offen für die Hilferufe der anderen, die sie brauchten.

Lektion 49

Die Jagd nach Bedeutung und Erfahrung

Wir streben alle nach Bedeutsamkeit. Wir möchten, dass die Leute uns gut behandeln. Wir streben nach Ehrerbietung, Ansehen und sogar nach einer herausgehobenen Bedeutung, nach *Besonderheit.* Meistens fühlen sich die Leute innerlich leer. Deshalb versuchen sie, diese Leere mit Essen, Trinken, Drogen, Reisen, Filmen, Büchern, Beziehungen, Anerkennung und Sex auszufüllen. Wir suchen außerhalb unserer selbst nach etwas, das man in Wahrheit und auf Dauer nur in sich selbst finden kann. Wenn du dich auf das Außen verlässt, stellst du fest, dass es unzuverlässig ist, oder du wirst richtig dick oder langweilst dich unendlich oder hast ein gebrochenes Herz oder ...

Wonach du außerhalb deiner selbst suchst, ist etwas, was dich erfüllt und besonders macht. Daraus wird leicht ein Idol, das du dann in eine Sünde verwandelst und wofür du dich selbst bestrafst. Es trennt dich von dir selbst. Es trennt dich von anderen und vom Himmel und es kann dich nicht glücklich machen. Was wir anstreben, ist in uns. Das, was wir uns wünschen, haben wir abgespalten und dissoziiert. Wir wollen haben, was wir uns wünschen, aber zugleich wollen wir etwas Gegensätzliches, was von der Abspaltung erzeugt worden ist. In unserer geistigen Spaltung ist Angst, Einsamkeit, Verlust, Schuld und Widerstand. Was abgespalten wurde, wird zu einer Ichvorstellung, zu einem Selbstkonzept.

Wenn du davon genug beisammen hast, hast du entweder einen Schatten oder eine neue und andere Persönlichkeit. Das ist ein Teil dessen, was du an dir verurteilst, zugleich jedoch abgelehnt hast, als ob es nicht dein Eigen wäre. Schatten oder Persönlichkeiten in diesem Sinne sind abgespalten, während du Ichvorstellungen bzw. Selbstkonzepte für normal hältst, die ganz natürlich zu dir gehören. Dein Ego wird von Tausenden von Persönlichkeiten und von Zigmillionen von Ichvorstellungen angefüllt. Die Welt ist der Abfalleimer deiner projizierten Selbstkonzepte.

Diese Ichvorstellungen und deine dir verhassten und abgespaltenen Ichvorstellungen, die Schatten, bilden dein Ego. Dein Ego meint, es sei lebendig, es kämpft um seine Existenz, es nährt sich durch Aufmerksamkeit, Besonderheit und Erfahrung.

Wenn wir uns als Spirit erfahren, erleben wir unsere Ganzheit, und dann gibt es nichts mehr, was wir außerhalb unserer selbst suchen müssten. Wir möchten dann nur geben und wir sind völlig offen dafür zu empfangen. Unser Spirit erschafft und erlebt die Freude der Liebe und des Sich-selbst-Gebens. Das ist unsere Heiligkeit, so sind wir erschaffen worden. In Heiligkeit laden wir Freude zu uns ein und erwarten auch nur Freude. Es besteht keine Notwendigkeit, Leid einzuladen. Es gibt nichts außerhalb unserer selbst, was uns das Herz brechen, uns besiegen, enttäuschen oder verärgern könnte. Wir brauchen keine trostleere Leere in uns mehr aufzufüllen, weil es nur Fülle gibt.

Von Anfang an haben wir ein Drama gespielt, das uns von unseren Eltern und unserer Familie getrennt hat. Diese verlorene Verbundenheit ist wie ein Echo der Trennung der Seele aus der Einheit. Es war unsere Entscheidung, unabhängig zu sein, weil wir dachten, dass wir allein glücklicher wären. Glück entsteht jedoch aufgrund von Bonding oder dem, was unsere Verbundenheit wieder erneuert, beispielsweise Vergebung und Liebe. Damit werden die Mauern des Egos eingerissen und durch Bezogenheit, durch gegenseitige Verbindung ersetzt. Das ist der Zweck deiner Beziehung: sie als Ansporn zu nutzen, um alle Mauern niederzureißen und das Göttliche in deinem Partner, in deiner Partnerin zu finden.

Wir streben nach Unabhängigkeit, aber das macht das Leben schwierig. Wir strampeln uns ab, um Erfolg zu haben. Wir suchen nach Liebe. Was jedoch würde das Ego, das Prinzip der Trennung, mit Liebe anfangen? Was würde das Ego mit Erfolg anfangen, wo es sich doch immer nur um sich selbst dreht, gleich, ob wir gewinnen oder verlieren? Als wir die innige Verbundenheit in etwas verloren haben, was nach einer Opfersituation aussah, haben wir uns auf das Streben nach Bedeutung und Erfahrung eingerichtet.

Bedeutung kann leicht zur Bedürftigkeit nach Aufmerksamkeit und Besonderheit werden. Wenn wir das Bedürfnis nach Besonderheit loslassen, finden wir erneuerte Verbundenheit und Lebenssinn. Wenn das geschieht, dann brauchen wir die Leere nicht mehr mit äußerlichen Erfahrungen auffüllen, weil wir von der Freude und dem Abenteuer innerlicher Erfahrungen erfüllt sind. Das ist es, was wir dann mit unserem Partner teilen.

Heute sollten wir uns also wieder für Verbundenheit in unserem Leben entscheiden, für Bonding, denn das wird uns wirklich erfüllen und glücklich machen. Der Sinn und die Freude, nach der wir suchen, ist in uns. Bonding ist der Schlüssel, um Sinn und Freude auf immer größere Weise zu erfahren.

Lektion 50

Rollen

Rollen sind der Panzer, der ein Paar getrennt voneinander hält. Sie sind die Masken, die wir tragen, um Wahrheit vorzutäuschen. Wir versuchen, das Richtige zu tun. Wir versuchen das zu tun, was von uns erwartet wird. Wir machen das, aber ohne richtigen Kontakt, ohne Verbundenheit, ohne Energiefluss. Wir empfangen für unser Geben nichts. Am Ende fühlen wir uns ausgelaugt und völlig energielos. Rollen bewirken, dass wir uns fühlen, als ob wir feststecken, gefangen und verzweifelt sind. Sie führen zu Burnout, und das ist das Letzte, was eine Beziehung braucht. Rollen verhindern, dass wir Intimität oder Erfolg spüren. Rollen haben etwas mit Konkurrenzmustern zu tun und sie beruhen auf Bewertungen. »Du hast es wieder falsch gemacht! *So* hättest du auf mich eingehen müssen.« Das ist ein Gedanke, den wir als Kind hatten, als die Rolle ihren Anfang nahm.

Rollen sind ein Schutz- und Abwehrmuster. Sie stellen laufend Vergleiche an, um die moralisch überlegene Position einzunehmen. Wenn Rollen starten, fangen sie als ein Versuch an, sich selbst zu opfern, um der Familie zu helfen, und zugleich bewirken sie, dass wir uns davor verstecken, wer wir wirklich sind und worin unsere Lebensaufgabe besteht. Es ist typisch für Rollen, dass sie mit einem Trauma beginnen. Wir haben einen Teil unserer selbst aufgegeben und versucht, unsere schlechten Gefühle damit zu kompensieren, dass wir uns zwar für unsere Familienmitglieder geopfert haben, sie aber trotzdem nicht retten konnten. Rollen verhüllen Fusion*, den Verlust persönlicher Grenzen und den Rückzug in eine Koabhängigkeit.

»Wenn Rollen so schlecht sind, warum behalten wir sie dann?« Diese wichtige Frage sollte man sich durchaus stellen. Die Antwort ist: »Eine Rolle sieht gut aus!« Es scheint so, als ob wir voll auf Programm sind, aber in Wahrheit verstecken Rollen Schichten von miesen Gefühlen und darunter verbirgt sich dann noch das Streben nach Unabhängigkeit.

In einer Rolle machen wir viel, aber wir geben uns selbst nichts. Es sieht aus wie das einzig Wahre, handelt sich aber um eine Fälschung, und darunter verbirgt sich auch Aufopferung. Zudem stellt eine Rolle einen psychologischen Irrtum dar, weil sie eine Form von Aggression ist. Alles, was sich durch Opfer erreichen lässt, könnten wir auch ohne Opfer erreichen. Eine Rolle soll jemandes Schuld offenbaren; wir benutzen sie, um jemandem vorzuwerfen: »*So* hättest du dich um mich sorgen sollen.«

Rollen sind wie eine Rüstung, die wir mit uns herumschleppen. Es ermüdet uns und verhindert Nähe. Bestenfalls versucht diese Panzerung uns vor Schmerzen zu schützen, aber wegen ihr haben wir auch immer nur wenig Zeit, diesen Schmerz kommen zu sehen. Andererseits eignet sich dieser Panzer hervorragend, Intimität und Erfolg auf Abstand zu halten.

Eine Rolle ist kein echtes Geben. Der amerikanische Dichter T. S. Eliot hat einmal geschrieben: »Wenn das Geben das Verlangen aushungert.« Du tust vielleicht etwas für andere,

* »Fusion« ist ein Begriff aus der Psychologie, der eine »ungesunde Verschmelzung« bezeichnet. (Anm. d. Ü.)

aber du gibst dir selbst nicht und erlaubst dir nicht zu empfangen.

ÜBUNG Rollen kannst du leicht loswerden, sobald du sie erkennst. Du kannst dich entscheiden, wirklich zu geben, wo du bisher nur aus Pflichterfüllung gegeben hast. Das macht dich real und authentisch. Du kannst Rollen loslassen, aber dabei ist entscheidend, *alle* Rollen der entsprechenden Kategorie auf einmal loszulassen. Du kannst zum Beispiel alle Heldenrollen oder alle Opferrollen jeweils auf einmal loslassen.

Du kannst die Rollen und die dahinter verborgenen Gefühle von Schuld und Versagen integrieren. Du kannst eine neue Ebene der Ganzheit erreichen.

Schließe dich bei allem auch selbst mit ein. Das ist eine weitere einfache Möglichkeit, um über Rollen hinauszugehen. Rollen geben sozusagen allen anderen Mitspielern gute Karten außer dir selbst; sie betrachten dich nicht als Teil des Spiels. Sich selbst einzuschließen ist eine Form von Selbstliebe, die Geben fördert und Empfangen zulässt.

Verpflichte dich auf Ebenbürtigkeit. Rollen halten dich über oder unter anderen Personen fest und damit verhindern sie Nähe und Fluss. Entscheide dich für deinen Partner bzw. für deine Partnerin, für deine Arbeit und für den nächsten Schritt. Auf diese Weise kannst du alle abgespaltenen Persönlichkeitsanteile zurückholen, die verloren gegangen waren. Es hilft dir, über die gegenwärtigen Probleme hinauszugehen. Es bringt dich und deine Beziehung einen ganzen, wichtigen Schritt vorwärts.

Rollen erzeugen Flauheit und Kälte in einer Beziehung, während Intimität Leben mit sich bringt. Rollen sind auch ein gutes Instrument, um unsere Lebensaufgaben abzulehnen. Rollen scheinen

nämlich zu beweisen, dass wir auf uns selbst gestellt sind und dass weder andere Menschen noch der Himmel uns unterstützen. Diese Einstellung liebt das Ego, da es dann auf Kosten von Leichtigkeit und Partnerschaft selbst stark bleiben kann.
Gib Rollen auf und finde dein wahres Selbst. Das wird deiner Beziehung mehr »Saft« geben.

Lektion 51

Vernachlässigung heilen

Vernachlässigung ist eine der Hauptfallen in Beziehungen, die sich jedoch leicht heilen lässt. Der erste Schritt besteht darin festzustellen, wie sehr du dich vernachlässigt fühlst. Stelle dann fest, wie sehr du selbst deinen Partner und deine Kinder vernachlässigst. Meistens vernachlässigt man andere im gleichen Umfang, wie man sich selbst vernachlässigt gefühlt hat.

Das kann man aber alles ganz leicht ändern. Deine Eltern haben dich vernachlässigt, weil sie selbst schon vernachlässigt wurden. Aus diesem Grund konnten sie nicht fürsorglich für jemand anderen sein, da sie selbst gar keine »eingebaute« Nähe kannten. Wenn schon deine Eltern keine Nähe von ihren eigenen Eltern empfangen haben, können sie zumindest Nähe von dir bekommen. Es spricht alles dafür, dass du Fähigkeiten von der Seelenebene mitgebracht hast, um genau dieses Problem zu lösen.

ÜBUNG Frage dich, wenn du es wissen könntest, zu wie viel Prozent zwischen null und einhundert du dich vernachlässigt gefühlt hast, als du aufgewachsen bist? ......
Frage dich, zu wie viel Prozent fühlst du dich in deiner jetzigen Beziehung vernachlässigt? ......
Frage dich dann, wenn du es wissen könntest, zu wie viel Prozent du deinen Partner, deine Partnerin vernachlässigst? ......
Und frage dich schließlich noch, sofern du das wissen könntest, zu wie viel Prozent du deine Kinder vernachlässigst? ......

Das erinnert mich an einen Witz über einen Mann und eine Frau in England, die seit einer Weile verheiratet waren und die, nachdem ihre Beziehung ziemlich unglücklich geworden war, endlich einen Therapeuten aufsuchten. Die ersten vierzig Minuten lang beklagt sich die Frau über ihre Einsamkeit, über den Mangel an Nähe und Intimität mit ihrem Mann und allgemeine Gefühle der Entbehrung und Vernachlässigung.

Der Therapeut steht schließlich auf, geht um seinen Schreibtisch herum, bittet die Frau aufzustehen, knöpft ihre Bluse auf, umarmt sie, liebkost ihren Busen und küsst sie leidenschaftlich, während sich ihr Ehemann mit hochgezogenen Augenbrauen das Ganze ansieht. Die Frau setzt sich im Anschluss daran benommen hin und beginnt, ihre Bluse zuzuknöpfen.

Der Therapeut wendet sich an den Mann und sagt: »Ihre Frau braucht das mindestens dreimal pro Woche. Können Sie das schaffen?« Der Mann denkt etwas nach und antwortet dann: »Na ja, ich kann sie montags und mittwochs hier vorbeibringen, aber am Freitag spiele ich Golf.«

Es stimmt tatsächlich: Manche von uns haben keinen Schimmer, wie wenig es braucht, um das Gefühl der Vernachlässigung, das unser Partner, unsere Partnerin spürt, zu beenden.

Wenn deine Eltern weder die Fürsorge, den Zuspruch und den Trost noch die Unterstützung aufgebracht haben, die du dir als Kind gewünscht und die du gebraucht hast, dann warst du derjenige, der all das für sie aufbringen sollte. Und diese Gaben werden auch dich selbst erfüllen, wenn du sie mit anderen teilst. Öffne dein Herz, deinen Geist und deine Seele und bringe die Fähigkeit der Fürsorge hervor, die Vernachlässigung heilt. Teile sie mit deinen Eltern, bis sie von dieser Gabe erfüllt sind. Dann stelle dir vor, sie über deine Eltern hinaus bis dorthin zu geben, wo die Vernachlässigung erstmals anfing, um sie an dieser Stelle zu heilen. Dann teile diese Gabe der Fürsorge mit deinem Partner und deinen Kindern.

Was es auch sein mag, was dir deine Eltern nicht gegeben haben, was dein Partner nicht für dich aufbringt, obwohl du es dir vielleicht von ihm wünschst: Du bist die Person, welche die Gabe mitgebracht hat, die du von ihnen erwartest. Lass das alles jetzt los und öffne dich für dieses Geschenk von innen, um es jedem aus ganzer Seele heraus zu geben.

Der Himmel wird dich auch nicht ohne Trost lassen. Er wird dir ein Geschenk geben für deine Eltern, für deinen Partner und für deine Kinder. Teile deine Gabe der Fürsorge und sie wird *dich* heilen und erfüllen.

Lektion 52

Kontraktion

Wir kommen in eine Beziehung mit Kontraktionen, mit Verkürzungen, Minderungen, Anspannung. Eine Kontraktion tritt auf, wenn wir unser Selbstgefühl aufgrund von Leid oder Angst eingeschrumpft haben. Der Sinn und Zweck einer Beziehung besteht nicht nur darin, gemeinsam Glück zu erzeugen, sondern diese Kontraktionen oder Zusammenziehungen zu heilen, damit wir wahre Liebe, Kreativität und das gemeinsame Goldene Leben erfahren.

Wenn wir unserem Partner davonlaufen, sobald Kontraktionen auftreten, werden wir nie eine erfolgreiche Beziehung führen. Diese Verspannungen bleiben ein Teil von uns, weil uns unser Ego eine ganze Liste von vermeintlichen Vorteilen angedreht hat, warum es sich angeblich lohnt, klein zu bleiben. Es verspricht uns, dass Kleinsein Sicherheit bedeutet. Das stimmt aber nicht. Man gibt zwar sicherlich eine kleinere Zielscheibe ab, wenn man klein bleibt, aber jedes Schrumpfen und Zusammenziehen zieht wie magnetisch andere traumatische Geschehnisse an. Die Absicht des Egos besteht darin, uns noch kleiner zu machen, während unser höheres Bewusstsein darauf hofft, dass wir einen Impuls zur Heilung erfahren, wenn eine Kontraktion auftaucht.

Menschen mit Kontraktionen verhalten sich entweder auf eine überspannt aufgeblasene Art, oder sie wirken, als ob ihnen die Luft abgelassen worden wäre. Vielfach ziehen sich diese Gegensätze an. Kontraktionen entstehen ganz alltäglich.

Alles läuft vielleicht gerade rund und »wumm!« taucht eine Kontraktion aus der Vergangenheit auf, und du gerätst ganz außer dir, verlierst den Kontakt zu dir selbst, zu deinem Partner und zum Himmel. Hinter dir liegt vielleicht eine romantische, leidenschaftliche Nacht wie in den Flitterwochen, und du wachst auf und fühlst dich einen Kilometer von deinem Partner entfernt, mit dem du gerade das Bett teilst. Das bedeutet nur, dass in der Nacht eine Kontraktion an die Oberfläche gekommen ist, um geheilt zu werden.

In jeder erfolgreichen Beziehung wirst du Tausende von Kontraktionen heilen, von Verspannungen und Neigungen, sich klein zu machen. Da kommt es auf eine mehr auch nicht mehr an, oder?! Es gibt jedoch große Kontraktionen, um die man sich kümmern muss, weil sie deine Beziehung sonst dauerhaft belasten.

Der einfache Weg, eine Kontraktion zu heilen, besteht darin, sie dem Himmel zu übergeben. Sobald du sie dem Himmel übergibst, sieh und spüre, was dir an ihrer Stelle gegeben wird. Das funktioniert immer, es sei denn, du benutzt das Problem als Teil einer versteckten Absicht.

Die zweite Methode, die wirklich gut funktioniert, besteht darin, sich verbindlich für den Partner, für die Partnerin zu entscheiden, für Ebenbürtigkeit oder für den nächsten Schritt. Jede dieser verbindlichen Entscheidungen wird das Selbst wiedererlangen, das am Anfang der Kontraktion verloren ging. Dabei musst du gar nicht in die ursächliche Situation zurückgehen, in der du dich verloren hast. Die verbindliche Entscheidung bringt dich dir selbst zurück, deinem Partner und dem Leben.

Ungeachtet dessen, ob Kontraktionen als Folge eines Ereignisses oder anscheinend grundlos auftreten, solltest du doch daran denken, dass sie zwar nicht angenehm sind, aber immerhin ist nun das, was versteckt und deshalb unzugänglich war, sichtbar geworden und bereit, geheilt zu werden.

In Wahrheit sind wir großartig erschaffen worden. Großartigkeit selbst hat uns großartig erschaffen. Wir haben andere Ichvorstellungen erzeugt, die Schmerzen, Leid und Probleme in unser Leben gebracht haben. Die können wir jetzt jedoch loslassen und zu unserer Großartigkeit und Herrlichkeit zurückkehren und Kleinheit und ein Leben im Versteck aufgeben. Damit würden wir auch die übertriebene Selbstdarstellung und die Aufgeblasenheit ablegen, die wir als Kompensation für unser Minderwertigkeitsgefühl benutzen. Jede Kontraktion, die wir heilen, hilft unserem Partner vorwärts. Wenn wir zusammen eine Verkrampfung heilen, die ein Problem gewesen ist, können wir gleich zwei Stufen auf der Treppe zum Himmel nehmen.

Du darfst es nicht falsch verstehen, wenn die Herausforderungen durch Kontraktionen an die Oberfläche gelangen. Sie sind zu deinem Nutzen da. Entscheide dich dafür, sie in dir zu heilen. Wenn dein Partner oder deine Partnerin eine Kontraktion hat oder wenn eine Reihe von Schichten davon hochkommt, dann entscheide dich verbindlich für sie oder ihn, damit sie bzw. er sich relativ leicht durch diese Verspannungen hindurchbewegen können. Das Einzige, was schlimmer ist, als einen »eingeschrumpften« Partner zu haben, ist, selbst einer zu sein.

Es entspricht dem Wesen des Unterbewusstseins, wenn ein Thema bei deinem Partner auftaucht und bei ihm geheilt wird, dir infolgedessen die Umstände erspart werden, dieses spezielle Thema bei dir zu heilen. Wenn du also richtig erkennst, was gut für dich selbst ist, dann wirst du deinen Partner bzw. deine Partnerin dabei unterstützen, seine bzw. ihre Kontraktionen zu überwinden (und damit auch deine eigenen).

Es gilt auch: Mach dich nicht fertig, wenn du eine Kontraktion erfährst. Vergib dir einfach selbst, denn Vergebung ist die Wahrheit, die deine Öffnung wieder möglich macht.

Lektion 53

Rohr frei, um loszulassen

Janine kam ganz fahl und verhärmt in mein Büro und sah so gar nicht nach ihrem gewohnt überschwänglichen Selbst aus. Sie arbeitete als Model, war aber so niedergeschlagen wegen des Bruchs mit ihrem Freund Mark, dass sie alle Aufnahmetermine abgesagt hatte. Sie hatte das schon kommen sehen und sich schließlich entschieden, sich dem herrischen Verhalten ihres Freundes entgegenzustellen. Sobald Janine ihn wegen seines unerträglichen Verhaltens zur Rede gestellt hatte, war die Beziehung beendet, und sie hatte ihn aufgefordert auszuziehen.

Er war dann vorbeigekommen, um ein paar seiner Sachen abzuholen, und spielte sich sehr auf, redete darüber, wie gut es ihm ging und wie gut das Leben war. Obwohl Janine sich deprimiert fühlte, konnten wir über sein Verhalten gut lachen und erinnerten uns an ein Wort von Shakespeare, das wir umformulierten zu »Mich deucht, er protestiert zu sehr«.

Janine hatte eine Menge an Wut über Mark während all der Monate angestaut, während sie sein schlechtes Verhalten geduldet hatte. Ich machte sie darauf aufmerksam, dass ihr Ärger und ihr Kummer nur eine Form darstellten, an ihm festzuhalten. Sie hatte mir schon am Telefon berichtet, wie Mark am Anfang der Woche versucht hatte, mit ihr einen Streit anzufangen. Ich wies sie darauf hin, dass dies seine Methode war, an seiner Unabhängigkeit festzuhalten, während er sich zugleich durch den Streit bei ihr »einhakte«, um sie ihrerseits dazu zu bringen, an ihm festzuhalten. Ich sagte ihr, es sei gleich, ob Mark das nun bewusst oder instinktiv so machte, und dass es Zeit war, loszulassen und weiterzugehen.

Als Nächstes sprachen Janine und ich darüber, dass beide Partner sich dazu entschlossen haben, wenn eine Beziehung endet. Einer übernimmt beim Zerbrechen der Beziehung die Rolle des Unabhängigen, manchmal auch des Schuftes, während der andere sich freiwillig die Rolle des Abhängigen aussucht, was manchmal auch die Opferrolle ist.

Da sie in den vergangenen zehn Jahren immer wieder einmal an Partnerworkshops teilgenommen hatte, wusste Janine, dass die Frage von Unabhängigkeit und Abhängigkeit die größte Lektion für eine Beziehung darstellt. Jede Beziehung, die sie seither eingegangen war, gestaltete sich etwas besser als die jeweils vorherige, und mit etwas Coaching war sie rasch dabei vorangekommen, sich für das nächste Stadium ihres Lebens zu entscheiden. Das tat sie sowohl, indem sie losließ, als auch, indem sie alle bisher noch nicht erlernten Lektionen über Unabhängigkeit und Abhängigkeit aufarbeitete.

ÜBUNG Ich fragte Janine, welche Seelengabe sie für ihren Exfreund mitgebracht hatte, um ihn vor sich selbst zu retten, und sie antwortete: »Vergebung.« Und ich fragte sie, welches Geschenk der Himmel ihm durch sie geben wollte, und sie sagte: »Die Vergangenheit loslassen«, da ihr Exfreund als Junge einige ziemlich traumatische Erlebnisse durchgemacht hatte.
Ich bat Janine, sich erneut und verbindlich für den nächsten Schritt in Beziehungen zu entscheiden und auch für das Teilen ihrer Gaben. Janine fühlte sich schon besser, aber es gab noch mehr. Ich erzählte ihr vom Handelsposten des Himmels – eine

Heilmetapher, wie man Schmerz und Probleme dem Himmel übergibt und etwas Positives an deren Stelle empfängt. Janine fühlte sich spirituell ausreichend verbunden, um diese Abkürzung zu nutzen.

Danach lud ich Janine ein, sich selbst für alles zu verzeihen, was in der Beziehung geschehen war und was sie mit ihrem Freund hatte geschehen lassen, denn wie es im *Kurs in Wundern* heißt: »Nur glückliche Anblicke und Klänge können ein Bewusstsein erreichen, das sich selbst vergeben hat.«*

Janine fühlte sich schon etwas besser, aber noch nicht richtig gut. Also versprach ich ihr, dass wir eine umfassende Reise durch unbewusste Muster unternehmen würden.

ÜBUNG Wir fingen mit Verlust und Trauer an, und ich bat sie, alle ihre Verlust- und Trauergeschichten aufzugeben. Geschichten sind unbewusste Seelenmuster, die wir Kapitel um Kapitel weiterschreiben, manchmal negativ, manchmal positiv. Nachdem sie diese Trauergeschichten und all die anderen Fallen zum Handelsposten des Himmels genommen und sie umgetauscht hatte, erhielt sie Glück, Frieden, Gnade, Liebe, Selbstwert, Licht, Freiheit etc. Als Nächstes ließ ich sie all ihre Verlust- und Kummer-Verschwörungen zu diesem Handelsposten bringen. Verschwörungen sind Fallen des Egos, die so gebaut sind, dass es aussieht, als ob es keinen Ausweg mehr gäbe.

Dann ließ ich sie mit ihren Schatten arbeiten, beispielsweise mit dem »Ich habe immer Pech-Schatten«, und half ihr, sie alle loszulassen. Dann löste sie sich von ihren Verlust- und Traueridolen,

* Quelle: *Kurs in Wundern*, im Original Lektion 291, 6

die unbewusste Orte darstellen, an denen wir insgeheim Verlust und Trauer anbeten, als ob sie uns glücklich machen oder retten könnten.
Danach führten wir die gleichen Übungen durch für Angst, Depression, Zorn, gebrochene Herzen, Rachegelüste, Bedürftigkeit, Abhängigkeit, Schuldgefühle, Selbstwertmangel, Opfermuster, Unabhängigkeit, Festhalten, Erwartungen, Kontrollzwang, Machtkämpfe und Leblosigkeit. Im Anschluss daran fühlte sich Janine um vieles leichter und lebendiger und sie spürte, dass nun ein starker Fluss in ihrem Leben war.
Ich spürte intuitiv in sie hinein, da sie wusste, dass ich diese Gabe besitze. Ich sagte ihr, dass in den meisten Beziehungen, die so lange dauerten wie ihre soeben beendete, die in etwa eineinhalb Jahre gehalten hatte, es meistens ein Jahr dauerte, um über die Trauerphase hinauszugelangen und bereit und offen für eine neue Beziehung zu sein. Manche Menschen könnten das jedoch in sehr viel kürzerer Zeit schaffen, sogar in nur wenigen Minuten. Als ich mich auf sie einstellte, sah ich sie im Dezember mit einem neuen Partner infolge der Arbeit, die sie gerade geleistet hatte. Ich sagte ihr, dass nur noch zwei weitere wichtige Schichten zu heilen wären und dass sie jede Schicht leicht heilen könnte, wenn sie sich darauf einließ, meine Unterstützung zu spüren, und wenn sie den Handelsposten des Himmels aufsuchte, der immer offen und bereit sei, uns Leid und Illusion abzunehmen und uns im Gegenzug etwas Besseres zurückgäbe. Janine traf tatsächlich jemanden Anfang November, nur einen Monat nach unserer Sitzung, und war im Dezember verlobt.

Ich lade dich also ein, die Übungen, die in diesem Kapitel enthalten sind, zu nutzen, um zu heilen, was gerade in deiner

Beziehung oder in irgendeiner Situation ansteht. Wenn du diese unbewussten Elemente loslässt, dann macht das dein Bewusstsein wieder ganz und einheitlich, und es bringt dich in engeren Kontakt mit deinem Partner und dem Leben.

In den USA ist ein *Rotor Rooter* eine Rohrreinigungswelle, mit der man verstopfte Abflüsse und Toiletten wieder freibekommt. Ich empfehle diese *Rohr frei*-Übung, wenn man etwas loslassen muss. Wenn du etwas, woran du anhaftest, loslässt, dann gehst du über das, was dich blockiert, und zugleich auch über dein Problem hinaus. Es gibt kein Leid und kein Problem, wenn nicht eine dich fesselnde Anhaftung vorliegt.

Lektion 54

Spencer und Diana

Spencer und Diana waren alte Klienten von mir, die üblicherweise jeden Monat fünftausend Pfund zu wenig für ihre Hypothek, den Haushalt, das Büro, den Assistenten, die Collegegebühren ihres Sohnes und Spencers Bildhauerausgaben aufbrachten. Er war ein großartiger Künstler, der wunderschöne Arbeiten herstellte, aber einfach nicht genug verdiente, um alle Rechnungen zu bezahlen. Ihre Ersparnisse waren aufgezehrt.

Wir fanden heraus, dass sich Dianas Einstellung zu Geld am besten mit den Worten »jeden Pfennig sparen« ausdrücken ließ und dass sie sich finanziell unsicher fühlte, seit sie Spencer geheiratet und dann ihren Sohn bekommen hatte. Spencers Stil im Umgang mit Geld war das genaue Gegenteil. Wenn er über Geld verfügte, nachdem er eine große Skulptur verkauft hatte, gab er es großzügig aus.

Ihre Beziehung war nach Jahren des Machtkampfes sehr viel stärker und besser geworden, aber diese Meinungsverschiedenheit hatten sie noch nicht überbrücken können. Ich lud sie ein, sich die Distanz zwischen ihnen beiden als ein Gewässer vorzustellen, um dann ihre Meinungsverschiedenheit zu überbrücken. Die Distanz veränderte sich, als sie sich vorstellten, wie Licht sie zwischen ihnen beiden überbrückte, und sie konnten die Entfernung zwischen sich verringern, von einem anfänglich großen See zu einem kleinen Bergbach. Nachdem sie ihre Lichtbrücken gebaut hatten, stellten sie sich vor, dass sie nebeneinander standen und, nachdem sie die letzte Brücke gebaut hatten, ihre beiden Lichter zu einem einzigen verschmolzen.

Dann forderte ich sie auf, sich einmal anzuschauen, in welchen Formen der Aufopferung sie sich befanden. Beide gaben zu, viel zu opfern. Ich erklärte Spencer und Diana, dass diese erdrückende Aufopferung wie eine Sabotage für ihren Erfolg wirkte, denn mehr Erfolg bedeutete einfach nur noch mehr Opfer für sie.

Die Aufopferung entstand durch Rollen, und die Rollen gingen auf entscheidende Traumata in ihrem Leben zurück, zu denen es gekommen war, als sich Spencers Eltern scheiden ließen – da war er zwei Jahre alt – und Dianas Eltern sich scheiden ließen, als sie vier Jahre alt war.

Mit Rollen kompensierten sie Versagensgefühle und die Ansicht, dass sie nicht liebenswert genug seien oder dass es an ihnen gelegen hatte, dass sich ihre Eltern trennten. Ich zeigte ihnen, wie Versagen, Schuld und gebrochene Herzen auf einer unterbewussten Ebene Teil des Ego-Plans waren, Unabhängigkeit zu gewinnen. Die Rollen, die sie zur Kompensation übernahmen, waren Teil der Strategie des Egos, schlechte Gefühle zu überdecken. Die Eigensabotage war ein weiterer Abwehrmechanismus des Egos, sie vor völliger Erschöpfung durch ihre Rollen zu bewahren, derweil sie das Ego jedoch immer weiter vom Erfolg entfernte und großem Mangel und Zerbrechen der Beziehung näher brachte.

Als sie erst einmal realisierten, was sich abspielte, übergaben sie ihre Sabotage, ihre Rollen und Traumata dem Handelsposten des Himmels, um dies alles gegen Liebe, Frieden und Fülle einzutauschen. Da ich gehört hatte, wie sich Spencer am Anfang der Sitzung selbst wegen seiner Einstellung zu Geld verflucht hatte, untersuchte ich unbewusste Verwünschungsmuster, die dazu führen können, dass jede Fülle, die sich zeigt, verwelkt. Diana hatte Spencer seit Beginn ihrer Beziehung etwa tausend Mal verflucht und er sie ungefähr hundert Mal. Spencer hatte andere Leute dreißigtausend Mal verflucht und sich selbst fünfundsiebzigtausend Mal. Diana hatte andere Hunderte von Malen verwünscht und sich selbst ein paar Dutzend Mal. Ich bat sie zu überlegen, welche Wirkung das auf ihre Geldsituation gehabt hatte, und beide sagten, dass ihnen das viel Unheil gebracht hätte.

Ich schickte sie zum Handelsposten mit all diesen Verwünschungen und auch mit dieser Strategie des Verwünschens an sich. Sie kamen zurück mit Glück, Erfolg und dem Gefühl, gesegnet zu sein.

Als Nächstes gingen wir ins Unbewusste, und ich ließ sie ihre »Pakte mit dem Teufel« untersuchen, oder, um einen moderneren Begriff zu verwenden, ihre Abmachungen mit dem Ego.

Diana hatte je siebzehn und dreißig auf zwei verschiedenen Ebenen ihres Bewusstseins und Spencer zehntausend. Ich griff die Metapher vom Teufel auf und sprach davon, wie die Teufel ihre Leiden und den Mangel über Jahre hinweg genossen. Die Teufel wussten aber auch, dass sie eines Tages eine Chance bekämen, erlöst zu werden, wenn sie beide an ihrem »Pakt mit dem Teufel« würden festhalten können. Ich fragte sie, ob der Teufel die Abmachung eines einzigen dieser Pakte in der Vergangenheit eingehalten hätte, und als sie darüber nachdachten, stellten sie fest, dass das kein einziges Mal der Fall gewesen war. Damit waren die Abmachungen hinfällig, obwohl die Teufel sie noch häufig aufsuchten, um ihr Soll an Leid abzuholen.

Ich fragte sie, welche höheren Freunde sie um Hilfe bitten würden, um dieses Thema aufzulösen. Diana sagte, dass sie Jesus um Hilfe bitten würde, und Spencer sagte, dass er »die Kraft« anrufen würde. Ich ließ Diana Jesus' Hand halten, und bei Spencer kam die Kraft durch ihn hindurch und löste die Dämonen ab, die Pakte geschlossen hatten, um sie ins Licht mit zurückzunehmen. Das hob die Abmachungen im Licht der Gnade und der Kraft auf, die durch sie hindurchflossen. Beide sagten, dass sie eine enorme Erleichterung und Befreiung spürten, als diese Übung abgeschlossen war. Sie hatten unter einem Druck gelitten, von dessen Existenz sie nichts gewusst hatten.

Als Nächstes fragte ich Diana, welches Suchtverhalten sie im Hinblick auf Geld hatte, und sie antwortete: »Sorgen.« Wir fanden heraus, dass sie vierzehn Sorgen-Abhängigkeiten hatte und in einer tieferen Schicht des Bewusstseins siebzehn Idole in Bezug auf Geld. Spencer hatte dreißig Suchtmuster des Frönens und Verwöhnens und zwanzig Idole des Geldes. Als ich sie bat, darüber nachzudenken, welche Auswirkungen das auf ihre Geldsituation hatte, erkannten sie, dass bereits diese Muster ihre Fähigkeit zu empfangen blockieren und sie damit aus dem Energiefluss von Geld herausfallen könnten.

Am Ende ihrer zweistündigen Sitzung fühlten Spencer und Diana, dass ihre Blockaden in Bezug auf Fülle beseitigt worden waren. Diana dankte mir für eine Sitzung zwei Monate zuvor, die sie von einem chronischen Gesundheitsproblem befreit hatte, das monatelang bestanden und auf medizinische Behandlung nicht angesprochen hatte. Sie berichtete, dass auch diese Sitzung sich für sie wie ein wichtiger Durchbruch anfühlte.

Lektion 55

Die Beziehung nutzen

Du kannst deine Beziehung als ein kraftvolles Instrument der Heilung nutzen. Da alle Probleme, gleich, welche Symptome sie zeigen, mit Beziehungen zu tun haben, kannst du auch die Kraft deiner Beziehung nutzbringend einsetzen, um diese Themen zu heilen. Auch wenn du derzeit keinen Liebespartner hast, kannst du deine Beziehung mit irgendjemandem, einschließlich Gott, nutzen, um ein Problem zu verwandeln.

Meine Frau Lency und ich kamen darauf, als unser Sohn, unser erstes Kind, eine Kolik hatte. Sechs Monate lang taten wir fast nichts anderes, als gerade notwendig war, und wir wechselten uns dabei ab, unser Baby in den Armen zu halten, während der andere arbeitete. Wir waren jeweils nur wenige Stunden am Tag erreichbar. Nachdem ich sechs Monate hindurch meine Frau kaum gesehen hatte, engagierte ich eine Babysitterin, damit sie sich um Chris, unseren Sohn, kümmerte, während wir in unserem Schlafzimmer ein Picknick-Date hatten.

Das war die schönste Zeit seit Langem, auch, um sich endlich einmal wieder miteinander austauschen zu können. Aber wir bemerkten, dass sich Chris in den folgenden fünf Tagen wie ein normales Baby verhielt. So begannen wir, feste Zeiten zu vereinbaren, um uns auszutauschen und uns miteinander zu verbinden. Und pünktlich wie ein Uhrwerk erholte sich Chris im Anschluss daran fünf bis sieben Tage lang deutlich.

Dann stellten wir eines Abends während unserer festen gemeinsamen Verabredung einen Freund mit einem Drogen-

und Alkoholproblem gedanklich zwischen uns, und wir kommunizierten und verbanden uns miteinander in der Absicht, ihm zu helfen. Innerhalb einer Woche stellten wir fest, dass er sein Hauptdrogenproblem aufgegeben und seinen Alkoholkonsum deutlich eingeschränkt hatte. Und diese »Wirkung« hielt auch an.

Ich habe, während ich noch im südlichen Kalifornien lebte, am *Wholistic Health Institute* einige Jahre lang einen Kurs angeboten, der »Beziehungen heilen« hieß. Es ging darum, wie alle unsere Krankheiten etwas mit unseren Beziehungen untereinander, mit unseren Beziehungen zu uns selbst und zu Gott zu tun hatten. Und wie die Kraft von Beziehungen in Bezug auf Liebe und Heilung angewandt werden konnte, um unsere Krankheiten zu heilen.

Vor Kurzem rief mich ein alter Freund an, mit dem ich eine ganze Zeit lang nicht mehr gesprochen hatte. Beim letzten Mal lief es geschäftlich sehr gut für Bill und auch in seiner Beziehung und ihm selbst ging es gut. Aber kurz nachdem wir uns das letzte Mal gesehen hatten, hatte er es sich vermasselt, indem er eine kurze Nacht mit einer Frau aus seinem Büro verbracht hatte. Von diesem Zeitpunkt an ging für ihn alles den Bach runter: sein Geschäft, seine Beziehung und sein Selbstbild. Es kostete ihn große Überwindung, mich anzurufen, aber er tat es dann doch, weil er nicht mehr aus noch ein wusste.

Ich schlug Bill vor, sich von unserer Webseite das Buch *The Relationship Emergency Kit* (deutsch: »Beziehungs-Notfall-Set«) herunterzuladen. Dann meinte ich, er sollte die Distanz zwischen sich und seiner Partnerin wie ein Gewässer betrachten. Bill fand, dass sie so groß wie der Pazifik wäre. Ich schlug ihm vor, eine Lichtbrücke zu bauen von seinem eigenen Licht zu dem seiner Partnerin. Als er das machte, sagte Bill, dass er nun seine Frau Phaedra ganz nahe spürte. Ich sagte ihm, dass sie sich noch näher seien und nicht nur nebeneinanderstünden, wenn sich die beiden Lichter zu einem einzigen miteinander verbänden. So bat ich ihn, erneut eine elegante Lichtbrücke aus seinem Inneren zu ihrem inneren Licht zu bauen, damit sie zu einem einzigen Licht miteinander verschmelzen könnten.

Als er das tat, beschrieb er einen Frieden, den er zum ersten Mal seit einem ganzen Jahr in sich fühlte. Was seine brennende Frage anging, ob er seiner Frau etwas erzählen sollte oder nicht, meinte ich, dass er sich darüber am besten mehr Informationen besorgen sollte. Eine Möglichkeit bestand darin, *The Relationship Emergency Kit* zu lesen, denn wenn er Phaedra erst einmal etwas von seiner Affäre erzählt hatte, würde sie an einem Scheideweg stehen und sich überlegen, ob sie die Beziehung aufrechterhalten oder aufgeben sollte.

Manche Frauen wollen unbedingt informiert werden, und andere bestehen darauf, nichts davon wissen zu wollen. Seine Aufgabe bestand darin herauszufinden, wie Phaedra zu dieser Frage stand.

Aber zunächst sollte er seine Affäre, die seinem Bedürfnismuster entsprach, zwischen sie beide stellen und eine Lichtbrücke bauen, bis er und seine Frau wieder Einheit erreicht hätten. Ich sagte Bill, dass der Schlüssel, um seine Firma und seine Beziehung zu retten, darin lag, sich mit seiner Frau auf so vielfältige Weise wie möglich zu verbinden und zu vereinen – mithilfe der Lichtbrückenübung, der Kommunikation und einiger anderer Methoden zur Verbundenheit, die er gelernt hatte.

Ich schlug ihm auch vor, das Manuskript zu lesen, *How to Know When Your Relationship is Over and How to Change it*

When it's Not (auf Deutsch in etwa: Wie weiß man, wenn die Beziehung vorbei ist, und was kann man tun, wenn das nicht der Fall ist), das auch auf unserer Webseite zu finden ist. Es beschreibt viele hilfreiche Prinzipien und Übungen, die auch ihm für seine Beziehung mit Phaedra helfen konnten. Er war einigermaßen erleichtert und schöpfte neue Hoffnung für sein Leben, statt zu denken, dass er es völlig sabotiert hatte.

ÜBUNG Nutze deine Beziehung, um jeden anderen Teil deines Lebens aufzubauen. Indem du dich mit deinem Partner vereinst, bewegt sich dein Leben voran und du kannst das ganz speziell nutzen, um bestimmte Probleme aufzulösen. Du kannst um die Hilfe deines Partners bitten und mit ihm oder ihr in der Absicht kommunizieren, eine neue Ebene von Nähe und Intimität zu erreichen. Auch wenn nicht das gesamte Problem gelöst wird, so wird doch eine Schicht besser werden. Wenn du ein Problem hast, dann bedeutet das, dass dieses Problem dir näher ist als dein Partner bzw. deine Partnerin. Lasse dich einfach darauf ein, dich mit ihm oder ihr mehr zu verbinden, von Herz zu Herz und Geist zu Geist, damit euch nichts näher ist als ihr euch gegenseitig nahe seid. Es ist eine Möglichkeit, das Problem Schicht um Schicht abzuschmelzen, wenn es schon nicht mit einem Mal gelingt.

Lektion 56

Was Frauen verrückt macht

Ich habe das als Kind beobachtet. Mein Vater verhielt sich meiner Mutter gegenüber absolut falsch. Auf diese Weise war garantiert, dass er sie weiter ärgern würde. Ich dachte mir, »Nein, Dad, mach so nicht weiter«, aber er tat es trotzdem immer wieder.

Wenn meine Mutter sich über irgendetwas geärgert hatte, reagierte mein Vater ganz rational darauf. Wenn sich meine Mutter noch mehr ärgerte, wurde er superrational, was meine Mutter bald zum Wahnsinn brachte. Daraufhin wurde mein Vater ultrarational, und meine Mutter rastete dann völlig aus. Die Folge war einige Tage lang Streit.

Frauen reagieren auf Vernunft, aber etwas an einer rein rationalen Vorgehensweise macht sie verrückt. Es muss wohl daran liegen, dass Rationalität dissoziiert ist, wie abgespalten von der Ganzheit, und einen Abwehr- oder Verteidigungsmechanismus darstellt, während Frauen aber sensibles Eingehen auf ihre Thematik und *Joining*, innige Verbundenheit, spüren wollen. Sie erwarten nicht, dass ihre Probleme gelöst werden. Sie suchen nach Liebe. Wenn sie Liebe erhalten, werden sie die Probleme selbst lösen, sie werden ihren Mann zufriedenstellen und das Essen machen. Da die meisten Männer sich als »Helden« sehen und als »Mister Fix-it«, also als Problemlöser, begreifen sie das nicht. Und wenn sie sich dann in solchen Situationen auf die rationale Ebene begeben, verstört das ihre Frauen sehr.

Vor einiger Zeit habe ich zusammen mit meiner Frau einen Film gesehen, der »The Changeling«* heißt. Er spielte in den späten 1920er- und frühen 1930er-Jahren. Darin wurde eine bestimmte Haltung deutlich, der zufolge Frauen als zu emotional und irrational betrachtet wurden, vertreten von einem der Polizeioffiziere. Signifikant wurde diese Haltung, als der Polizist der Frau ein anderes Kind zuschob, um ihr ihren vermissten Sohn zu ersetzen. Sie akzeptierte das Kind zunächst auch, kehrte dann aber zu dem Polizisten mit unwiderlegbaren Beweisen zurück, wonach ihr der falsche Junge zugeteilt worden war. Daraufhin ließ der Polizeioffizier sie in eine Nervenheilanstalt einweisen.

Es funktioniert nicht, Frauen rational zu behandeln. Das beruht auf alten Ideen über Frauen, ihre Rollen und ihre Schwächen. Das ist eine dissoziierte und chauvinistische Einstellung. Die Unterschiede zwischen Männern und Frauen verdienen zwar nicht enden wollenden Humor, aber es zeugt nur von Konkurrenzdenken, wenn man ernsthaft die eine oder die andere Seite schlecht machen wollte, und das würde nur aus Unsicherheit und infolge eines Autoritätskonflikts geschehen. Konkurrenzmuster führen zu Streit und Rückzug, und sie sind das Gegenteil von *Joining,* das zu *Bonding* führt, zu Verständnis, Gegenseitigkeit und Ebenbürtigkeit.

Also, Männer: Was immer ihr auch tut, seid nicht »rational« mit Frauen. Frauen wollen keine »talking heads«, keine sprechenden Köpfe. Sie wollen keine dissoziierten Ideen. Sie gehen gern auf Vernunft ein oder auf Ideen, die mit dem Herzen verbunden sind. Aber wenn man in einer Beziehung

* Deutscher Titel: »Das Grauen«. (Anm. d. Ü.)

versucht, rein intellektuell und rational etwas zu besprechen, dann steckt da immer auch etwas Herablassendes drin. Wenn Frauen davon genug gehört haben, explodieren sie oder fangen an, den Mann zu verachten, weil er ohne Gefühl spricht oder sie einfach abblockt. Das habe ich jahrzehntelang bei Workshops und Eheberatungen beobachtet. Ein Mann kommt damit vielleicht durch, wenn seine Partnerin genauso dissoziiert ist, aber üblicherweise baut sich so lange Unmut auf, bis es zu einem Ausbruch kommt.

Frauen werden nicht zuhören, wenn sich der Mann von ihnen emotional trennt. Sie wollen gehört und in den Arm genommen werden und Verbundenheit spüren.

Und, ihr Frauen: Wenn ihr euren Mann darüber aufklären würdet, was ihr wirklich wollt, dann wird er euch ewig dankbar sein, denn er will es ja so machen, wie es für euch stimmig ist. Nachdem ihr ihn aufgeklärt habt, motiviert ihn mit Belohnungen und er wird euch überall hin folgen!

Lektion 57

Unterwerfungsfantasien und Unabhängigkeit

Wenn wir Bonding verloren haben, entweder als Kind in unseren Ursprungsfamilien oder in einer Beziehung, dann steckt darunter der geheime Wunsch, unabhängig zu sein. Zerbrochene Verbundenheit vermehrt den Dualismus in der Welt, sodass überall dort, wo es irgendwie nach oben geht, es dementsprechend auch nach unten geht. Während wir danach streben, unabhängig zu sein und alles nach unserem Willen zu machen, besteht auch der versteckte und entgegengesetzte Wunsch, uns zu unterwerfen.

Manchmal stürzt uns in einer Beziehung der Konflikt zwischen Unterwerfung und Unabhängigkeit in eine Verwirrung darüber, ob wir »kommen« oder »gehen«. Zu gehen heißt allerdings nicht, Freiheit zu gewinnen, sondern ist ein Ausbruch, und zu kommen bedeutet nicht, glücklich zu sein, da Unterwerfung eine Form von Aufopferung ist.

Wenn wir dazu gezwungen werden, etwas zu tun, was wir bewusst nicht tun wollen, dann melden sich sowohl Schrecken wie Schadenfreude als Gefühle. Die unabhängige Seite in uns baut Widerstand und Ablehnung auf, und die Seite, die sich unterwerfen will, versucht frühere Schuldgefühle abzuzahlen und hofft derweil darauf, die eigenen Bedürfnisse von der Person erfüllt zu bekommen, der man sich unterwirft. Das baut auch Ressentiments auf: dass sie haben, was wir brauchen, und dass unabhängig davon, wie sehr man sich um uns kümmert, es nie genug sein wird.

Eine Unterwerfungsfantasie stellt eine Rückkehr in die Kindheit und die Hoffnung dar, ein damals unerfülltes Bedürfnis zu stillen. Solche Unterwerfungsfantasien sind einer der Gründe, warum eine Person in einer fürchterlichen Situation verharrt und versucht, sich der Situation anzupassen, statt sie zu verändern oder einfach fortzugehen, weil die Beziehung keine Zukunft mehr hat. Eine Unterwerfungsfantasie wird normalerweise ausgelebt oder mit etwas anderem kompensiert oder beides; sie hält uns aber auf jeden Fall in einem unterbewussten Konflikt gefangen.

Die Unterwerfungsfantasie führt zu einem weiteren Problem, weil sie Gleichgewicht und Ebenbürtigkeit in unserem Leben auslöscht. Mit dem Verlust von Ebenbürtigkeit kommt es zu einer Zunahme von Konkurrenzdenken und -verhalten und einer Einbuße von Nähe und Erfolg. Die Unterwerfungsfantasie ist in Aufopferungsmuster »eingebaut«. Entweder befürchten wir, dass wir unserem Partner nicht ebenbürtig sind, und opfern uns deshalb auf, oder wir fühlen uns überlegen und meinen in der Folge, wir müssten uns unterwerfen und opfern, um unseren Partner oder die Situation, in der wir uns befinden, durchzuschleppen und »zu tragen«.

Spirituell gesehen führt eine Unterwerfungsfantasie dazu, dass wir uns gegen unser höheres Bewusstsein auflehnen, gegen unseren Spirit und gegen Gott, weil wir denken, dass sie uns zwingen etwas zu tun, das wir nicht tun wollen. Oder sie veranlasst uns, in seltsamen Situationen oder Beziehungen festzustecken, weil wir glauben, dass wir »von Ihm« gebeten werden, uns zu unterwerfen und aufzuopfern. Warum sollte

Gott jedoch irgendein Opfer brauchen? Wenn wir gezwungen würden, uns zu unterwerfen, so wäre dieser Zwang, der uns angetan würde, etwas völlig »Ungöttliches«, es würde unseren freien Willen außer Kraft setzen, der uns von Gott gegeben wurde. Dieser freie Wille ist die Wahrheit, auch in Beziehungen, die nie unwahr sein oder von Gott wieder zurückgenommen werden könnte.

Die Unterwerfungsfantasie wird durch die Ödipusverschwörung verschlimmert, die uns sexuell beeinflusst und die uns veranlasst, uns dem gleichgeschlechtlichen Elternteil zu unterwerfen und uns mit ihm zu identifizieren, aus Angst, dass er uns sonst töten würde. Eine Unterwerfungsfantasie in der Sexualität kann zu S&M führen, aber auch zu sexuellen Übergriffen, bis hin zur Vergewaltigung. Selbst wenn die Unterwerfungsfantasie nicht auf diese Weise ausgelebt wird, kann sie zu Angst führen oder als Rückzug auf sich selbst ausgelebt werden oder als Versuch, andere zu beherrschen, um sicherzustellen, nicht selbst beherrscht zu werden. Wir können uns auch der verborgenen Fantasie verschreiben, dass wir durch unsere Unterwerfung die Person besitzen könnten, die unabhängiger, wertvoller und würdiger bzw. attraktiver zu sein scheint als wir.

ÜBUNG Wenn du erkennst, dass es in dir Unterwerfungsfantasien gibt, kannst du deine Intuition nutzen, um dich selbst zu fragen, wie viele solcher Fantasien du hast, und sie dann loslassen oder deinem höheren Bewusstsein übergeben, das sie auflöst. Du kannst sie auch mit der Anzahl der Beherrschungsfantasien, über die du verfügst, integrieren, um neues Selbstvertrauen und Gleichgewicht herzustellen.

Freiheit, Verbundenheit und Ebenbürtigkeit würden uns wirklich glücklich machen, und sie geben die Richtung an, wohin wir streben sollten.

Wenn wir große Aufopferungs- oder Kontrollthemen haben, dann zeigen sie, dass noch einige Arbeit vor uns liegt, um uns davon frei zu machen und den nächsten Schritt in der Partnerschaft zu gehen. Verbindlichkeit in der Beziehung stärkt nicht nur unsere Verwurzelung und damit ein gutes Fundament, sondern verleiht uns im selben Maß auch Flügel, um zu fliegen. Ein glücklicher Ausgleich ist die Folge, Beherrschung oder Unterwerfung sind dann überhaupt nicht mehr attraktiv.

Lektion 58

Ödipusthemen auf einfache Weise heilen

Der Ödipuskomplex ist eine üble Sache. Das Ego benutzt ihn, zusammen mit der Familienverschwörung, um uns getrennt und unabhängig zu machen und zu halten, wofür wir allerdings einen hohen Preis zahlen. Wenn wir den Preis vorher bewusst erkannt hätten, würden wir uns nicht mehr so leicht darauf einlassen. Aber so müssen wir die zwei besten Verschwörungen des Egos überwinden, und die sind meistens auch noch mit den Schuld- und Versagensverschwörungen verknüpft.

Vor siebenundzwanzig Jahren habe ich fünf Jahre der intensiven Erforschung der Ödipusverschwörung begonnen und dabei das dynamische Kernmuster kennengelernt: Es geht um Konkurrenzmuster, die aus einem Mangel an Bonding entstehen und die in der Familie, in der Ahnenreihe, weitergegeben werden. Es wird von Angst vor dem nächsten Schritt erzeugt, Angst vor unseren Gaben und Fähigkeiten, Angst vor unserer Bestimmung.

Die Ödipusverschwörung verursacht sexuelle Abscheu, Furcht vor Intimität oder Sex, Mangel an Beziehungen und Erfolg, Affären, Streitereien oder abgestumpfte Leblosigkeit. Sie stoppt Partnerschaft, Nähe, Erfolg und unsere Bestimmung. Vor zweiundzwanzig Jahren habe ich geschätzt, dass fünfundachtzig Prozent aller Beziehungen, die schiefgingen, deshalb nicht funktionierten, weil die Ödipusverschwörung ein unterbewusstes Schlüsselmuster darstellte, das den Niedergang der Beziehung bewirkte.

In Beziehungen bewirkt die Ödipusverschwörung Dreiecksprobleme, Zwickmühlen, abgestorbene Beziehungen, Auseinandersetzungen sowie die Abwesenheit von Beziehungen. Das sind die Hauptsymptome. Während ich diese Verschwörung erforschte, erkannte ich, dass Bewusstheit der Schlüssel war und dass Kommunikation über das Thema mit dem Partner hilfreich sein konnte. Aber die verbindliche Entscheidung für den eigenen Partner, für die sexuelle Beziehung oder für den nächsten Schritt war das, was tatsächlich nachhaltig positiv wirkte, um durch die Schicht der Ödipusverschwörung hindurchzugelangen, die einen zurückhielt und blockierte. In den folgenden Jahren habe ich eine Reihe weiterer einfacher Methoden gefunden.

Eine Verschwörung ist ein chronisches Problem, das vom Ego als Falle so aufgebaut worden ist, dass man denkt, es gäbe keinerlei Ausweg mehr. Selbst wenn du die Falle durchbrichst, stehst du der Ödipusverschwörung gegenüber und all ihren Folgen – auf dem ganzen Weg hin bis zur Erleuchtung geht das so. Und doch gibt es einige leichte Möglichkeiten, dieses höchst komplizierte Problem, das sowohl unterbewusst als auch unbewusst ist, zu überwinden.

Eine Verschwörung ist eine Strategie des Egos, dich getrennt zu halten und dir Kontrolle zu geben. Sobald du realisierst, dass es eine Absicht des Egos ist, die weder deinen wahren Interessen dient noch dich glücklich macht, bist du motiviert, damit aufzuhören, diesen Plan weiterzuunterstützen. Eine Verschwörung hat die Macht, deine Beziehung zu zerstören und dich über lange Zeit hinweg feststecken zu lassen. Viele gebrochene Herzen von Erwachsenen und Kindern gehen auf Mechanismen zurück, ödipale Schuldgefühle oder Angst vor Nähe abzuwehren.

ÜBUNG So schwierig es ist, aus einer Verschwörung herauszufinden – sobald du entdeckst, dass es sich um eine Verschwörung handelt, kannst du sie einfach loslassen. Du musst dich nicht in den Plan deines Egos einkaufen. Du kannst ihn an dein höheres Bewusstsein übergeben und dieses wird dir dafür etwas geben, was wirklich einen Wert hat, was an die Stelle des Egoplans tritt. Frage dich einfach, wie viele Ödipusverschwörungen du hast und lass sie los. Das kann dich auf die nächste Ebene deiner Beziehung bringen.

Eine andere Methode, um die Ödipusverschwörung zu überwinden, besteht darin, sich für das Weibliche zu öffnen. Deine weibliche Seite ist dein Herz und mit deinem Herz gewinnst du deine Fähigkeit zurück, zu fühlen, dich zu verbinden, zu empfangen und zu genießen.

Wenn du das Weibliche offen annimmst, dann bringt dich das zum nächsten Schritt von Interdependenz*, ebenbürtiger Gegenseitigkeit, und von Bewusstheit. Das Weibliche gleicht deine männliche Seite aus und als Folge entsteht mehr Fluss in deinem Leben und du gelangst über die Blockade hinaus, welche die Ödipusverschwörung erzeugt.

Die Entscheidung für Balance aus ganzem Herzen hat die gleiche heilsame Wirkung.

Ein wenig bekannter Aspekt der Ödipusverschwörung ist die Unterwerfungsfantasie. Wenn Bonding verloren gegangen ist und Lie-

* Die *Psychologie der Vision* kennt die Phasen von Dependenz, Independenz und Interdependenz. Erst in dieser Phase entsteht echte Partnerschaft. Mehr dazu in: »Es muss einen besseren Weg geben« (Anm. d. Ü.)

be und Sex voneinander getrennt werden, dann entstehen daraus sexuelle Fantasien des Kindes, die meistens verdrängt, manchmal aber auch ausgelebt werden. So oder so führt das zu Schuldgefühlen, und da solche Fantasien im Kindesalter entstehen, sind sie häufig mit Fantasien darüber verknüpft, gezwungen zu werden, sich zu unterwerfen.

Diese Fantasien tragen wir in unserem Geist auf der Ebene des Unterbewusstseins weiter mit uns herum. Ich habe die Unterwerfungsfantasie sowohl bei abhängigen als auch bei extrem unabhängigen Menschen beobachtet. Die super Unabhängigen kompensieren ihre Unterwerfungsfantasien, indem sie sich aggressiv oder abweisend verhalten.

Viele von den unabhängigen Frauen, mit denen ich ausgegangen war, hatten eine ziemliche Abwehr aufgebaut, aber immer noch die Hintertür offen gelassen, damit jemand, der noch unabhängiger als sie oder der ihnen ebenbürtig war, dies als eine Einladung betrachtete.

Wenn du dich eher in der abhängigen Position befindest, kannst du deine versteckten Unterwerfungsfantasien an dein höheres Bewusstsein übergeben, um sie durch etwas anderes zu ersetzen. Oder wenn du mehr dazu neigst, unabhängig zu sein, kannst du dir vorstellen, deine Unterwerfungsfantasien und deine Unabhängigkeit auf das ursprüngliche Licht und die anfängliche Energie abzuschmelzen, die sie ausmachen. Dann kannst du dieses Licht und diese Energie vereinen, um neue Ebenen von Bonding und Interdependenz zu erreichen.

Am Ende kannst du dir vorstellen, wie du als ein Kind den andersgeschlechtlichen Elternteil seiner Partnerin bzw. ihrem Partner zurückgibst und du dir erlaubst, für beide gleichermaßen Liebe zu empfinden.

Das ist auch eine Möglichkeit, um Zwickmühlen-Muster zu beenden. Wenn du dir vorstellst, wie alle miteinander verbunden sind, durch Lichtstrahlen von einem zum anderen, bis Frieden und Harmonie erreicht wird, dann bringt das die Familie in ihre Mitte zurück.
Diese Heilübungen sind besonders hilfreich, wenn du dir die Situation vorstellst, kurz bevor du als Kind ein gebrochenes Herz erfahren hast. Das sind alles Möglichkeiten, die Familie wieder zu verbinden und auf diese Weise die Notwendigkeit für ein Trauma überflüssig zu machen. Das gestaltet das Trauma um, setzt Heilung in Gang und Fluss und eine neue Ebene von Interdependenz.

Ich habe im Laufe der Jahre festgestellt, dass es für die meisten tief greifenden Fallen durchaus einfache Lösungen geben kann. Es gibt jedoch auf dem Weg zu echter Partnerschaft so viele Probleme und Schichten von Problemen, ebenso wie auf dem weiteren Weg zur Erleuchtung, dass die schiere Masse an Problemen uns aufhalten kann. Aber deshalb braucht man trotzdem nicht in dem Problem steckenzubleiben, welches vermutlich das langwierigste und schwierigste ist.

Lektion 59

Liebe dich selbst und sei glücklich

Wenn du dich selbst liebst, wird dich auch die ganze Welt lieben. Wenn du dich selbst liebst, wirst du erkennen und wissen, dass du alles Gute verdienst. Jedes Problem ist von seiner Wurzel her ein Mangel an Selbstliebe. Zur Selbstliebe gehört Erfolg in Beziehungen, denn wenn du dich selbst liebst, wird dich dein Partner bzw. deine Partnerin unwiderstehlich finden. Wie könnte jemand dich nicht lieben? Du hast den Schlüssel zum Glück gefunden!

Die Freude, die aus Selbstliebe entsteht, ist ganz und gar attraktiv. Sie weist nicht nur auf deine Schönheit hin, sondern lässt auch andere Menschen sich schön fühlen. Wenn du dich selbst liebst, wird der Weg vor dir leichter. Wenn du dich selbst liebst, möchtest du nichts anderes, als dein gutes Gefühl mit jedem anderen teilen. Glück erzeugt Glück und Liebe erzeugt Liebe. Deine Selbstliebe garantiert dir Erfolg mit deinem Partner, mit deiner Partnerin. Liebe heilt Angst, Probleme lösen sich auf und Intimität sowie Energiefluss werden zu einer Lebenswirklichkeit.

Selbstliebe öffnet dich auch für Gnade, ebenso wie Selbstablehnung oder Selbsthass all die Liebe und Macht des Himmels für dein Wohlbefinden blockieren. So oft habe ich festgestellt, wenn ich mit jemandem gearbeitet habe, der sich selbst nicht liebte, dass dies letztlich ein Akt der Rache war.

Jemand, der dich auf eine bestimmte Weise lieben sollte, hat deine Erwartungen nicht erfüllt und du hast eine bestimmte Tür zugemacht. Du hast dich entschieden, dir niemals wieder zu gestatten, so sehr geliebt zu werden, dass die Liebe auch scheitern könnte. Diese Art von Rache ist so, wie mein Vater es uns Kindern gegenüber immer ausdrückte: »Beiß deine eigene Nase ab, um uns zu ärgern und zu schaden.«

Manchmal hörst du auf, dich selbst zu lieben, weil du dich wegen irgendetwas schuldig fühlst, und dann wird Selbstliebe durch Selbstbestrafung ersetzt. Ein anderer Grund, der uns auf das falsche Gleis setzt, besteht darin, dass wir uns auf die Strategie des Egos einlassen, uns zu verstecken, statt so zu leuchten, wie wir alle dazu berufen sind, es zu tun. Diese irrtümlichen Prozesse können katastrophale Auswirkungen auf Selbstliebe und in der Folge auf unser Liebesleben haben. All diese Entscheidungen sind Fehler und es ist jetzt Zeit, diese Fehler zu korrigieren.

ÜBUNG Hole zuallererst dein höheres Bewusstsein mit ins Boot und entscheide dich für Selbstliebe. Sei dir dessen bewusst, dass, wenn du dich einmal für Selbstliebe entscheidest, alles Mögliche auftauchen wird, was mit Selbstliebe nichts zu tun hat. Verliere dann nicht den Mut. Entscheide dich einfach erneut für Selbstliebe. Bewahre diese verbindliche Entscheidung dafür ganz bewusst in deinem Geist und du wirst auf die einfachste Art und Weise durch alles hindurchgelangen, was dich von Selbstliebe abhält.

Frage dich, wann du die Tür zur Selbstliebe geschlossen hast, als einen Akt der Rache, und auf diese Weise verhindert hast, dass du Liebe empfängst.

Das war vermutlich im Alter von ....
Mit dabei war ....
Es ging um ....

Anstatt die Situation, andere und dich selbst zu bewerten, erkenne, dass das, was du von anderen Beteiligten in dieser Situation erwartet hattest, ihnen selbst fehlte, denn sonst hätten sie das natürlich gegeben. Du kannst ihnen helfen, statt sie zu verurteilen, wenn du realisierst, dass dies eine Lektion für Selbstliebe war, die du dir auch selbst auferlegt hattest. Schließe deshalb nun nicht die Tür zu deiner Selbstliebe, weil du dich in deinem Selbstwert von anderen abhängig fühlst, sondern teile die Selbstliebe und das Verstehen für alle Beteiligten in dieser Situation, die du in dir trägst.
Erkenne, dass du eine Gabe mitgebracht hast, für eben solche Situationen, um allen Beteiligten zu helfen. Öffne diese Tür in deinem Geist und empfange die Gabe, die in dir gegenwärtig ist für alle Beteiligten und teile sie mit ihnen. Als Nächstes empfange das Geschenk des Himmels, das dir für alle gegeben ist. Werde zu den Händen des Himmels und gib das Geschenk des Himmels allen, die damals mit dabei waren.
Frage dich, wenn du es wissen könntest, wann du dich schuldig genug gefühlt hast, um deine Selbstliebe wegzuwerfen:
Das war wahrscheinlich im Alter von ....
Dabei war ....
Es ging um ....

So etwas konnte nur geschehen, weil andere Beteiligte in dieser Situation ihrer Selbstliebe beraubt waren. Geh zu der Szene zurück, *bevor* du den Fehler gemacht hast. Gib der Selbstliebe die Chance, eine Entscheidung zu treffen anstelle des Egos. Wenn du dich für Selbstliebe entscheidest, wird sich die Situation entsprechend den glücklichen Gesetzmäßigkeiten der Selbstliebe entfalten. Dann kannst du diese Gabe der Selbstliebe mit jedem teilen, um ihnen zu helfen, sich daran zu erinnern, aus der Liebe heraus zu handeln und nicht infolge von Fehlern. Nimm zugleich deine Seelengabe und das Geschenk des Himmels für jeden an und teile sie mit allen. So wird die Unschuld und damit auch die Selbstliebe aller wachsen.

Frage dich selbst, worin der größte Fehler deines Lebens bestand, als du dich auf die Strategie des Egos eingelassen hast, dich zu verstecken, anzugreifen und unabhängig zu sein.
Falls du es weißt, wie alt warst du? ......
Wer war anwesend, falls es jemanden gab, als du diesen Fehler gemacht hast? ......
Was passierte mit dir, als du dich irrtümlich auf die Absichten des Egos eingelassen hast? ......
Was hat dir das Ego damals versprochen, womit es deine Selbstliebe ersetzen wollte? ......
Wie haben sich die Dinge dann nach der Verführung durch das Ego weiterentwickelt? ......
Und was war dann die Folge? ......
Wenn du von dem ausgehst, was du jetzt erkennst und weißt: Wofür würdest du dich in der damaligen Situation aus heutiger Sicht entscheiden? Für die Ziele des Egos oder für Selbstliebe? ......

Wenn du dich für Selbstliebe entscheidest, wird sie zunehmen und du kannst sie dann mit anderen teilen. Danach kannst du die Gabe öffnen und nutzen, die du selbst von deiner Seelenebene her für alle Beteiligten der Situation mitgebracht hast.

Du kannst auch das Geschenk des Himmels für dich empfangen und es an jeden weitergeben, der mit dabei ist. Das wird die Selbstliebe weiter wachsen lassen, sodass du noch mehr davon hast, um sie zu teilen. Dies wird das destruktive Muster durch etwas Glückliches ersetzen.

Lektion 60

Er hatte eine verblüffende Ähnlichkeit

Oliver besaß eine unglaubliche Ähnlichkeit mit Warren Buffett*. Oliver war ein Geschäftsmann, der sich aber nur für durchschnittlich hielt, ohne irgendwelche bemerkenswerten oder großen Dinge, die ihn hervorheben würden. Er war überrascht, dass als zehnte und letzte Fokusperson sein Name aus dem Korb gezogen wurde. Das Bild von Felsen und Sümpfen in dem Vortrag über Beziehungen hatte ihn angesprochen, weil es ihm zu verstehen half, was zwischen seiner Frau und ihm ablief.

Wie es Geschäftsleute, die zum ersten Mal an einem Workshop teilnehmen, zu tun pflegen, erzählte er eine längere Geschichte. Er sprach von seinen Eltern, die ihn im Alter von einem Jahr zur Adoption freigegeben hatten. Er empfand das als kein besonderes Problem, weil seine Adoptiveltern sehr liebevoll waren.

Ich erklärte ihm, dass das, was damals geschehen war, inzwischen so sehr zu einem Teil von ihm selbst geworden war, dass er gar keinen Unterschied mehr bemerken würde. Ich fragte ihn, ob er stur sei. Das kleine Lächeln, das seinen Mund umspielte, war seine einzige Form der Zustimmung.

* Der Amerikaner Warren Edward Buffett ist einer der reichsten Männer der Welt. (Anm. d. Ü.)

Ein großes »Ja!« kam aus dem Publikum, wo seine Frau saß. Dann fragte ich Oliver, ob er festgefügte Urteile gehabt hätte. Er meinte, das nicht wirklich beantworten zu können, weil er innerlich dazu gar keinen Vergleich hätte.

Ich sagte, dass feste Urteile vielleicht auf ihn zuträfen oder auch nicht, aber es könnte durchaus zu seiner ganzen Anlage gehören, weil sein zentrales Trauma passierte, als er ein Jahr alt war, und das ist die Zeit, in der man sein Selbstgefühl entwickelt.

Aus meiner Sicht hatte er sein einjähriges Kind-Selbst bewertet. Das sagte ich ihm. Dann fragte ich Oliver, wie viele Urteilverschwörungen er wohl hätte und er schätzte dreiundvierzig.

Ich bemerkte, dass das keine kleine Zahl sei und dass sogar nur eine einzige Verschwörung, die sich gegen einen selbst und die eigene Bestimmung richtet, eine kapitale Falle darstellt. Wir erkundeten das weiter, da Olivers geschäftliche Zukunft sehr markant und herausragend aussah, was von seiner starken Ähnlichkeit mit Warren Buffett nur noch unterstrichen wurde. All das wies darauf hin, dass Oliver eine Aufgabe in der Welt der Wirtschaft hatte. Die Tatsache, dass er die zehnte Fokusperson war, betonte das ebenfalls, weil damit die Fähigkeit und Aufgabe zusammenhängt, eine Neugeburt hervorzubringen, ein neues Kapitel aufzuschlagen. Und bei Oliver war dies vor allem für den Bereich des Geschäftslebens offensichtlich.

Ich sprach von der Führungsverantwortung der Wirtschaft und des Geschäftslebens, die darin besteht, die Menschheit in diesem Jahrhundert auf eine neue Ebene von Interdependenz zu geleiten. Derzeit steckt die Wirtschaft aber in Unabhängigkeit fest, in Konkurrenzdenken und Habgier, statt auf

Interdependenz, Mitarbeiterkultur und sinnvolle Bestimmung zu setzen. Die meisten Firmen haben sich in Bewertungsmustern verstrickt und in einer Lust nach Geld verloren. Statt zur Geburtshelferin einer ganz neuen Form von Wohlstand und eines ebenbürtigen, auf Gegenseitigkeit beruhenden Lebensstils zu werden, ist die Geschäftswelt noch im Teufelskreis von Schwelgerei und Aufopferung hängen geblieben. Es wies alles darauf hin, dass Oliver bestimmt war, eine Art »Hebamme« zu sein, die die Wirtschaft und die Welt zu einem neuen Kapitel führen könnte.

Im Verlauf des Gesprächs erzählte Oliver von der Suche nach seinen Eltern. Er fand heraus, dass seine Mutter gestorben war, dass aber sein jüngerer Bruder und drei jüngere Schwestern noch lebten. Seine Eltern hatten sich scheiden lassen und es gelang Oliver, die Spuren seines Vaters zurückzuverfolgen, die ihn in eine Kleinstadt in Devon führten, wo sein Vater mehrere weitere Kinder mit einer anderen Frau gezeugt hatte, von der er sich erneut hatte scheiden lassen. Dann war er in ein anderes Dorf gereist, wo es eine Reihe weiterer Kinder von seinem Vater gab. Von deren Mutter hatte sich sein Vater wieder scheiden lassen ... und an dem Punkt hatte Oliver aufgehört weiterzusuchen.

Er hatte zwei alte Fotos von seinem Vater gesehen, als dieser noch mit seiner Mutter zusammen war. Eines zeigte ihn bei der Arbeit an seinem Cabrio, in einen Leinenanzug mit Krawatte gekleidet, und auf dem anderen Foto kam er gerade von einem Ausflug im offenen Wagen zurück, jedoch mit völlig intakter Frisur. Oliver sagte mir, dass er bei der Suche nach seinem Vater habe feststellen müssen, dass dieser Kinder hier und dort mit ihren Müttern allein zurückgelassen hatte.

Die Dinge fingen an, energetisch stimmig zu werden, während Oliver von seiner Suche nach seinem Vater berichtete. Ich erzählte ihm, dass manche Männer, die gut aussehen und charmant sind, es schaffen würden, gut gekleidet und sorgfältig frisiert auszusehen, obwohl sie mit Arbeiten beschäftigt sind, die sonst Schmutz und Unordnung mit sich bringen. Genau für solche Männer, die sich nicht von ihrer Mutter geliebt fühlten, wäre es ganz natürlich, eine Schneise durch Frauen zu schlagen.

Es gab aber auch eine andere Möglichkeit, die mit einem unbewussten Muster des Astralen oder des dunklen Übernatürlichen zu tun hat. Ich sprach davon, dass ich eine Reihe von Fällen erlebt hätte, in denen solche Verhaltensmuster einen »Pakt mit dem Teufel« zur Grundlage hatten, oder, um es moderner auszudrücken, einen Pakt mit dem Ego. Eine Menge dieser Muster werden in der Familie immer weitergereicht. Dieses dunkle Selbstvertrauen könnte seinen Vater dazu gebracht haben, seine Adoption angestiftet zu haben, um Olivers Bestimmung zu blockieren.

Oliver sagte, dass er die Leiterin der Adoptionsagentur gefunden hatte, und obwohl sie inzwischen pensioniert war, hatte sie noch gute Freunde bei der Agentur und konnte Oliver helfen, seine Familie aufzuspüren. Sie bestätigte, dass es der Vater war, der die Adoption angestoßen hatte. Ich erklärte ihm, dass dies aus zwei Gründen der Fall gewesen sein konnte. Er sollte da hineinfühlen und spüren, welche stimmig war.

Eine Möglichkeit war, dass sein Vater, im Bunde mit den dunklen Energien, die Gabe seines Sohnes erkannt hatte, Menschen vor Üblem zu bewahren, und ihn deshalb auf eine Weise verletzen wollte, dass seine Wunde nie ganz würde heilen können, gleich, wie oft und wie sehr er daran arbeitete. Das fühlte sich für ein Drittel der Teilnehmer am Workshop stimmig an, die »giftige Eltern« hatten, was häufig ein Zeichen für unbewusste Besetzung oder Ahnenbesetzung ist. Ich berichtete, dass unter dem Einfluss dunkler Mächte Eltern manchmal ihre Kinder verletzen würden, um sie von ihrer Bestimmung fernzuhalten, weil diese so groß ist. Das schien hier möglich zu sein, weil das Puzzlestück von Olivers großer Bestimmung aufgetaucht war.

Die andere Möglichkeit bestand darin, dass Olivers Vater auf einer bestimmten Ebene erkannt hatte, dass er selbst unter einem dunklen Einfluss stand und nur noch genug Kraft aufbrachte, seinen Sohn vor weiterem Schaden zu bewahren, indem er Oliver zur Adoption freigab und ihn von sich entfernte.

Oliver antwortete, dass er fühlte, dass es sich um die zweite Möglichkeit handelte. Ich vergewisserte mich, dass Oliver die Fähigkeit besaß, Übles früh zu erkennen und zu vermeiden, indem ich ihn fragte, ob er die verblüffende Fähigkeit hatte, ein schlechtes Geschäft im Vorfeld zu wittern oder zu spüren, wenn ein Geschäftspartner nicht ganz das war, als was er sich präsentierte. Oliver gab das zögernd zu.

Ich sagte Oliver, dass er in jene Familie hineingeboren war mit einem Vorwissen auf der Ebene der Seele über all das, was sich später noch ereignen würde, einschließlich der Freigabe zur Adoption, und dass er sich das als eine der Hauptlektionen der Seele ausgesucht hatte.

Er war auch gekommen, um seinen Vater karmisch zu retten mithilfe seiner Gabe, Übles zu erspüren und sich davon zu befreien, und dass er diese Gabe auch mit seinen Ahnen zu teilen bereit war. Oliver konnte auf diese Weise einen wichtigen Beitrag leisten und das positive Erbe seiner beiden Väter, seines biologischen Vaters und seines Adoptivvaters, antreten, ein sehr machtvolles und konstruktives Erbe, besonders was das Geschäftsleben betraf. Was er geleistet hatte, indem er seinen Vater rettete, würde sich ganz natürlich auch aufs Geschäftsleben erstrecken, da die Beziehung zu unserem Vater unsere Beziehung zu Erfolg und Geld widerspiegelt.

Die Prozesskarten für Oliver hatten angezeigt, dass »Sieg« die Gabe war, die auf ihn in seiner Heilung wartete. Ich ließ Oliver seine Sieges-Energie annehmen sowie seine Bestimmung, einen Sprung nach vorn zu machen und neue Geburt zu erbringen. Der Himmel brachte das Geschenk der Heilung all seiner Bewertungsverschwörungen, und ich persönlich konnte ihm das Geschenk, seine Sturheit zu heilen, überbringen.

Als Oliver diese ganze Reihe von Geschenken annahm, fühlte er sich befreit und genügend motiviert, um diese Gaben auch der Person zu überbringen, die im Rollenspiel seinen Vater repräsentierte. Er ließ diese energetischen Geschenke auch im Familienstammbaum weiterfließen und befreite Angehörige vor allem mithilfe seiner Gabe, sich vor großem Übel zu hüten. Als Oliver diesen Prozess durchführte, umarmte er seinen »Vater« und beide weinten sich aus. Nachdem er aus seiner harten, sturen Schale ausgebrochen war, die seine Frau beklagt hatte, umarmte er seine Frau, während sie Freudentränen vergoss.

Dann ließ ich beide die Person retten, die im Rollenspiel sein einjähriges Selbst verkörperte. Das brachte den Workshop zum Höhepunkt. Ein eindrucksvolles Ende, aber das Finale war die Segnung für ein einjähriges Kind. Auf eine glückliche und vollkommene Weise fand der Workshop so seinen Abschluss für uns alle und für Olivers Prozess.

Lektion 61

Noch einmal

Frank erlebte ein weiteres Mal, dass ihn eine Freundin verließ. Das passierte so oft, dass man es schon komisch hätte finden können, wenn es nicht so sehr mit Leid verbunden gewesen wäre. Im Gespräch mit Frank ergab sich, dass seine Freundin, die lebhaft und kontaktfreudig war, darunter litt, als er anfing, sich zurückzuziehen und unabhängig zu werden. Er beschrieb, wie er »zu einem Schatten seines früheren Selbst« geworden war. Ich fragte ihn, wann das denn zum ersten Mal geschah, und er antwortete, dass das passierte, als er fünfzehn war. Er und seine Eltern wachten morgens auf und mussten feststellen, dass seine Schwester in der Nacht völlig unerwartet gestorben war. Er überlegte und meinte, dass er das nie völlig verwunden hätte und in seinen Beziehungen immer erwartete, dass ihn seine Partnerin verlassen würde.

Als Erstes half ich Frank, wieder mit seiner Schwester in Kontakt zu kommen. Lydia hatte zwar ihren Körper, aber nicht ihren Bruder Frank verlassen. Ähnliche Situationen hatte ich früher schon Dutzende von Malen erlebt. Ich lud Frank ein, sich seines Körpers bewusst zu werden und seine Schwester zu bitten, ihn irgendwo zu berühren, damit er ihre Gegenwart würde spüren können. Er meinte, er könne eine fließende Empfindung fühlen, die an seinen Armen hinunterfloss. Ich fragte ihn, ob das ihr Zeichen für ihn sei, und erneut spürte Frank ein Kribbeln, das seine Arme hinunterlief.

Ich fragte ihn, ob das das Zeichen sei, mit dem Lydia ihn in Zukunft darauf aufmerksam machen wollte, dass sie anwesend war, und wieder spürte er die Energie an seinen Armen. Als Nächstes bat ich Lydia, ihren Bruder in ihrer Energie zu halten. Frank fühlte sich von Frieden eingehüllt und hatte einen ganz sehnsüchtigen Blick, während eine Träne sein Gesicht herablief. Ich sagte ihm, dass ihm jetzt alles viel leichter fallen würde, da er nun seine Schwester wieder bei sich hatte.

Nach meiner Erfahrung funktioniert der Spirit eines Bruders oder einer Schwester oder einer Expartnerin bzw. eines Expartners wie eine Partnerschaftsagentur, die einen neuen Partner quasi mit Gütesiegel vermittelt, was in der Regel zu einer sehr erfolgreichen Beziehung führt.

Frank war jetzt in der Lage, auf alle Schuldgefühle und allen Kummer zu verzichten, den er seit dem Tod seiner Schwester in sich aufgestaut und festgehalten hatte.

Ich fragte Frank, ob es »ihre Zeit« gewesen sei, als seine Schwester starb, und er spürte das Kribbeln, das seine Arme herablief. Ich fragte ihn, ob sich seine Schwester geopfert hatte, um die Familie zu retten. Wiederum fühlte er das inzwischen vertraute Kribbeln.

Ich fragte Frank, ob seine Schwester und er geplant hätten, ein Heilteam mit ihr als »stummer Partnerin« zu gründen. Frank spürte daraufhin ein sehr starkes Kribbeln.

Als er auf diese Fragen einging, spürte Frank, dass er endlich in der Lage war, seine Anziehungskraft wieder zuzulassen. Er übergab auch seiner Schwester alle Verstrickungen, die er noch mit seiner letzten Freundin hatte, damit seine Schwester diese löste. Als Frank fertig war, strahlte er wieder auf ganz neue Weise.

Lektion 62

Zwei Fokuspersonen mit demselben Problem

Mindie war nicht im Seminarraum, als ihr Name aufgerufen wurde, kam aber noch rechtzeitig zurück, als Barbara, die stattdessen ausgesucht worden war, sich als Fokusperson nach vorn setzte. Deshalb nahm ich Mindie dann auch noch mit nach vorn.

Barbara wünschte sich mehr Nähe und Intimität in der Beziehung mit ihrem Freund, mit dem sie zusammenlebte, und Mindie wollte überhaupt einen Freund, nachdem sie die letzten drei Jahre »auf dem Trockenen« gesessen hatte. Beide spürten eine Sehnsucht nach einer tieferen Ebene von Liebe.

Als ich mich mit ihnen zu unterhalten begann, stieß ich auf eine tiefere Strömung, die etwas mit Machtkampf zu tun hatte. Dieser Anteil ihres Bewusstseins fürchtete sich vor dem nächsten Schritt und beide Frauen nutzten den Mangel an Intimität als eine Form des Eigenangriffs.

Sie waren an dritter Stelle Fokuspersonen, und deshalb fiel ihnen die Aufgabe zu, eine Führungsrolle zu übernehmen im Hinblick auf Selbstermächtigung, Kommunikation und Verwirklichung ihrer Talente. In bestimmten Schichten des Unterbewusstseins fanden sich jedoch starke Strömungen, die sich genau dem widersetzten. Je mehr wir miteinander sprachen, desto mehr entdeckten wir, dass beide Kindheitstraumata erlebt hatten, die sie dazu gebracht hatten, unabhängig zu sein.

Ich erklärte die Abspaltung im Bewusstsein, die mit dem Verlust von Verbundenheit beginnt und dazu führt, dass wir uns zwar mehr Liebe und tiefere Intimität wünschen, zugleich aber auch nach Unabhängigkeit streben.

Als Mindie und Barbara von sich erzählten, wurde offensichtlich, dass sie sich in einer perfekten Falle befanden, weil entweder die eine oder die andere Seite ihres Bewusstseins mit den Ergebnissen nie zufrieden sein würde. Wenn ein Teil gewann, verlor der andere. Das blockierte sie dabei, den nächsten Schritt in ihren Beziehungen zu tun. Als wir weiter darüber sprachen, öffnete sich eine tiefere Schicht des Bewusstseins. Es war der Aspekt des »tödlichen Mankos« bzw. der Wunsch nach Trennung, der mit dem »Fall« begann und sich in der Welt der Trennungen fortsetzte, die wir seither geschaffen haben. Diesen Aspekt beleuchtet ein sehr eindrucksvolles Zitat aus dem *Kurs in Wundern*:

> *Die Welt wurde als ein Angriff auf Gott geschaffen. Sie symbolisiert Angst. Und was ist Angst anderes als die Abwesenheit von Liebe? So wurde die Welt als ein Ort erschaffen, zu dem Gott nicht kommen konnte und wo Sein Sohn von Ihm getrennt sein konnte.**

Als wir zu dieser Ebene des Bewusstseins gelangten, zeigte sich das Streben nach Trennung so deutlich, dass alle Kursteilnehmer erstaunt waren. An diesem Punkt nahmen Mindie und

* Quelle: *Workbook*. Lesson 240.3, S. 413; aus der englischen Vorlage ins Deutsche übertragen

Barbara bewusst wahr, dass ihre gegenwärtige geistige Einstellung nichts anderes als der vom Ego beabsichtigte Ruin all ihrer Pläne für Liebe darstellte – und sie trafen eine andere, eine neue Entscheidung.

Diese Entscheidung beruhte auf dem Wunsch, eine Führungsrolle zu übernehmen im Hinblick auf Ermächtigung und Fähigkeiten in Beziehungen. Beide erkannten, dass sie eine Gabe besaßen, die ihre Bedürftigkeit nach und in Beziehungen beenden konnte, und dass sie die Gaben des Himmels empfangen konnten, die ihre früheren gebrochenen Herzen würde heilen können. Ich war dann derjenige, der mit meiner Gabe der Unschuld ihnen half, ihr »fatales Manko« aufzugeben. Unter den Repräsentanten, die im Rollenspiel die Gaben darstellten, die sie empfangen und annehmen sollten, suchte sich Mindie jemanden als ihren idealen Partner aus, während Barbara jemanden auswählte, der sie an ihren Freund erinnerte. Sie akzeptierten ihre Ermächtigung und Talentiertheit, wie sie im Rollenspiel von anderen Mitgliedern der Gruppe dargestellt wurden, und entschieden sich dann für die Liebe, indem sie ihre »Partner« umarmten und annahmen. Die Gruppe fühlte sich ermutigt zu sehen, wie sehr konfliktreiche Wünsche nach Liebe ausgeglichen und erfüllt werden konnten.

Lektion 63

Ahnenmuster von zerbrochenen Träumen

Zerbrochene Träume sind der schmerzlichste Teil eines gebrochenen Herzens oder einer Niederlage. Ein zerbrochener Traum ist die schlimmste Form einer Verschwörung gegen dich selbst. Das führt zu Mustern, die dein gesamtes Leben durchziehen und sogar auf deine Kinder übertragen werden. Und ebenso setzen sich zerbrochene Träume von den Ahnen her bei den Nachfahren fort. Diese Ahnenmuster kommen auf einer Ebene des Unbewussten zu uns und wir bemerken da keinerlei Vorwarnung, es sei denn, dass sie bei deinen Eltern oder Großeltern bereits an die Oberfläche gekommen sind.

ÜBUNG Frage dich, wie viele zerbrochene Träume du bisher in deinem Leben erfahren hast, die immer noch auf dich einwirken. Frage als Nächstes (und vertraue dabei deiner Intuition, dass sie dir eine stimmige Antwort übermittelt), wie viele zerbrochene Träume in dir stecken. Frage dich, welche Auswirkungen diese Muster auf deine Beziehungen, auf deine Gesundheit, auf Geldangelegenheiten, Sexualität, Familie und Erfolg sowie auf alles andere, was dir in den Sinn kommt, gehabt haben.

Und jetzt stellst du dir die wichtigste Frage, um dich selbst zu befreien: Auf welche Weise haben diese Muster von zerbrochenen Träumen dir gedient?

Welchen Zweck haben sie für dich erfüllt?

Welchen Vorwand, welche Entschuldigung haben sie dir geliefert?
Was haben sie dir erlaubt zu tun?
Was musstest du ihretwegen nicht tun?
Stell dir vor, dass du über deinem Körper schwebst, und dann schau auf dich hinunter. Welche Farben haben die Muster deiner zerbrochenen Träume?
Stell dir vor, dass du auf einer Zeitschiene in deine Zukunft gleitest. Du kannst sogar über dieses Leben hinausgehen, wenn du deiner Seelenlinie folgst. Alternativ kannst du deinen Ahnenstammbaum hinabgehen, bis du zu einer strahlenden Farbe gelangst, von der du weißt, dass sie das Gegenmittel zur dunklen Farbe der Muster der zerbrochenen Träume ist.
Schwebe an deiner Zeitschiene entlang oder an jener deiner Vorfahren. Sammle diese herrliche Farbe ein und bring sie mit in deine Zeitschiene. Sorge dafür, dass alle Farben der Muster von zerbrochenen Träumen schmelzen und löse sie auf, wenn du zu ihnen gelangst.
Folge weiter deiner Zeitschiene bis in deine Vergangenheit zurück, auch in frühere Leben sowie in das deiner beiden Eltern. Heile damit den Familienstammbaum zerbrochener Träume und deren Muster, geh dabei so weit zurück, wie dies notwendig ist.
Wenn die Wurzeln einmal geheilt sind, lass diese wunderschöne Farbe sich wie in Kaskaden deine Ahnenlinie hinunter ergießen, entlang deiner Seelen-Zeitschiene. Lass sie sich ausbreiten von deinen Geschwistern, Tanten, Onkeln, Cousins und Cousinen und all ihren Nachkömmlingen bis hin zu dir und deinen Kindern und deren Kindern und so fort.
Die wunderbare Farbe wird hinunterfließen und sich ausbreiten und dabei Schönheit und Herrlichkeit dorthin ausstrahlen, wo vorher die Dunkelheit der zerbrochenen Träume herrschte.

Lektion 64

Die Maske der Täuschung

Eine Maske der Täuschung besteht, wenn eine Person sich entscheidet, ihren Partner bzw. ihre Partnerin zu betrügen. Häufig passiert das, während sie durchaus wie echte Partner agieren, aber außerhalb der Beziehung Dinge unternehmen, um andere Bedürfnisse zu stillen. Warum sollte jemand eine Maske der Täuschung in seiner Beziehung tragen?

Eine Maske der Täuschung schlägt sich selbst mit den eigenen Waffen, da es die Beziehung auf einer bestimmten Ebene von Reife und Erfüllung blockiert. Das kann dann zu noch mehr Suchtmustern führen, die man außerhalb der Beziehung zu befriedigen sucht und von denen der Maskierte nicht möchte, dass sein Partner etwas erfährt. Er oder sie möchte nicht mit den Konsequenzen seiner bzw. ihrer Handlungen konfrontiert werden. Man möchte die eigenen Bedürfnisse erfüllen, aber in der Beziehung keine Zustimmung oder nicht an Ansehen verlieren.

Solche Menschen haben mit ihrem Verhalten dafür gesorgt, dass ihre Beziehung auf einer gewissen Ebene stecken bleibt, ohne zu beachten, was eine Beziehung ist: Ein Mittel zur Transformation, das es uns ermöglicht, die Trennung zwischen uns abzuschmelzen, um dann die *Treppe zum Himmel* zu entdecken. Wenn sie ihren Partner betrügen, meinen sie, etwas zu gewinnen, aber sie betrügen nicht nur ihren Partner oder ihre Partnerin, sondern täuschen sich auch selbst. Sie brechen zwei Kardinalprinzipien einer erfolgreichen Beziehung.

1. Tue nichts, was deinen Partner verletzen würde.
2. Tue nichts, was du nicht auch tun würdest, wenn sich dein Partner bzw. deine Partnerin im selben Raum aufhält.

Ohne diese Prinzipien besteht ein Mangel an Integrität in einer Beziehung. Dieser Mangel wird die Leichtigkeit blockieren und den Energiefluss in der Beziehung behindern. Integrität ist das, was uns erlaubt zu genießen und zu empfangen. Sie bietet sowohl Sinn als auch Nähe in einer Beziehung.

Ohne sie kommt es zu einer abgespaltenen Unabhängigkeit, die dir nicht erlaubt, dich mit dir selbst oder deinem Partner zu verbinden. Der Grad deiner Dissoziation zeigt an, in welchem Ausmaß du unzufrieden bist. Du stehst in Konkurrenz und versuchst zu gewinnen. Du willst, dass sich die Beziehung nur um dich dreht, statt um euch beide. Du gehst auf der Suche nach Glück in eine falsche Richtung. Statt dass eure Beziehung eine Treppe in den Himmel darstellt, wird sie zu einem rutschigen Abhang in die Hölle, zu einer großen Ablenkung, die dich daran hindert, vorwärtszugehen.

Eine Affäre ist eine klassische Form von Betrug in einer Beziehung. Normalerweise lässt sich jemand mehr oder weniger absichtlich auf eine Affäre ein. Das ist ein leichtsinniges Verhalten, wodurch wir das verlieren können, was wir nicht voll und ganz geschätzt haben. Wir werden den Wert eines Menschen meist erst dann erkennen, wenn wir ihn verlieren. Kann man das nur auf dem Wege über ein gebrochenes Herz lernen?

Meistens ist jemand, der eine Maske der Täuschung trägt, unabhängig, und seine Partnerin bzw. ihr Partner ist abhängig. An diesem besonderen Scheideweg der Beziehung zwischen

Abhängigkeit und Unabhängigkeit ist es wesentlich, Integrität zu erlernen. Wenn du diese Lektion nicht lernst, dann hast du nicht verstanden, worum es bei Beziehungen überhaupt geht.

Sicher kann eine Beziehung in manchen Fällen dermaßen in Rollen, Abstumpfung und ödipalen Themen verstrickt sein, dass der Genuss außerhalb der Beziehung zumindest einem Partner als erstrebenswert erscheint. Wer eine Maske der Täuschung trägt, täuscht sich selbst. Man realisiert dann nicht, dass man mit jeder Versuchung, der man gern nachgibt, eine Gelegenheit verschenkt, eine neue Ebene von Flitterwochen mit und Anziehungskraft in Bezug auf den eigenen Partner bzw. die eigene Partnerin zu erreichen.

Solche Menschen sind dann auch in die größte Falle einer Beziehung getappt, wenn sie der Ansicht sind, dass unser Partner dazu da ist, alle unsere Bedürfnisse zu erfüllen und uns glücklich zu machen. Jemand, der in diesem Missverständnis steckt, wird nie die ganze Reife erlangen, die sowohl Liebe als auch Transzendenz erbringen kann.

Aber auch der abhängig-naive Opfer-Partner trägt eine Maske der Täuschung. Er oder sie täuscht sich darüber hinweg, dass es bestimmte Themen gibt, die anstehen, und strebt lieber danach, seine oder ihre Bedürfnisse erfüllt zu bekommen. Diese Menschen täuschen sich selbst und sie fürchten sich davor zu wissen, was wirklich los ist, oder wehren Veränderungen ab, um ihre Bedürfnisse zu befriedigen. Das führt zu Verleugnung, Verweigerung und zur Übernahme von Opferrollen. Nur Ebenbürtigkeit und Integrität erlauben einer Beziehung zu wachsen und nur sie besitzen die Macht, uns über große Themen und Probleme hinwegzuhelfen, auf neue Ebenen von Liebe und Glück.

Um schließlich die Lügen und das gespaltene Bewusstsein zu überwinden, die in unseren Rollen und Persönlichkeitsanteilen stecken, brauchen wir eine Vision für Beziehungen. Die ergibt sich ganz natürlich, wenn wir Eltern hatten, die eine liebevolle Beziehung lebten.

Anderenfalls müssen wir den Wunsch aufgeben, entweder Erster zu sein und oben zu stehen oder den Part des bedürftigen Partners in der Beziehung zu übernehmen. In diesem Fall haben beide Partner ihre Beziehungsvision zusammen mit ihrer Verbundenheit verloren und weisen eine Bewusstseinsaufsplitterung zwischen Gewinnen und Verlieren auf der einen Seite und unabhängig bzw. ein Opfer sein auf der anderen Seite auf. Ein Partner ist dissoziierter und abgetrennter, während der andere sich Idole von Romantik, Sex und Beziehungen ausdenkt, die zum gebrochenen Herzen führen.

Eine Beziehungsvision führt zur Verwirklichung wahrer Liebe. Sie gibt uns eine Richtung an, sie lädt zu Hingabe ein und schenkt Inspiration und die Fähigkeit zu empfangen. Sie bewirkt, dass wir immer weiter vorwärtsgehen, denn wenn wir erst einmal den Gipfel wahrer Liebe erlebt haben, wissen wir, dass dies eine der besten und glücklichsten Erfahrungen des Lebens ist. Die anfängliche Verliebtheit überdauert zwar nicht, aber die Liebe kann golden werden.

Auch wenn wir nicht in verbundenen Familien aufgewachsen sind und keine Eltern hatten, die uns wahre Liebe vorgelebt haben, indem sie sich verbindlich füreinander entschieden hatten und Heilung bewirkten, können wir dennoch lernen, wahre Liebe zu leben, da sie in uns vorhanden ist.

Um es noch einmal zusammenzufassen: Einen anderen zu betrügen bedeutet, dass wir uns selbst betrügen und uns um das Gefühl und die Bedeutung bringen, die in einer Beziehung möglich sind. Die laufende Erneuerung von Partnerschaft und die Segnung mit Gaben – beides kann sich in einer Beziehung entwickeln – werden dadurch gestoppt.

Wir tun es trotzdem, weil wir dem überzeugenden Argument des Egos verfallen sind, dass wir durch das, was wir von anderen *bekommen,* Glück erlangen und dieses Glück von außen kommt – mit der inneren Einstellung, dass unsere Bedürfnisse erfüllt werden sollten, wo auch immer und wann auch immer wir das für möglich halten.

Unser Ego möchte nicht, dass wir uns innig verbinden, indem wir einen anderen Menschen lieben. Es überzeugt uns davon, dass wir glücklich sein würden, wenn wir unabhängig sind, und dass wir, wenn wir unabhängig sind, uns das einfach *nehmen* können, was wir gern hätten. Das Ego informiert uns nicht darüber, dass Unabhängigkeit eine dissoziierte Rolle ist, in der man nichts empfangen kann, und dass damit auch unweigerlich die Rollen von Abhängigkeit und Aufopferung verknüpft sind. Es lässt uns nicht wissen, dass Unabhängigkeit eine Kompensation ist, die weder Anerkennung noch Empfangen erlaubt. Je mehr wir arbeiten, desto weniger besitzen wir, schon gar nicht echte Nähe und Freude.

Einen anderen zu täuschen bedeutet deshalb, dass wir uns selbst täuschen. Die süße und zärtliche Erfahrung von Energiefluss und Intimität kommt damit nicht zustande. Je weniger wir in die Fallen der verlorenen Verbundenheit, des Mangels an Bonding, tappen, desto deutlicher erkennen wir, wie bankrott die Täuschung und alles andere ist, dem es an Ebenbürtigkeit und Gegenseitigkeit mangelt.

Private Gedanken und Wünsche aufzugeben heißt, zu einem Meister, zu einer Meisterin zu werden, denn wir erfassen, dass es Nähe und Integrität nicht nur auf der körperlichen Ebene gibt, sondern auch auf der emotionalen und mentalen Ebene. Das erlaubt uns, in unserer Beziehung zur Ebene der goldenen Liebe aufzusteigen.

Unsere Persönlichkeitsaspekte, die Zehntausende von Ichvorstellungen, die wir alle haben, sind Masken, die uns voneinander trennen. Sie sind wie Zellophanpapier, das die Verbindung und den Fluss zwischen uns blockiert, in uns selbst, zwischen uns und unseren Partnern, uns und anderen Menschen, uns und dem Himmel. Dies sind die Faktoren, die das Ego aufbauen.

Wir brauchen ein Ego, um durch diese Welt zu navigieren, aber vom 19. Lebensjahr an arbeitet es nur noch für sich selbst und seine eigenen Interessen und nicht mehr für uns. Alles, was uns auf negative Weise zustößt, ist ein Programm, das von einem oder mehreren unserer Ichvorstellungen erzeugt worden ist.

Bonding macht die Persönlichkeit überflüssig. Da existieren dann nur noch Vertrauen, Zuversicht und Freude, die aus Verbundenheit entstehen. Es ist eine lebenslange Vollzeit-Herausforderung, die Masken der Täuschung loszuwerden, aber in der Folge gibt es immer weniger von unserem Ich und immer mehr vom Himmel. In der Beziehung etwas Besonderes sein zu wollen nimmt ab und der Himmel auf Erden nimmt zu, während wir auf dieser Treppe aufwärtssteigen.

Lektion 65

Zerbrochene Träume

Mary war auf einer Plantage in Kenia bei ihren Eltern aufgewachsen. Ihr Leben schien in viele Stücke zu zerbrechen, als sie mit elf Jahren auf ein Internat geschickt wurde. Sie verlor jedes Gefühl von Sicherheit und Wohlbefinden und den Glauben, geliebt zu werden. Eine Folge war, dass Mary ganz dürr blieb, bis sie sich mit fünfzehneinhalb Jahren endlich entwickelte.

Sie war zu einem kanadischen Lehrgang gekommen, der sich mit dem Thema »Erneuerung der Unschuld« befasste. Mary war eine attraktive verheiratete Frau mit sechs Kindern; drei stammten aus ihrer ersten Ehe, drei weitere hatte ihr jetziger Mann mit in die Ehe gebracht. Ihre Stiefkinder machten ständig Probleme und griffen sie an. Sie wurde als erste Fokusperson ausgewählt, was symbolisch dafür steht, dass dieser Mensch ein Pionier ist, der Unschuld auf die Erde bringt. Mary fand, dass sie äußerst schwach dastand, weil ihre Familie in Auflösung war, und obwohl ihr Mann und sie sich viel näher standen, gab es auch in dieser Beziehung noch genug Möglichkeiten zur Verbesserung.

Ich fragte Mary, wie ihr Leben, ihre Beziehung und ihr Familienleben ausgesehen hätten, wenn ihr Leben nicht mit elf Jahren erschüttert worden wäre. Sie antwortete: »Völlig anders.« Dann ging ich weiter und fragte sie, mit welchem Elternteil sie denn im Streit gelegen hatte, als sie ins Internat geschickt wurde. Sie sagte: »Mein Vater und ich, wir waren uns sehr nah. Aber meine Mutter und ich stritten laufend, obwohl das auch mehr ein Rückzug war – wie jetzt bei meiner eigenen Tochter.«

Ich fragte sie, was ihr Ego ihr denn als »Belohnung« dafür angeboten hatte, die Verbundenheit zu lösen und zu erreichen, ins Internat geschickt zu werden. Sie konnte ein kleines Lächeln nicht verbergen und antwortete: »Das war das Opferdrama. So konnte ich etwas Besonderes sein. Und das habe ich dann benutzt, um viel Angst und Kummer in mir zu erzeugen.«

»Dann steckte also ein Teil von dir in einer Wut und du hast das Ganze dann als Masche benutzt – gegen dich und andere?«

»Klar, und zwar sehr«, meinte Mary. »Ich bin eine Drama-Queen und konnte mich so vor meiner Bestimmung verstecken.«

Ich fragte sie, was ihr eigenes höheres Bewusstsein ihr denn als Gabe anbieten würde, wenn sie seinem Weg folgte, und sie sagte: »Wahrheit.«

Dann fragte ich sie nach dem Geschenk des Himmels, um diese Situation zu ändern, und sie sagte: »Die Heilung von Machtkampf.«

Eine weitere Schicht tauchte auf, um geheilt zu werden. Das war die Ebene des Konkurrenzdenkens, die für Mary und ihre Mutter in Bezug auf ihren Vater eine Rolle gespielt hatte. Ich fragte sie, weswegen sie sich denn derart schuldig gefühlt hatte, dass sie sich selbst ins Exil, also in das Internat, geschickt hatte. Mary erkannte, dass sie ihren Vater ihrer Mutter »abspenstig« gemacht und ihn »gewonnen« hatte, und später hatte ihre Mutter ihren Vater verlassen und die Scheidung eingereicht. Mary glaubte, dass das ihre Schuld gewesen war.

Mary begann zu sehen und zu spüren, wie die Teile des Puzzles zusammengehörten. Sie hatte sich sexuell nicht entwickelt, bis sie fast sechzehn Jahre alt war. Die Probleme in ihrer jetzigen Familie waren die »Strafe« für ihre ödipalen Schuldgefühle, ihren Vater ihrer Mutter »gestohlen« zu haben. Mary erkannte, wie viel Abstumpfung es infolgedessen zwischen ihr und ihrem Mann gab. Sie konnte auch sehen, welche Konkurrenzmuster bei ihren Kindern und Stiefkindern abliefen, und sie realisierte, wie sehr ihr Sohn begann, ihr aus dem Weg zu gehen.

Mary erkannte, dass all ihre Schwierigkeiten mit der Familie eine große Verschwörung darstellten, die sie loslassen konnte. Sie konnte ihren Eltern jetzt Heilung für den Machtkampf geben und die Wahrheit von Unschuld. Sie erlaubte sich, ihre Liebe und ihre Sexualität anzunehmen, und gab im Rollenspiel ihren Vater ihrer Mutter zurück.

Danach konnte sie dieselben Gaben mit ihrem Ehemann teilen und den tief versteckten Selbsthass aufgeben, den sie bis dahin in sich gehegt hatte. So konnte sie die Einheit für sich und ihre Eltern wiederherstellen und zugleich ihr Versprechen annehmen, eine Pionierin der Unschuld zu sein.

Lektion 66

Akzeptanz

Alles Leid rührt vom Widerstand her. Wir lehnen ab, etwas zu akzeptieren. Wo es in uns ein persönliches Muster von Leid gibt, begann dies mit einer Verletzung oder einem gebrochenen Herzen. Akzeptanz kann solche Muster heilen und uns ganz auf den Weg zur Erleuchtung bringen. Anstatt etwas zu bewerten oder anzugreifen, lassen wir es einfach sein.

Was wir uns weigern anzunehmen, dem widersetzen wir uns. Das beginnt als Stress, verwandelt sich jedoch rasch in Leid. Ich stelle hier eine einfache Akzeptanzübung vor, die aber eine große Wirkung haben kann, indem sie Muster auflöst, die sowohl schmerzlich als auch hinderlich sind.

ÜBUNG Frage dich zuerst, was in deinem Leben du derzeit stark ablehnst? Was verletzt dich immer noch? Was verurteilst du und kannst du nicht akzeptieren? Deine Bewertung bringt Leid mit sich. Zweitens: Die ursprüngliche Wurzel der Verletzung begann mit einer Abspaltung im Bewusstsein. Ein Teil von dir wollte nicht verletzt oder zum Opfer werden, und ein anderer Teil von dir war damit einverstanden. Die zwei Hauptgründe dafür sind, dass wir entweder der Meinung sind, es sei zu schwierig, unsere Lebensaufgabe zu erfüllen, oder dass wir uns aufopfern, um noch unabhängiger zu werden. Akzeptanz heilt die leidvollen Opferrollen und Opfermuster genauso wie unser abgespaltenes Bewusstsein, da Akzeptanz unsere Verbundenheit erneuert und Leichtigkeit, Liebe und Erfolg mit sich bringt.

Bediene dich deiner Intuition bei dieser Übung, um abzuschätzen, wie viele Schritte du von einer vollen Akzeptanz entfernt bist. Dann gehe diese Schritte und miss sie ab. Wenn es sich um eintausend Schritte handeln sollte, kannst du jeden deiner Schritte mit fünfzig oder hundert Schritten gleichsetzen. Und wenn es hundert Schritte sind, die du von voller Akzeptanz noch entfernt bist, dann rechne jeden Schritt wie fünf oder zehn Schritte, während du auf die Marke von einhundert zugehst.
Nachdem du deine Distanz abgeschritten bist, wende dich nach innen und frage, was du fühlst und was du nicht annehmen kannst. Dann frage dich, ob du in diesem Gefühl stecken bleiben oder ob du einen Schritt vorwärtsgehen möchtest. Wenn du dazu bereit bist, mach diesen einen Schritt und spüre erneut, was du jetzt fühlst, und frage dich, ob du dort bleiben willst oder ob du einen weiteren Schritt nach vorn machen möchtest. Wenn du nicht leiden oder stecken bleiben willst, dann gehst du erneut einfach einen Schritt nach vorn. Die ersten paar Schritte fühlen sich vielleicht am schlimmsten an, wenn in dir geballtes Leid steckt. Wenn du weiter voranschreitest, wird es dir jedoch leichter fallen und du fühlst dich besser.
Entscheidest du dich für das Leid oder bist du bereit, einen Schritt vorwärtszugehen? Die Entscheidung ist wirklich so einfach und tief greifend! Du wirst behalten, was du dich weigerst anzunehmen. Du musst ja nicht gut finden, was du akzeptierst, aber du musst auch nicht darin stecken bleiben. Indem du es akzeptierst, gehst du weiter voran.
Wenn du mit dem größten Widerstand in deinem Leben jetzt durch bist, dann geh zu den drei schlimmsten Ereignissen in deinem Leben zurück und wiederhole die Übung. Wenn du diese Übung mit diesen vier wichtigen Themen abgeschlossen hast, bist du mehr

als bereit, das nächste Kapitel in deinem Leben und in deinen Beziehungen aufzuschlagen. Nutze Akzeptanz als eine Treppe zu größerer Liebe und Freiheit.

Lektion 67

Verleugnung

Verleugnung bzw. Abwehr sind gefährliche Verteidigungsmuster bzw. Abwehrstrategien, obwohl anfangs alles noch in Ordnung zu sein scheint. Wir verstecken etwas vor uns selbst, sind jedoch gefährdet, eben weil wir nicht hinschauen wollen. Und doch wissen wir auf einer bestimmten Bewusstseinsebene, worum es geht, sonst könnten wir es ja gar nicht so gut vor uns selbst verleugnen.

Das riskante Spiel der Verleugnung hofft und setzt darauf, sich nicht zu verrennen, kein gebrochenes Herz zu erleiden oder eine Niederlage einstecken zu müssen, bevor die Gefahr vorüber ist. Ein Beispiel: »Der Teich sieht richtig einladend aus. Ich hoffe, dass keine Alligatoren drin sind.«

Ein klassischer Aspekt von Verleugnung besteht darin, unsere Intuition zu ignorieren, die uns mitteilt, dass etwas nicht stimmt. Wenn wir unsere Instinkte abschätzig behandeln, gefährden wir uns selbst. Instinkte und Intuition versuchen uns zu warnen und wenn wir sie ignorieren, geschieht das zu unserem eigenen Schaden. Wir leugnen schmerzliche Ereignisse, um uns selbst zu schützen, aber am Ende geraten wir dadurch in größere Gefahren, die uns noch dazu überraschend treffen.

Wenn wir an einem gebrochenen Herzen leiden, dann ist es üblich, dass wir etwas leugnen. Typische Beispiele sind, dass

1. wir eigentlich gar nicht mit dem anderen Menschen zusammen sein wollten;
2. wir uns gestritten haben;

3. wir uns an unseren Eltern rächen wollten, an unserem Partner oder unserer Partnerin und an Gott, indem wir an einem gebrochenen Herzen leiden;
4. wir von ihnen abhängig waren;
5. wir sie emotional erpressen;
6. unser gebrochenes Herz eine Form von Erpressung ist;
7. wir etwas in der Situation ablehnen oder abwehren, das die Verletzung bewirkt;
8. uns nur dann etwas verletzen kann, wenn wir versuchen, uns etwas einfach zu nehmen;*
9. wir ein Spiel des Gewinnens oder Verlierens gespielt haben;
10. wir unabhängig sein oder sogar zum Opfer werden wollten, um so unabhängiger zu sein.

Da wir blind für die dynamischen Abläufe sind, die bei einem gebrochenen Herzen eine Rolle spielen, tauchen Dinge plötzlich und unerwartet auf. Was wir verleugnen, kann uns eine Menge Schmerz bereiten, es sei denn, dass wir das Heft in die Hand genommen haben, um das zu finden und zu heilen, was vergraben und versteckt war. Es ist unsere eigene Entscheidung, das Leid, das wir erfahren haben, sowie das, was wirklich vor sich geht, zu leugnen – und dann kommt es eben wieder zu uns zurück und sucht uns heim. In uns sind

* Der Verfasser unterscheidet zwischen »sich etwas nehmen« und »empfangen«. Das Erste ist ein Ergreifen: Wer sich etwas nimmt, ergreift es, obwohl es ihm nicht aus ganzem Herzen gegeben wird. Er hat es nicht »empfangen«, sondern es sich genommen, mit der Folge, nicht wirklich erfüllt zu sein. (Anm. d. Ü.)

viele Schichten und Ebenen von Verleugnung, die Verlust, Schuldgefühle, gebrochene Herzen, Rachegelüste, Verhaftung, Machtkämpfe, Aggressionen und Angriffsverhalten sowie Opfermuster zudecken. Rache ist bei ihnen allen das Motiv und eine ihrer versteckten Wurzeln.

Verleugnung sieht anfangs ganz gut aus, kann sich aber bald in Sturheit und Abwehrmechanismen verwandeln und sogar Verletzungen anderer dazu benutzen, sich selbst zu schützen, wenn sie mit der Wirklichkeit konfrontiert wird. Verleugnung tut so, als ob es überhaupt kein Problem gäbe, aber sie neigt zu Naivität, die leicht zu einem gebrochenen Herzen und zu Versagen oder Niederlagen führt. Im *Kurs in Wundern* wird betont, dass man keine noch so kleine Ecke von Dunkelheit verbergen, sondern jede einzeln finden und dem Heiligen Geist übergeben sollte, damit er sie auflöst.

Was wir verleugnen, verletzt uns. Es ist Zeit, dass wir uns entschließen, all das zu finden, was wir vor uns selbst verborgen haben. Nur dann werden wir eine glückliche Veränderung erleben und unsere Unschuld zurückgewinnen. Wenn wir etwas auf einer bestimmten Ebene versteckt haben, dann wissen wir auch, wo es sich jetzt befindet. Wenn wir es jetzt aufspüren und heilen, wird es sich nicht zu einem späteren Zeitpunkt in eine Niederlage oder Krankheit verwandeln können, dann, wenn wir es am allerwenigsten erwarten. Die Zeit ist jetzt gekommen.

Lektion 68

Alles wieder willkommen heißen

Im Laufe der vielen Jahre, während derer ich mit Menschen gearbeitet habe, stellte ich fest, dass viele Leute die Tür vor bestimmten entscheidenden Aspekten ihres Lebens verschlossen haben. Sie waren sich dessen kaum bewusst, bis sie darauf aufmerksam gemacht wurden. Sie haben diese Tür verschlossen infolge von Verlusterfahrungen, wegen eines gebrochenen Herzens, aus Wut oder Rachegefühlen heraus. Aber was immer es auch war: Es hat zu einem Mangel in einem bestimmten Bereich ihres Lebens geführt.

Einmal, als ich ein alleinstehender junger Arzt war, schien es, als ob alle Singlefrauen aus San Diego weggezogen seien. Das ging vier Monate lang so. Wer San Diego kennt, weiß, dass es dort eine Menge schöner, alleinstehender Frauen gibt. In einem Workshop erfuhr ich dann, dass ich am Ende meiner letzten Beziehung die Tür zu Partnerschaften zugeschlagen hatte, weil ich sauer auf meine Freundin war, die dabei war, meine Exfreundin zu werden. Als ich nach dieser langen Trockenperiode die Tür wieder öffnete, traf ich in der nächsten halben Stunde jemanden und in der folgenden Woche zwei weitere Singlefrauen. Natürlich bemühte ich mich, die verlorene Zeit aufzuholen. Ich habe herausgefunden, dass dieses »Türschließen« ein wesentlicher Faktor bei jeder Art von Mangel ist, bei Mangel an: Liebe, an Geld, an Sex, an Erfolg, an Gesundheit und so fort. Wir selbst haben alledem die Tür vor der Nase zugeschlagen.

Da fast alle Türen unterbewusst geschlossen wurden, haben die meisten Leute keinerlei Ahnung, dass sie selbst ihren Erfolg so tief greifend gefährdet haben. Die gute Nachricht ist, dass du derjenige sein kannst, der diese Türen wieder öffnet, da du selbst sie ja einmal verschlossen hattest.

ÜBUNG Geh zuerst zu irgendeiner jener Zeiten und Anlässe zurück, in denen du selbst die Tür vor dir verschlossen hast. Öffne diese Tür und nimm dich jetzt wieder ganz an, »umarme« dich erneut selbst. Dann lege dir die Frage vor, ob du zu irgendeiner Zeit einmal die Tür vor dem Leben an sich verschlossen hast. Geh an diese Orte und Zeiten zurück und heiße das Leben erneut und umfassend willkommen.

Nun erkunde die Bereiche echter Liebe, Sexualität, Verliebtheit, Kommunikation, Schönheit sowie jeden anderen Bereich, der aus deiner Sicht mit Beziehung zu tun hat.

Nachdem du das getan hast, könntest du andere wesentliche Bereiche deines Lebens erforschen wie Geld, Familie, Erfolg, Gesundheit, deine Ziele und deine Bestimmung und so fort. Es ist Zeit, die Türen zum Leben wieder ganz zu öffnen.

Um ein altes Sprichwort zu zitieren, das ich vor siebenundzwanzig Jahren formuliert habe: »Wenn der Empfangende bereit ist, wird der Gebende erscheinen.«

Lektion 69

Rückschritte in Beziehungen

Eine der Fallen in Beziehungen ist Rückzug. Wir nehmen jedes Mal von Beziehungen Abstand, wir steigen sozusagen ein bisschen aus, wenn wir einen Rückschlag erleben oder wenn etwas aus der Vergangenheit in Verkleidung im Heute auftaucht.

ÜBUNG Frage dich, wie viele Schritte du dich aus Beziehungen zurückgezogen hast. Wenn Kontakt und Verbindung zu Erfolg und Nähe führen und wenn Vereinigung Liebe erschafft, wie gut geht es deiner Beziehung dann, wenn du dich so weit zurückgezogen hast?

Jetzt stellt sich die Frage: Willst du da bleiben, wo du jetzt stehst? Oder willst du die Schritte vorwärtsgehen, um dich mit *Beziehungen* an sich wieder zu verbinden?

Wenn du nicht magst, wie viele Schritte du zurückgetreten bist, dann kannst du jetzt nach vorn gehen und erneuten Kontakt aufnehmen.

Du kannst dich auch fragen, wie viele Schritte du dich *von dir selbst* zurückgezogen hast. Wenn du dich dir selbst »ausgeklinkt« hast, wirst du kein Vehikel haben, um dich in Beziehungen mit anderen Menschen zu verbinden und dich an Beziehungen zu erfreuen. Rückzug heißt, dass du deine Selbstliebe fortgeworfen hast. Das Gleiche gilt für Sex, ein wichtiges Mittel für Liebe und Kommunikation in Beziehungen. Du könntest dich entscheiden, in diesen Bereichen jetzt einen Schritt vorwärtszugehen.

Du kannst dich auch fragen, wie viele Schritte du dich *von deinem*

Partner zurückgezogen hast. Je weiter du entfernt bist, desto schlechter wird die Beziehung sein und desto mehr Streit oder Abgestumpftheit gibt es.
Falls du keinen Partner bzw. keine Partnerin hast, dann ist es offensichtlich, dass du dich von Offenheit und Verfügbarkeit zurückgezogen hast. Wie viele Schritte? Du kannst dich entscheiden, wieder nach vorn zu gehen.
Bist du bereit, auf all diesen Gebieten Kontakt aufzunehmen? Und da du nun schon mal dabei bist: Wie weit bist du aus Verliebtheit, Zuneigung, Intimität und Zärtlichkeit ausgestiegen? Denn sie sind es ja, die Süße und Energiefluss in Beziehungen erzeugen. Triff deine Wahl jetzt und vereinige dich wieder auf einer ganz neuen Ebene von Beziehungen. Das wird dein Leben und deine Beziehungen erneuern.

Lektion 70

Beziehungen wirklich annehmen

Zu viele von uns haben Rückschläge in ihren Familien und Beziehungen erlebt, wo wir uns nicht nur viele Schritte von Liebe, Beziehungen, wahrer Liebe, uns selbst, Schönheit und Sex zurückgezogen, sondern diese wichtigen Aspekte unseres Lebens regelrecht fortgeworfen haben.

Das kann eine katastrophale Wirkung auf unser Liebesleben ausüben. Obwohl wir doch alles richtig machen, scheint nichts zu funktionieren. Das ist so, weil wir im Laufe der Jahre uns nicht nur zurückgezogen, sondern Liebe und Beziehungen weggeworfen haben. Das ist oft ganz unterbewusst geschehen, sodass wir es noch nicht einmal bemerkt haben. Nun können wir uns jedoch auf all diesen Gebieten wiederherstellen und erleben, wie in der Folge unsere Beziehungen erblühen.

ÜBUNG Frage dich, wie viele Schritte du dich von Liebe ganz allgemein zurückgezogen hast. Frage dann, wie viele Schritte du dich aus Beziehungen zurückgezogen hast, aus wahrer Liebe und Sex.

Wähle, entscheide dich und stell dir vor, dass du jetzt wieder vorwärtsgehst, bis du in all diesen Bereichen wieder Kontakt aufgenommen hast.

Als Nächstes fragst du dich, wie viel Prozent von Liebe, Beziehungen, wahrer Liebe, Schönheit, Sex und so fort noch bestehen.

Wenn du zum Beispiel vorwärtsgegangen und wieder in Berührung mit Liebe gekommen bist, stellst du vielleicht fest, dass nur noch dreißig Prozent übrig geblieben sind, weil du siebzig Prozent fortgeworfen hast.
Dein nächster Schritt besteht dann darin, wieder hundert Prozent deiner Liebe, Beziehungen, echter und wahrer Liebe, Schönheit, Sex und so fort willkommen zu heißen.
Du kannst diese Übungen auch für andere wichtige Beziehungsbereiche durchführen wie Verliebtheit, Romantik, Kommunikation, Freundschaft, Humor, Vertrauen, Verständnis, Integrität, dein Selbst, deine Bestimmung und so weiter.
Mach den heutigen Tag zu einem, an dem du alle Aspekte einer glücklichen Beziehung zurückgewinnst.

Lektion 71

Eine altgediente Klientin

Barbara hatte im Laufe der Zeit an vielen Workshops teilgenommen. Ein paar Jahre lang hatte sie auch monatliche Coaching-Sitzungen mit mir durchgeführt, jetzt hatte sie nur noch jeden zweiten Monat einen Termin bei mir. Im Sommer hatte sie ihre Familie besucht und nun sprach sie in der dritten Sitzung seither erneut darüber. Sie fing damit an zu klagen, dass sie mit ihrer Familie keine Fortschritte machte. Sie stellte fest, dass sie am Anfang der Sitzungen so gut vorangekommen war und in der Folge ihre lang anhaltende Unabhängigkeit überwinden konnte und schließlich geheiratet hatte. Schon bald hatte sie eine Tochter bekommen und kurz darauf einen Sohn. Im Verlauf der Zeit hatten wir Beziehung, Geld, Elternschaft und Familienthemen durchgearbeitet, um nur einige zu nennen.

Jetzt fand Barbara aber, dass sie zu langsam vorwärtskam und dass sich ihre Ursprungsfamilie kaum änderte. Wenn überhaupt, so beschwerte sie sich: »Ich dachte immer, dass ich perfekte Eltern gehabt hätte und wirklich Glück hatte. Jetzt sehe ich aber, dass sie all diese Probleme haben und darin festzustecken scheinen.«

»Aha«, witzelte ich, »sie stecken fest, ja?«

Barbara blickte mich flüchtig kühl an und hatte keine Lust, sich auf eine solche Ebene zu begeben.

»Nichts von all dem, was du vorschlägst, scheint zu funktionieren. Ich besuche Workshops von dir und deiner Frau, aber in der letzten Zeit hat das nichts gebracht und es hat sich nichts verändert.«

Ich wies sie darauf hin, dass ihre Verstimmung eine Erwartungshaltung mir gegenüber enthielt, etwas zu tun, was sie glücklich machte, und dass sie dasselbe frustrierende Gefühl gegenüber ihren Eltern hatte. Sie änderten sich nicht so schnell, wie Barbara es gern gehabt hätte.

Das ist der größte Fehler, den wir alle machen: Zu erwarten, dass ein anderer oder etwas außerhalb von uns selbst die Dinge für uns erledigt und uns glücklich macht.

»Das weiß ich alles«, klagte sie. »Es hilft aber nicht. Also akzeptiere ich sie so, wie sie sind. Ich plane einfach ein, dass sie immer so sein und bleiben werden!«

Barbara zitierte dabei einen Satz, den meine Frau oft in Workshops verwendet hatte, um Menschen zu helfen, die radikale Akzeptanz als einen Weg zur Heilung zu wählen. Barbaras Tonfall war jedoch an der Grenze zur Wut.

Ich sagte: »Nun gut, wenn Akzeptanz der Weg ist, den du gehen möchtest, lass uns das mal tun. Was kannst du am wenigsten bei deinen Eltern akzeptieren?«

»Dass sie sich nicht ändern«, sagte Barbara.

»Wie fühlst du dich dabei?«

»Ich bin frustriert«, antwortete sie.

Ich fragte: »Wie viele Schritte bist du von deinen Eltern emotional entfernt – denn wenn du mit ihnen eins wärest, würde sich etwas verändern.«

»Ich bin drei Schritte von ihnen weg.«

»Möchtest du dich frustriert fühlen oder deinen Eltern einen Schritt näher kommen?«

»Einen Schritt näher«, sagte Barbara.

»Stell dir vor, noch einen Schritt näher zu ihnen zu gehen«, sagte ich. »Wie fühlt es sich jetzt an?«

»Besser«, meinte Barbara.

»Was spürst du jetzt?«

»Ich fühle mich missverstanden. Ich spüre, dass meine Eltern mich nicht verstehen oder anerkennen. Dass es ihnen egal ist, wer ich bin und was ich tue.«

»Wie alt warst du, als das anfing?«, fragte ich sie.

»Zwei Jahre alt. Sie sind in irgendetwas, das zwischen ihnen beiden steht, verstrickt und beachten mich gar nicht.«

Ich sagte: »Das Ego brauchte etwas, um die Verbundenheit zu zerbrechen. Was hatte es dir versprochen, wenn du Bonding zerstören würdest?«

»Freiheit«, antwortete Barbara.

»Hat es dir Freiheit gegeben?«, fragte ich.

»Das kenne ich doch alles schon«, meinte Barbara.

Ich sagte: »Als du das Bonding zerbrochen hast, hattest du ein gespaltenes Bewusstsein. Ein Teil von dir wollte Verständnis und ein anderer Teil wollte Unabhängigkeit. Diese geistige Zersplitterung führt zu Frustration. Ein Teil von dir möchte, dass dein Bedürfnis nach Verständnis erfüllt wird, und ein anderer Teil will genau das nicht, weil er auf diese Weise seine Freiheit verlieren würde. Also versucht dieser Teil zu bekommen und sich zu nehmen, um sein Bedürfnis zu befriedigen, und dann wird er verletzt, weil die Menschen sich dagegen wehren, dass man einfach etwas von ihnen nimmt – und dann bist du verletzt.«

»Das weiß ich ja alles schon«, sagte Barbara ganz verzweifelt.

Ich sagte: »Barbara, kannst du sehen, dass hinter deiner

Verzweiflung eine Erwartung steht, wie die Dinge sein sollten? Das ist genau dieses gespaltene Bewusstsein, von dem ich gesprochen habe. Wie fühlst du dich, wenn du daran denkst, dass deine Eltern dich nicht verstehen oder anerkennen?«

»Ich fühle mich verletzt.«

»Möchtest du dich weiter verletzt fühlen oder einen zweiten Schritt auf deine Eltern zugehen?«

»Ich möchte einen Schritt näher gehen.«

»Wie fühlst du dich jetzt?«

»Verletzt«, sagte Barbara. »Ich fühle mich missverstanden und verletzt.«

»Verletzung entsteht, wenn man irgendetwas nicht akzeptieren kann«, sagte ich. »Was kannst du nicht annehmen?«

»Ich kann nicht akzeptieren, dass es meinen Eltern gleich ist, was ich mache«, antwortete Barbara.

Das war die gleiche Antwort, die sie auf die erste Frage gegeben hatte, jedoch ohne jede Veränderung in ihrer Tonlage. Wir beide erkannten das.

Ich sagte: »Barbara, seit unseren ersten Sitzungen habe ich keinen solchen Widerstand gespürt. Du machst die Sitzung nicht, um wirklich etwas zu verändern, und so wie ich vermutet hatte, als du darüber sprachst, hast du nicht wirklich akzeptiert, wie deine Eltern sind.«

»Das tut mir weh, was du da sagst.«

Ich sagte: »Barbara, wenn jemand wütend ist, weil ein Bedürfnis nicht erfüllt wird, und das zur Masche wird, dann benutzt man die ›Verletzung‹ als Abwehrmechanismus, wenn jemand anderer versucht, mit einem darüber zu reden. Als Nächstes taucht dann der Autoritätskonflikt auf, aber wenn man darin nicht stecken bleibt, dann kann man in einen

Zustand der Einheit aufsteigen, in dem Bewusstsein und Leben auf einer ganz neuen Ebene eins werden.«

Ich fragte Barbara: »Spürst du den Autoritätskonflikt?«

»Ja, sehr gut.«

»Und kannst du die Wut und die Masche dahinter fühlen?«

»Ja, die fühle ich auch«, sagte sie.

»Mach weiter«, sagte ich. »Die Einheit ist ganz nah. Dass du dich verletzt gefühlt hast und du dann darüber streiten wolltest, sollte mich von der Tatsache ablenken, dass du noch überhaupt nichts akzeptiert hast, sondern seit dem Alter von zwei Jahren wütend bist und einen Groll hegst. Das hat dich auf Konkurrenzverhalten in deiner Familie festgelegt, aber wenn jemand so stecken bleibt, dann hat das meistens mit seiner Angst vor Gott zu tun.

Das lässt Menschen Veränderungen fürchten, weil sie glauben, dass der unerbittliche Zug von Gottes Liebe sie geradewegs aus dieser Welt ziehen würde. Das würde natürlich nicht geschehen, sondern ihr Ego würde abschmelzen, weil es nun nicht mehr notwendig wäre. Eltern ändern sich selbstverständlich nicht, bevor du das nicht tust. Das ist ein Muster, in dem du wirklich blockiert bist.«

Dann erzählte Barbara, dass ihre Tochter in einem ähnlichen Muster steckte und nichts, was Barbara unternahm, konnte diesen Ort, an den sich ihre Tochter zurückgezogen hatte, zugänglich machen. Barbara erkannte, dass dies ihr eigenes Muster war und dass die einzige Möglichkeit, ihrer Tochter oder ihren Eltern zu helfen, darin bestand, sich selbst zu verändern.

Ich erzählte Barbara, dass die Lebensaufgabe, die sie im Alter von zwei Jahren abgelehnt hatte, die ihre Angst vor Gott und ihren Konkurrenzkampf in der Familie geheilt hätte, die Gabe war, mit ganzem Herzen bei allem zu sein, was sie unternahm. Wir erkannten beide, dass dies ihrem natürlichen Stil entsprach.

Ich merkte an: »Ich habe davon gehört, dass du an deinem Arbeitsplatz und zu Hause mit ganzem Herzen bei der Sache bist, und ich weiß, dass nichts dich zufriedenstellen wird, wenn du dich nicht ganz eingesetzt hast. Das wird alles in die richtige Richtung lenken, von der du mit zwei Jahren abgekommen bist, weil du Angst hattest, zu sehr im Mittelpunkt zu stehen. Lieber bist du damals dem Pfad deines Egos gefolgt, dass du missverstanden und nicht anerkannt wirst. Triff jetzt die richtige Wahl. Gestatte dir selbst, die Gabe zu empfangen, die Angst vor Gott zu heilen, und nimm das Geschenk des Himmels an, Konkurrenzmuster zu heilen. Lebe deine Bestimmung, dich selbst ganz zu geben. Nur das wird dich glücklich machen.«

Aus einer der widerspenstigsten Sitzungen, die Barbara und ich je hatten, wurde ein Scheideweg, an dem sie erneut wählen und sich jetzt richtig entscheiden konnte. Das veränderte die Muster der Wut ihrer Tochter, sodass sie erreichbar blieb, als sie anfing, in diese Falle zu geraten, und es half Barbara, ihre Eltern anders zu sehen.

Lektion 72

Bestimmung übertrumpft Familienverschwörung

Wenn wir unsere Bestimmung annehmen, dann nehmen wir damit das »goldene Leben« an. Um dazu fähig zu sein, müssen wir über die Angst hinausgegangen sein, alles zu empfangen und zu haben, ebenso wie über unsere Familienverschwörung. Sie ist die größte Falle, die das Ego benutzt, um uns klein und unabhängig zu halten. Wenn wir das Goldene Leben haben wollen, dann müssen wir aus dieser Falle herausgelangen. Die Familienverschwörung enthält alle Egofallen, die notwendig sind, damit wir ein Opfer bleiben, damit wir unabhängig sind und Aufopferungsmuster beibehalten, anstatt verbunden zu sein, damit wir Partnerschaft und Familie genießen können.

Unsere Bestimmung ist der zu sein, der wir sein wollten, als wir hierherkamen – ein Kind Gottes, ein Spirit in einem Körper, der all die Lektionen des Egos wieder »verlernt« und abstreift, das ja nur darauf aus ist, alle möglichen Ichvorstellungen aufzubauen, um getrennt zu sein und sich selbst als etwas Besonderes darzustellen.

Der Verlust von Bonding wird von der Familienverschwörung ausgelöst und dann von der Ödipusverschwörung aktiviert. Jedes Trauma und jede Niederlage in unserem Leben ist ein Wendepunkt, an dem wir uns von unseren Zielen und von unserer Bestimmung abwenden. Diese Traumata bilden persönliche Muster von Schmerz und Abspaltung, die sich fortsetzen, bis wir schließlich nicht nur endlich akzeptieren, wozu wir gekommen waren, sondern auch annehmen, wer wir sein wollten. Beides erneuert unser Bewusstsein und bringt uns wieder in unsere Mitte und stellt damit die verlorene Verbundenheit wieder her.

Im Laufe der letzten vierzig Jahre habe ich zahlreiche Heilmethoden und Techniken entwickelt, aber ich habe mich immer für die grundlegenden Prinzipien interessiert, die zu Abkürzungen führen. Eine der besten und schnellsten Abkürzungen ist, dass wir unsere Bestimmung akzeptieren und verwirklichen und in unsere eigene Mitte gelangen, sowohl im Frieden als auch in unserer Identität als Spirit.

Die Erkenntnis und Selbstverwirklichung als Spirit und Liebe erneuert das Bonding, das verloren ging, als wir uns weigerten, den nächsten anstehenden Schritt zu machen, der darin bestand, unsere Bestimmung willkommen zu heißen. Wenn wir sie nun annehmen, werden wir die Liebe, die Fülle und den Erfolg empfangen, der sich mit der Bestimmung einstellt. Die Zeit ist reif, die Meisterschaft jenseits der Familienverschwörung zu leben und über die gefälschte Verbundenheit hinauszugehen, die uns Rollen und Fusion vorspiegeln.

ÜBUNG Beginnen wir die Heilung, indem du alle wichtigen leidvollen Ereignisse deines Lebens aufschreibst. Du sollst wissen, dass während du diese früheren Geschehnisse klärst, weitere ans Licht kommen werden, die verborgener waren. Aber du kannst die Übung einfach für alle neuen, die auftauchen, gleichfalls durchführen.

Wenn du alle Traumata notiert hast, erkenne, dass du diese Ereignisse benutzt hast, um dich zu verstecken, um dich klein zu

machen, um unabhängig zu sein, und dass du bereit warst, ein Opfer zu werden, damit all das geschehen konnte.
Jetzt kannst du dich neu entscheiden. Denke über das heilige Versprechen deiner Ziele nach, von denen du dich ebenso abgewandt hast wie von deiner goldenen Bestimmung.
Wenn dir dies klar geworden ist, dann frage dich selbst, über welche Seelengabe du damals verfügtest und welches Geschenk der Himmel dir hatte geben wollen, um deine Ziele und deine Bestimmung zu fördern, von denen du dich damals abgekehrt hattest.
Öffne dich für diese Talente und Fähigkeiten und nimm deine Ziele und deine Bestimmung an. Sie sind mehr als genug, um jedem zu helfen, der an den entsprechenden Situationen beteiligt war, und sie vermögen die scheinbare Notwendigkeit von Trauma überflüssig zu machen, bevor es sich einstellt.
Stell dir vor, dass du auf dem Weg des höheren Bewusstseins gehst und dass du deine Gaben, deine Bestimmung und dein goldenes Sein mit jedem teilst, während du diese Energie bis in die Gegenwart bringst. Teile sie mit jedem, der an der jeweiligen Situation beteiligt war, die du dazu benutztest, die Verbundenheit zu zerbrechen.
Dann stell dir vor, dass du diese Gaben auch mit jedem teilst, der sie in der Gegenwart jetzt braucht. Feiere die innere Wahrheit, die du mit jeder Heilung, die dir gelingt, zurückgewinnst.
Nutze deine Intuition oder sinne darüber nach, was deine Bestimmung, deine Ziele und deine Talente und Fähigkeiten in den damaligen Situationen gewesen waren, bis du sie wirklich fühlst. Es mag anfangs ein gewisser Widerstand zu spüren sein. Aber dein Wunsch, die Wahrheit zu erlangen, die Heilung und all diese großartigen Gaben, um der Welt zu helfen, wird den entscheidenden Unterschied ausmachen.

Lektion 73

Der Fluch der Besonderheit

Wir haben uns entschieden, uns zu trennen, als wir Bonding fortgeworfen haben, da wir nicht strahlen wollten, indem wir uns auf eine völlig neue Ebene von Talenten, Fähigkeiten und Liebe begeben. Das hat zu einer Aufsplitterung unseres Bewusstseins geführt: Ein Teil von uns wollte mehr Liebe und ein Teil von uns wollte auf der bisherigen Ebene von Unabhängigkeit bleiben. Wir waren sogar bereit, den Preis zu zahlen, um unsere Abspaltung aufrechtzuerhalten – Probleme, Opfermuster, Täterrollen.

Diese Spaltung zieht jedoch auch noch andere Konsequenzen nach sich wie Angst, Schuldgefühle, Unzulänglichkeit und Bedürftigkeit. Unsere Bedürfnisse können unersättlich sein und uns in Muster einsperren, in denen es nie genug Liebe, Aufmerksamkeit, Essen, Sex, Geld und so weiter gibt. Nur das, was uns Verbundenheit bringt – wie Geben und Empfangen, Vereinigung, uns anderen zuzuwenden, Liebe, unsere Vergebung teilen –, würde uns wirklich zufriedenstellen. Sonst versuchen wir nur, unsere Unabhängigkeit zu bewahren, und wollen etwas an uns *nehmen,* um das unersättliche Bedürfnis zu stillen.

Mit einem solchen Bedürfnis, mit der Unabhängigkeit und der Unfähigkeit zu empfangen, ist der Wunsch verknüpft, etwas Besonderes zu sein. Wir streben nach Aufmerksamkeit und herausgehobener Behandlung und besonderer Beachtung, da wir uns leer fühlen. Wir erkennen nicht, dass die Lösung, die uns das Ego anbietet – nämlich zu versuchen, etwas einfach an uns zu nehmen – uns noch leerer macht. Paradoxerweise fühlen wir uns aber erfüllt und vollständig, wenn wir geben oder uns anderen Menschen zuwenden. Das Gefühl von Besonderheit ist eine Kompensation für die Erfahrung von Einsamkeit.

Die Bewusstseinsaufsplitterungen und die Entscheidung für Unabhängigkeit führen dazu, dass wir Mangel erleben und als Folge davon ein Skript der Konkurrenz-Story schreiben. Das geht auf unser Gefühl der Unzulänglichkeit zurück, sodass wir meinen, wir müssten uns selbst beweisen, um jemand Besonderes zu sein.

Unsere Besonderheit fußt auf Entbehrung, sodass sogar dann, wenn wir mehr Besonderheit erlangen, das nie genug sein wird. Konkurrenzdenken, Entbehrung und das Gefühl von Unzulänglichkeit führen uns zu Neid auf andere, die mehr zu haben scheinen. Unser vermeintlicher Mangel erzeugt Missgunst, und wir projizieren auf andere, dass sie uns etwas entziehen. Dann fühlen wir uns berechtigt, von anderen zu nehmen. Da wir unsere eigenen Rechte vernebelt haben, ziehen wir die Rechte anderer in Zweifel.

Das Gefühl von Besonderheit kann nie ein fairer Richter für irgendetwas sein, weil es dann immer um unsere persönlichen Vorteile geht, um unseren Eigennutz. Das macht das Familienleben und Beziehungen gefährlich, denn Besonderheit bewirkt, dass wir uns unglücklich fühlen, sie veranlasst uns, einfach etwas an uns zu nehmen, und sie löst das Gefühl aus, dass es niemals genug ist, was wir uns nehmen. Wir fühlen uns unzulänglich, sind neidisch und missgünstig gegenüber jenen, die mehr zu strahlen scheinen oder die anscheinend mehr haben als wir. Besonderheit ist das Gegenteil von Liebe und ein Fluch für Beziehungen. Sie legt uns darauf fest, dass wir bewusst oder unbewusst etwas fordern. Sie drängt uns in Beziehungen in die falsche Richtung und lässt uns unangebrachte Ziele anstreben. Das Gefühl, etwas oder jemand Besonderes zu sein, steht im Gegensatz zu Liebe. Es bringt uns dazu, dass wir in unserem unersättlichen Bedürfnis nach Aufmerksamkeit alles tun, damit sich die Dinge und Menschen nur um uns drehen.

Liebe andererseits fängt bei dir selbst an. Du gibst aus deiner Fülle. Wenn du dich selbst durch Verbindlichkeit vollständig gibst, dann stellt das Bonding und Ebenbürtigkeit wieder her und du schließt dich dabei selbst auch ein. Deine vollständige Hingabe bringt dich mit der Tatsache in Berührung, dass du derjenige bist, der dich durch das glücklich machen kann, was du gibst – ohne das gebrochene Herz zu erleiden, das sich einstellt, wenn man versucht, sich einfach etwas zu nehmen. Keiner kann dich enttäuschen, wenn du dich immer wieder ganz für ihn oder sie entscheidest.

Jetzt ist die Zeit reif, deinem Leben eine neue Richtung zu geben, indem du den Unterschied zwischen Liebe und Besonderheit erkennst und dich für die Liebe entscheidest, die alles enthält, was du möchtest. Verpflichte dich dazu, dich ganz zu geben, dann kannst du nur Erfolg haben.

Lektion 74

Was uns nicht gegeben wurde

Was uns nicht gegeben wurde, als wir aufwuchsen, und was uns nicht in unseren Beziehungen gegeben wurde, ist etwas, das zu geben *wir* hierhergekommen sind. Das ist eine der wesentlichen Lektionen in Beziehungen und im Leben. Uns Menschen macht es Freude zu geben, wenn wir etwas zu geben haben. Besonders Eltern werden dir gern geben, wenn sie es geben können.

All unsere Beschwerden und Klagen spiegeln nur unsere Unreife wider und die Tatsache, dass wir in die größte Falle, die es gibt, hineingetappt sind. Etwas außerhalb meiner selbst ist für mein Glück verantwortlich, und wenn die anderen mir das nicht geben, fühle ich mich verletzt, benachteiligt und schikaniert. Wir spüren Enttäuschung und haben ein gebrochenes Herz und wir alle sind da schon irgendwann einmal hineingetappt.

Dabei ist es doch höchst überraschend, dass das, wonach wir außen suchen, im Inneren von uns zu finden ist. Vielleicht wird es von Schmerz zugedeckt, von altem Groll, Schuldgefühlen oder Angst, aber die Talente, Fähigkeiten und Gaben sind immer noch vorhanden. Wir können uns in jeder Situation selbst erhalten und wir können sogar andere ebenfalls versorgen. Das erreichen wir nicht durch Opfer, sondern indem wir die Gaben in uns auspacken und indem wir die Geschenke des Himmels annehmen. Das macht es möglich, jedem in unserer Umgebung zu helfen, wenn wir uns nicht davor fürchten, in unserer wahren Größe zu erstrahlen. Es ist alles wirklich in uns vorhanden. Jesus sagte, dass das Reich Gottes im Inneren sei.

Das anzubieten, was wir nicht von unseren Eltern oder von unseren Partnern erhalten haben, stellt einen der größten Schritte, den wir in diesem Leben machen können, auf dem Weg zur Reife dar. Wenn wir jammern oder uns beklagen, greifen wir damit uns selbst an. Wir betrachten uns dann als unfähig, mit der Situation fertig zu werden, und haben in unsere Schwäche investiert und in die Wahrscheinlichkeit, dass wir Opfer von Situationen werden, die uns von außen auferlegt sind.

Es ist ein Irrtum zu glauben, dass Schwäche uns retten könnte; diese Fehleinschätzung ist uns allen schon unterlaufen. Durch Schwäche werden wir abhängig und bauen Erwartungen auf, dass andere uns das bieten, von dem wir nicht meinen, dass es in uns selbst vorhanden ist. Das wird jedoch keinen Erfolg einbringen, sondern nagt an unserer Beziehung zu uns selbst und zu unserem Partner. Es ist eine Form von Ego-Habgier, die nicht stimmig ist. Sie erzeugt für unsere Beziehung nur Leid, sowohl langfristig als auch auf kurze Sicht.

Zu viele von uns rutschen von einem gebrochenen Herzen und infolge von Enttäuschungen in eine abgespaltene Unabhängigkeit. So sehr wir auf diese unechte Art und Weise unabhängig sind, so stark sind der Schmerz und die Bedürftigkeit, die noch in uns stecken.

Wahre Stärke und echte Unabhängigkeit schöpfen aus dem Vollen und wissen sich zu helfen. Dann bleibt man offen für Partnerschaft, aber ohne die Regeln und Erwartungen, die eine Beziehung zerstören. Diese stumpfen eine Beziehung ab, machen sie leblos, bis etwas passiert, um den Schmerz, der noch in uns steckt, aufzubrechen.

Offen zu sein für Beziehung und dazu alle Hilfen einzusetzen erlaubt uns, mehr von innen und mehr von außen zu empfangen. Jedoch ist die Voraussetzung das Innere, weil dort sowohl unsere Seelengabe als auch die Gabe des Himmels wohnen.

ÜBUNG Geh durch dein Leben zurück. Reflektiere über die wichtigen Dinge, die dir nicht gegeben wurden. Magst du nachsehen und prüfen, was deine Seelengabe und die Gabe des Himmels in diesen Situationen waren? Öffne die Tür in deinem Geist für deine Gabe und die des Himmels und empfange und nimm sie an. Akzeptiere deine Lebensaufgabe und deine Bestimmung.
Teile sie mit den Menschen, von denen du in der Situation damals versucht hattest, etwas zu bekommen. Das gibt dir deine Macht zurück und öffnet dich und weitet deine Begrenzungen dort aus, wo du dein Leben auf eine bestimmte Weise so angepasst hast, dass du vielleicht in eine eingeschliffene Spur geraten bist.
Was dir nicht gegeben wurde, hast du in dir selbst, um es den Menschen zu geben, von denen du es bekommen wolltest. Wenn du das erkennst, befreist du dich von Mangel, Enttäuschung und Schmerz. Übernimm Verantwortung für dein Leben, ermächtige dich selbst und andere und strahle auf die schönste Art und Weise als Inspiration und Zeichen für andere, indem du diese Gaben, deine Aufgabe und deine Bestimmung empfängst, sie öffnest und mit anderen teilst.

Lektion 75

Der Teufelskreis von Bewertungen und Rollen

Wenn wir jemanden bewerten, dann trennen wir uns damit von ihm. Wir erheben uns über ihn und denken: »So bin ich nicht. Ich bin viel besser. So etwas würde ich nie tun.« Unsere Urteile bürden uns Rollen auf. Unsere Rollen bringen uns in Aufopferungsmuster. Wir tun zwar das Richtige, aber aus den falschen Gründen. Wir machen etwas, aber geben nicht wirklich und vor allem nie uns selbst. Das heißt, dass wir nicht empfangen oder wenn, dann nur in dem Maße, wie wir wahrhaftig geben und uns selbst geben.

Die Urteile, die wir über unsere Eltern fällen, führen zu Rollen, in denen wir für unsere eigenen Kinder versuchen, perfekt zu sein. Das führt zu Erschöpfung, Burnout, Abgestumpftheit und Depression. Wir *pushen* uns selbst, um zu beweisen, wie unsere Eltern es hätten machen sollen. Unsere Rollen dienen uns als Maskierung mangelnder Authentizität. Sie sind wie Ritterrüstungen, die uns von anderen trennen und unsere Schuldgefühle mit einem zusätzlichen Verteidigungsschild abschirmen. Alle diese Abwehrmechanismen halten uns von unseren Zielen fern. Verteidigungsstrategien sind eine Form von Widerstand, die uns vor Schmerz und Leid schützen sollen. Aber tatsächlich verfestigen sie Schmerz, Leid und Schuldgefühle, während wir so tun, als ob wir sie schon losgeworden wären. Das gelingt uns, indem wir das, was wir nicht mögen bzw. ablehnen, auf die Personen rings um uns herum projizieren. Das erzeugt Schalheit und Leblosigkeit in uns, weil wir den lebendigen Teil, der Heilung braucht, außerhalb unserer selbst vergraben haben. Je mehr Abwehrmechanismen wir einrichten, desto härter und schwerer müssen wir arbeiten, ohne dafür einen Lohn zu empfangen.

Bewertung erzeugt in Beziehungen Getrenntheit. Das führt zu Streit und Kälte. Daraus entsteht auch ein Mangel an Ebenbürtigkeit. Dies alles blockiert den Energiefluss. Unser Leiden ist die Folge unserer Bewertung. Die Lösung des Egos lautet, dass wir unserem Partner die Schuld geben sollen oder dass wir Abgestumpfheit gebrauchen sollen, um das Leiden zuzudecken. So oder so nimmt das Leiden zu und wird die Kommunikation behindert. Rollen weisen zwar die richtige Gestalt auf, enthalten aber nichts von dem Spirit, der eine Beziehung fröhlich und interessant macht. Um authentisch zu sein, ist es wichtig, Gefühle der Schalheit, der Aufopferung und der Beurteilung wahrzunehmen. Das wird dir zeigen, wo du in deiner Beziehung einen Mangel an Herzenergie erzeugst.

ÜBUNG Du kannst Rollen erkennen, die zu Desinteresse geführt haben, indem du dich selbst fragst, wem du nicht vergeben hast und was du diesen Menschen nicht vergeben hast – was ja der Grund dafür ist, dass du sie dazu benutzt, Opfermuster in dein Leben einzubauen. Die Vergangenheit lastet schwer auf deiner gegenwärtigen Beziehung. Das erhält die alten Bewertungen aufrecht, die erst zu den Rollen geführt haben. Das Ganze ist ein Teufelskreis, dessen Spiralbewegung sich nach unten dreht. Rollen führen schließlich dazu, dass wir das Interesse an unserem Partner

bzw. an unserer Partnerin verlieren, da sich Rollen zwischen uns und die Nähe zu unserem Partner schieben.
Hingabe und Verbindlichkeit stellen Bonding und stimmige Beziehungen wieder her. Wir können auch das Schwert der Wahrheit gebrauchen als ein gutes Mittel, um Rollen zu durchtrennen und das Durcheinander aufzulösen, das Aufopferung, verlorene Verbundenheit und die daraus folgende Fusion – also keine echte Verbundenheit, sondern eine unkontrollierte Verschmelzung – erzeugen.
Verbindliche Hingabe stellt Verbundenheit wieder her. Sie heilt die geistige Bewusstseinsspaltung, die entstanden war, als Bonding zugunsten von Unabhängigkeit weggeworfen wurde.
Und wir bezahlen mit viel Leid, wenn wir Bonding zerbrechen, und beschuldigen dafür auch noch andere, als ob sie diejenigen gewesen wären, welche die Verbundenheit ausgelöscht hätten. Wir haben einen Sündenbock gebraucht, da wir nicht bereit waren, die Schuld zu spüren, dass wir den Verlust von Bonding akzeptiert haben, weil wir die Schimäre erhaschen wollten, die uns das Ego versprochen hatte, dass nämlich Unabhängigkeit uns glücklich machen würde. Die Person, auf die wir projiziert haben, ist die Person, der wir hätten helfen sollen. Wenn wir am Scheideweg stattdessen also den Schritt auf eine höhere Ebene von Verbundenheit gemacht hätten – bevor wir den unnötigen Fehler begingen –, dann wäre das alte Problem gar nicht aufgetaucht und wir hätten die Macht unserer Talente, unsere Aufgabe und unsere Bestimmung angenommen und eingesetzt.

Wenn wir die irrtümliche Entscheidung getroffen haben, uns zu trennen, um unabhängig zu sein, dann haben wir das unter Rollen und Fusion zugedeckt. Je älter wir werden, desto mehr werden die Rollen und die Fusion zu einer Last, die bewirkt, dass wir uns älter fühlen, als wir sind, weil wir nicht in der Lage sind, uns durch Empfangen zu regenerieren.

Es ist jetzt an der Zeit, dass du der Person vergibst, die du als Sündenbock benutzt hast, und dass du dir selbst dafür vergibst, dass du eine solche Verschwörung fabriziert hast, die du all diese Jahre vor dir selbst verborgen hast. Du hast Schuldgefühle, weil du Angst gehabt hattest, nach vorn zu treten und zu helfen, weil du dich davor gefürchtet hast, dich zu zeigen und zu strahlen, und weil du jemandem die Schuld zugeschoben hast, dem du hättest helfen können.

Es ist jetzt an der Zeit, dass du dich für eine höhere Ebene von Partnerschaft entscheidest. Es ist Zeit, dass du leuchtest. Das wird den Vorteil mit sich bringen, dass du dich selbst auch einschließt sowie das, was dir durch den Verlust von Bonding verloren gegangen war. Das wird auch deine jetzige Beziehung auf bestmögliche Weise fördern, dir Fluss bringen, Frische und Erneuerung sowie den verdienten Lohn.

Lektion 76

Fehler korrigieren

Um einen Fehler zu korrigieren, ist es entscheidend zu erkennen, dass man einen Fehler gemacht hat. Nach Jahren der Forschung habe ich herausgefunden, dass jede negative Emotion, die wir haben, jedes Problem, jedes Hindernis oder Trauma, einen Fehler von unserer Seite widerspiegelt.* Wenn du das erkennst, wenn dir etwas in die Quere kommt und du falsch liegst, dann kannst du etwas unternehmen, um das zu korrigieren.

Als Erstes geht es darum, vor allem am Anfang, dass du dich selbst beobachtest und überwachst. Reflektiere, wie es dir geht und wie du dich fühlst. Überlege, was dich in deinem Leben blockiert. Es ist nicht die Schuld von irgendjemand anderem. Es geht vielmehr darauf zurück, wie wir diese Person oder das betreffende Ereignis für unsere Absichten gebraucht

* Die Verwendung des Begriffs »Fehler« lädt in diesem Zusammenhang zu Missverständnissen ein. Der Autor meint damit nicht, dass ein Ereignis – wenn beispielsweise ein Kleinkind misshandelt wird – einen Fehler des Betroffenen (in diesem Fall des Kleinkindes) widerspiegelt, sondern dass der Umgang mit den daraus resultierenden Emotionen im späteren Leben in die Verantwortlichkeit des betroffenen Menschen fällt. (Anm. d. Ü.) Der Autor erklärt weiter: »Das geht auf meine Erforschung des Unterbewusstseins in der Arbeit mit Tausenden von Klienten zurück. Es ist wichtig, dass die Menschen ihr Unterbewusstsein wach wahrnehmen und ihre Macht zurückerlangen. Sonst bleiben sie Opfer, die sich so fühlen, als ob sie von außen angegriffen würden. Und es gibt eine Möglichkeit, solche frühkindlichen Traumata in kurzer Zeit und mit wenig Anstrengung zu transformieren. Wie heißt es so schön: Jede Dunkelheit enthält einen Funken Licht.«

haben. Wenn wir die Lektion lernen, wird der Schmerz verschwinden.

Sieh dir dein Leben an. Wo gab es Traumata? Diese Traumata, soweit du dich an sie erinnern kannst, und sogar solche, die du vergessen hast, haben Muster gebildet, die auf dich wie Blockaden wirken, einen Mangel an Selbstvertrauen verursachen und alten Schmerz bilden, der immer noch an dir nagt.

Wenn man Fehler erkennt und anerkennt und sie dann als ein Mittel zur Heilung gebraucht, löst sich Leid auf, Probleme verfliegen und Traumata werden geheilt.

Wenn du Verantwortung übernimmst, indem du erkennst, dass jedes Problem, das dich umgibt, dein Problem ist, und dass du im Bewusstsein von Rechenschaftspflicht damit umgehst, also in der Erkenntnis, dass du dir dieses Problem ausgesucht hast, dann bist du auf einem guten Weg, die Schuldgefühle, die dich im Leid festhalten, und die alte Vorstellung, anderen die Schuld zu geben, loszuwerden.

Rechenschaftspflicht ist umfassende Verantwortlichkeit – und damit das Gegenteil von Schuld, die zwar einen selbst angreift, aber nicht wirklich auf das Thema eingeht.

Wenn du irgendeinen Kummer oder irgendein Problem hast, dann steckt dahinter eine Schuldzuweisung jemand anderem gegenüber. Wenn man einen anderen beschuldigt, dann greift man sich genauso selbst damit an, denn Schuldzuweisungen können nur aufgrund von eigenen, auf andere projizierten Schuldgefühlen entstehen. Denk an deinen Partner, an deine Partnerin. Was bewertest du an ihm oder ihr, wofür weist du ihm bzw. ihr Schuld zu?

ÜBUNG Der erste Schritt, nachdem du realisiert hast, dass du einen Fehler gemacht hast, ist, keinem die Schuld dafür zuzuschieben, auch nicht dir selbst. Du kannst keinerlei schlechte Erfahrungen machen, ohne das unterbewusst anderen oder dir selbst vorzuwerfen. Erkenne also, dass die negativen Erfahrungen nicht die Wahrheit sind, und wähle stattdessen die Wahrheit. Nachdem du Verantwortung übernommen hast, bitte um die Hilfe des Himmels oder deines höheren Bewusstseins. Erkenne, dass du dich, als du dich auf die Seite des Egos gestellt hast, für Getrenntheit entschieden hast. Jetzt ist es Zeit, dass du dich zur Partnerschaft mit dir selbst bekennst, mit allen anderen Beteiligten sowie mit dem Himmel. Verbindliche Entscheidung für Partnerschaft erneuert die innige Verbundenheit. Das wird dir auch in deiner jetzigen Beziehung sehr helfen.

Als du Bonding verloren hast, die innige Verbundenheit, die Liebe und Erfolg voller Leichtigkeit mit sich bringt, hast du eine Bewusstseinsspaltung erfahren, weil ein Teil von dir Erfolg will und der andere noch mehr unabhängige Getrenntheit. Das Ego hatte dich davon überzeugt, dass es nicht nur einfach das Beste wäre, sondern dass es fast paradiesisch wäre, wenn du die Kontrolle hättest und alles nach deinem Willen ginge. Aber in Wahrheit könnte nichts weiter von der Wahrheit entfernt sein. Der Schmerz, den wir während des Verlustes von Bonding erlitten haben oder den wir jetzt erleben, sollte doch Beweis genug dafür sein.

Aber als ob das noch nicht genug wäre, haben wir nun ein ambivalentes Verhältnis zur Liebe und zum Erfolg wegen unserer geistigen Spaltung. Infolge dieser Ambivalenz müssen wir schwer für das arbeiten, was wir wollen, und unterbewusst arbeiten wir genauso hart dagegen. Du kannst dein eigenes höheres Bewusstsein bitten, deine Ambivalenz mit der Seite deines Geistes zu verbinden, die Erfolg möchte. Deine Ambivalenz kann viele Schichten hinunterreichen, deshalb bitte darum, dass alle Schichten integriert werden. Das wird dir eine höhere Verbindlichkeit und eine größere Ernsthaftigkeit des Herzens bringen.

Du kannst dir auch vorstellen, auf der Zeitschiene an den Punkt zurückzukehren, bevor du die Entscheidung getroffen hattest, die dann zum schlechten Gefühl, zum Problem oder Trauma führte. Frage dich, was dir das Ego angeboten hatte, wenn du dich auf seine Seite schlägst. Dass du dich verstecken und damit deinen Lebensaufgaben und deiner Bestimmung aus dem Weg gehen könntest, dass alles nach deiner Nase gehen würde, dass du dadurch in einer Sache recht behalten könntest oder etwas anderes?

Schau dir den Schmerz oder das Unwohlsein an, das von der Dissoziation erzeugt wird, von der Abspaltung, die du als Ergebnis deiner Entscheidung erlebst. Wenn du dich an irgendeinen Schmerz oder ein Problem jetzt noch erinnern kannst, dann heißt das, dass du es auf irgendeiner geistigen Ebene jetzt noch erfährst. Wenn du es auf allen Ebenen geheilt hast, wird sich die Geschichte darüber, was eigentlich geschehen ist, vollständig verändern.

Nachdem du den Schmerz, seinen Zweck, dein Bedürfnis nach Trennung, den Gebrauch von Getrenntheit, um aggressiv zu sein, wenn jemand anderes Hilfe suchte sowie das negative Muster, das damit begann, näher untersucht hast – wäre es nicht eine gute Idee zu sehen, was dir dein höheres Bewusstsein anstatt all dieser Dinge anbietet?

Was war deine Bestimmung, vor der du dich versteckt hast? Nur das wird dich wirklich erfüllen. Von welchem Teil deines Lebenssinns hast du dich abgewandt? Welche machtvolle Gabe deiner

eigenen Seele hast du ignoriert? Welches Geschenk des Himmels hast du abgelehnt?
Entscheide dich neu. Wähle neu aus.
Empfange die Gaben. Akzeptiere deine Lebensaufgaben und entscheide dich verbindlich dafür, sie zu verwirklichen – das ist der Weg zur Erfüllung. Nimm deine Bestimmung an – sie ist eine Facette deines eigenes *Seins*.
Dann stell dir vor, all das mit allen zu teilen, die mit dem schlechten Gefühl zu tun hatten. Das hilft ihnen, statt dass sie angegriffen werden, und es ist ein Gegenmittel gegen das Bedürfnis des Egos, Traumata, Probleme, Hindernisse oder Schmerzen zu erfahren.
Schließlich bringst du das gute Gefühl in die Gegenwart hinein, an den Punkt, an dem du diesen Fehler korrigiert hast, damit du nun ein Erfolgsmuster voller Fähigkeiten und Gaben, Zweckbestimmung und Lebenssinn hast. Teile all diese Geschenke, Zweckbestimmung und den Sinn jetzt mit deinem Partner.

Lektion 77

Besitzmuster

Besitzansprüche ruinieren Beziehungen. Wenn du besitzen willst, fühlst du dich, als ob du nicht ohne die Person leben könntest, in die du verliebt bist, oder an die du dich zumindest gehängt hast. Wir erkennen nicht, dass wir die Person nur benutzen, damit wir nicht die Leere und die schrecklichen Gefühle empfinden, die zu Besitzansprüchen führen.

Der andere wird zu unserer Droge, er ist kein Mensch mehr mit eigenen Rechten, und wir sind die Süchtigen. Wir stürzen uns auf ihn, werden abhängig und versuchen, unsere Versorgung mit »dem Stoff« durch Kontrolle abzusichern. Dieser Mangel an Grenzen und Respekt für den anderen macht sich so stark bemerkbar, wie wir einen Schmerz durch ein gebrochenes Herz oder durch frühere Opfergefühle nicht überwunden haben.

Manchmal stammt die Verletzung sogar aus einer Zeit vor unserer Geburt, womit das Loch in uns nur noch umso größer wird. Unser Verhalten und unsere Emotionen werden erdrückend. Oft setzen wir emotionale Erpressung ein, um zu versuchen, andere zu kontrollieren. Das wollen wir jedoch nicht wahrhaben und erkennen gar nicht, dass wir ein »Kunde« sind, vielleicht sogar ein Vampir. Häufig ist unser Geben dann nichts anderes als eine Form des Gebens, um zu nehmen.

Besitzdenken treibt Menschen von uns fort. Es ist nur eine Frage der Zeit, bis unser Partner seinen Raum einklagt. Man fühlt sich leicht zurückgewiesen, wenn er Raum beansprucht, und dabei merken wir nicht, dass wir diejenigen sind, die sein Verhalten ablehnen. Dieser Mangel an Akzeptanz und die Blindheit für den Machtkampf, in dem wir uns befinden, führen zu einem gigantischen gebrochenen Herzen.

Nach genügend gebrochenen Herzen und genügend Dissoziation werden wir unabhängig, obwohl am Anfang einer Beziehung ein Paar darum wetteifern kann, wer von beiden der Unabhängige ist. Wer besitzergreifend ist, ist eifersüchtig und anfällig für ein gebrochenes Herz. Wenn wir ein gebrochenes Herz allerdings überleben, ohne es zu heilen, werden wir entweder noch mehr zum Opfer oder wir werden sehr unabhängig, womit wir die bedürftigen Besitzansprüche kompensieren, die noch in uns stecken. Dann weisen wir bedürftige, besitzergreifende Menschen ab, die auf uns zukommen, weil wir die bedürftigen besitzergreifenden Anteile in uns selbst noch nicht akzeptiert, vergeben oder integriert haben.

Wir müssen eine Inventur in unserem Leben machen, wenn wir besitzergreifend sind und realisieren, dass wir unseren Partner verschlingen wollen und das die Beziehung zerstören wird, sollten die alten Muster gebrochener Herzen fortgesetzt werden. Wenn wir Besitzansprüche haben, brauchen wir eine Menge an Heilung. Wenn wir uns nicht verpflichten, unsere Vergangenheit zu heilen, werden wir auf unserem Weg in die Unabhängigkeit sehr leiden. Eine Möglichkeit zu heilen besteht darin, den Schmerz, den wir erfahren, durchzuarbeiten, bis es zu einer Geburt auf einer neuen Ebene kommt. Dabei müssen wir darauf achten, nicht auf halbem Wege stehen zu bleiben, indem wir einfach unabhängig werden.

Es ist Zeit, Verantwortung für jede einzelne Angelegenheit in unserem Leben zu übernehmen. Vergeben wir uns unsere

Fehler, verzeihen wir anderen, nehmen wir unser Leben an und das, was geschehen ist, betrachten wir jeden als unschuldig, lassen wir unsere Bedürftigkeit und zwanghaften Bindungen los, verbinden wir uns und geben wir uns voll und ganz allem und allen hin, mit denen wir in Beziehung stehen.

ÜBUNG Übernimm Verantwortung für jedes schlimme Gefühl, das du erlebt hast; lerne, nicht vor dem Schmerz zurückzuweichen; lerne, ihn nicht durch Konsum von Erotik, Sex, Essen, Shopping und so fort zuzudecken. Betrachte ihn als Geburtsschmerz. Wenn du ihn erfährst und durch ihn hindurchjagst, dann bringt er dir den Teil deines Herzens zurück, den du verloren hattest. In Abhängigkeit musst du lernen, dich ganz und ohne irgendeine Erwartung zu geben, während du in Unabhängigkeit lernst, dich hinzugeben, dich neu zu verbinden und deinen Partner als ebenbürtigen Menschen zu schätzen.
Wenn du Besitzansprüche hast oder befürchtest, dass jemand anderes dich besitzen will, kannst du das in den unabhängigen Teil deines Bewusstseins integrieren, der unter dem verborgen ist, was du zu sein scheinst.
Eine Form der Integration besteht darin, auf einen Arm alle unsere Besitzansprüche zu laden, während der andere Arm all unsere Unabhängigkeit trägt. Strecke deine beiden Arme vor dir aus, empfinde ganz lebendig deine Gefühle dabei und überkreuze dann beide Arme vor der Brust und integriere beide Emotionen zu einem Ganzen.
Es hilft sehr, zu dem Punkt zurückzukehren, wo die tiefe Bedürftigkeit und der schreckliche Schmerz begannen, und deine irrtümliche Entscheidung zu heilen. Nimm dein heiliges Versprechen und deine Bestimmung erneut bewusst an und gleichfalls die Gaben,

vor denen du damals fortgelaufen bist, um dich so auf die Seite von Getrenntheit zu stellen.
Das kann eine entscheidende, aber rasche Arbeit sein, wenn du weißt, wie man sie macht, aber es ist wichtig, dich dir selbst wirklich zuzuwenden. Es gibt unter Umständen zahlreiche Wurzeln und Muster, die Besitzansprüche verursachen – und auch die andere Seite der Medaille, nämlich den Wunsch, vor ihnen davonzulaufen. Du läufst aber nur vor dir selbst davon. Wahre Grenzen werden nicht durch abgespaltene Unabhängigkeit gesetzt; das ist echtes Davonlaufen. Nur durch Bonding kannst du zu wahren Grenzen und einer stimmigen Beziehung gelangen. Es ist an der Zeit, dein Bedürfnis aufzugeben, die Welt und deinen Partner wegen deines irrtümlichen Besitzdenkens und deiner irrtümlichen Besitzansprüche zu verschlingen. Entscheide dich jeden Tag neu für deine Ganzheit. Das wird ein Geschenk für dich und für deinen Partner sein.

Lektion 78
Spirituelle Konditionierung

Spirituelle Konditionierung stellt wie jede andere Konditionierung eine Falle dar, die uns beschränkt. Sie sieht von außen wie echte Spiritualität aus, es handelt sich aber, von innen betrachtet, um eine Kompensation. Bei der spirituellen Konditionierung wird etwas zur Schau gestellt, sie ist nichts Essenzielles. Sie ist Frömmelei statt wahre Verbindung mit dem Selbst, mit den anderen und dem Himmel wie bei echter Spiritualität. Es sieht vielleicht so aus, als helfe man anderen, aber es ist die psychologische Falle von Opfermustern – Geben, ohne etwas zu empfangen, oder Geben als eine Rolle. Spirituelle Konditionierung kann die *Suche* nach dem Glück sein, ohne es jedoch je zu finden. Während Glück ein Teil unserer Bestimmung und unseres wahren spirituellen Erbes ist, kann die Suche danach, die dennoch nie glückt, leicht ein Ego-Abwehrmechanismus sein.

Bisher habe ich festgestellt, dass spirituelle Konditionierung hauptsächlich auf Traumata im Mutterschoß zurückgeht. Es ist der Versuch, verlorene Verbundenheit wieder wettzumachen, zu der es aufgrund irgendeines Vorfalls, der mit unseren Eltern zu tun hat, gekommen ist. Etwas, das sich uns als ein Aspekt von Trennung vermittelt, die dann zum Widerstand gegen die Geburt führt. Diese Traumata zeigen wie jedes Trauma, dass wir einen Fehler begangen haben, bevor das entsprechende Trauma auftrat.

Wir haben anderen die Schuld zugeschoben, damit wir dem Weg des Egos folgen konnten, ohne dafür zur Verantwortung gezogen werden zu können. Wir hatten nicht realisiert, dass es ohne Eigenverantwortlichkeit nur Schuldzuweisungen und Selbstbeschuldigungen gibt. Daraus entsteht der Teufelskreis von Aufopferung und Sucht nach Befriedigung, der unsere Versagensgefühle nur noch schlimmer macht.

Spirituelle Konditionierung sieht gut aus, ist jedoch eine Kompensation, ein Verteidigungsmuster und deshalb nicht authentisch und nicht erfolgreich. Diese Kompensation kann wie alle Kompensationen Abstumpfung und Leblosigkeit erzeugen, denn sie tritt an die Stelle, wo normalerweise Intimität herrschen würde. Was im Mutterschoß geschieht, weist auf Muster hin, die bei uns schon auf der Seelenebene existierten, noch bevor wir in dieses Leben kamen. Ein Teil dessen, was wir »verlernt« haben, bzw. der Heilung, deretwegen wir in dieses Leben gekommen sind, besteht darin, solche Muster zu beseitigen.

Da spirituelle Konditionierung das Trauma oder den Stress der Trennung unter einem Glanz von Nettigkeit zudeckt, die völlig unwirksam ist, fühlen wir uns im Angesicht von Geld-, Gesundheits- oder Beziehungsproblemen hilflos, obwohl unter Umständen alles danach aussieht, als ob wir immer die richtigen Dinge getan hätten.

Um uns wirklich von solchen chronischen Lebensproblemen zu befreien, müssten wir unsere spirituelle Konditionierung aufgeben und echte Spiritualität leben, mit dem ihr innewohnenden Glück und dem Erfolg, der dazugehört. Das würde die Kanäle von Gnade und Wundern öffnen, die tatsächlich etwas bewirken könnten. Es würde die Göttliche Gegenwart herabrufen, und sie wiederum würde Liebe fließen lassen, um die Selbstliebe zu stärken und zu vermehren, an der es uns gemangelt hat.

ÜBUNG Wenn du deiner Meinung nach alles richtig gemacht hast, aber nichts zu klappen scheint, dann kann man ziemlich sicher darauf wetten, dass du eine spirituelle Konditionierung hast. Wenn du bereit bist, darüber hinauszugehen und auf größere Ebenen von Intimität und Beziehungsfähigkeit zu gelangen, dann stelle dir die folgenden Fragen.

Wenn du wüsstest, wann das begann – vor, während oder nach deiner Geburt –, dann war das wahrscheinlich ....

Wenn du wüsstest, wer beteiligt war, war das wahrscheinlich ....

Wenn du wüsstest, was sich damals abspielte, dann ging es wahrscheinlich um ....

Wenn du jemand anderem als dir selbst die Schuld gegeben hast, dann war das die Person, die du hereingelegt hast. Was geschah, wäre so nicht passiert, wenn du nicht schon zuvor den Fehler gemacht hättest. Als wir am Scheideweg angekommen waren, an dem Punkt, bevor es zum Trauma kam, konnten wir wählen zwischen dem Weg des Himmels und dem des Egos.

Wenn wir dem Ego und seinem Pfad folgen, müssen wir pfundweise Schmerz bezahlen, um einen scheinbaren Lohn wie Besonderheit zu bekommen oder um eine Ausrede für etwas zu finden oder um jemanden, mit dem wir in Konkurrenz stehen oder mit dem wir uns in einem Machtkampf befinden, zu versuchen zu besiegen. Unter dieser Schicht versteckt sich der vermeintliche Lohn von Unabhängigkeit, und darunter liegt das eigentliche Fundament des Egos, das aus Angriff und Eigenaggression besteht.

Auf dem Weg des Himmels erkennen und akzeptieren wir unsere Aufgabe und Bestimmung und erhalten von uns selbst eine Seelengabe und vom Himmel ein Geschenk, das uns weiterhilft. Wenn wir dem Weg des Egos folgen, leiden wir, werden schwächer und bauen Muster auf, mit denen wir uns selbst zerstören. Wenn wir dem Pfad des Himmels folgen, strahlen wir und erleben bedeutend mehr Leichtigkeit in unserem Leben.

Wir zahlen wirklich einen hohen Preis, wenn wir uns auf die Seite des Egos stellen, und diesen Preis zahlen wir so lange weiter, bis wir dieses Muster endlich heilen. Indem wir dem Ego folgen, stellen wir die Wahrnehmung auf den Kopf und wenden uns von der Wahrheit ab. Wahrheit befreit uns. Wenn wir ein Trauma haben, was bedeutet, dass wir irgendjemandem dafür die Schuld geben, verbergen wir dahinter, dass wir uns für das Ego entschieden haben und unsere Schuldgefühle nun projizieren. Das sieht doch nach einem ziemlich hohen Preis für Getrenntheit aus, die noch dazu gegen Liebe und Glück arbeitet.

ÜBUNG Gleich, wo dein Trauma auftrat: Geh zurück an den Entscheidungspunkt, bevor es begann. Du erkennst ja, was die Entscheidung, dich auf die Seite des Egos zu stellen, gekostet hat im Hinblick auf Schmerz, Schwäche und negative Muster, die du infolgedessen entwickelt hast. Willst du das alles wirklich?
Oder möchtest du dich jetzt neu entscheiden, möchtest du neu wählen?
Welche Seelengabe hast du mitgebracht, um den Weg des Himmels einzuschlagen? ....
Welches Geschenk hält der Himmel für dich bereit, wenn du seinem Weg folgst? ....
Von welcher Lebensaufgabe hast du dich abgewandt? ....

Welche Bestimmung hast du damals blockiert? ....
Bist du jetzt bereit, deine Aufgabe und deine Bestimmung anzunehmen, zugleich die Gaben und Geschenke, die dir angeboten werden? ....
Wenn du das tust, kannst du sie mit jedem teilen, der damals an der Situation beteiligt war. Es sind genau die Gaben, die ihnen helfen werden, sich zu verändern und über ihre Themen hinauszugehen, ohne dass sie deshalb leiden oder in deinem Film »die Bösen« sein müssten. Es wird sich auch deutlich auf deinen Partner auswirken und wird Raum schaffen für Ebenen von Erfolg und Nähe, die bisher von der spirituellen Konditionierung blockiert worden sind.

Lektion 79

Unser Ego schützen

Wir beschützen unser Ego zulasten unseres Partners. Wir stehen mehr in Beziehung mit den Selbstkonzepten, die Mauern aufbauen, als mit der Liebe, die echte Bezogenheit erzeugt. Je mehr Bezogenheit wir erleben, desto glücklicher und erfolgreicher sind wir.

Der Versuch, unser Ego zu beschützen, ist ein Abwehrmechanismus und wird wie alle Verteidigungsstrategien genau das herbeiführen, wovor er uns schützen will. Da wir gebrochene Herzen und Niederlagen erlebt haben und sie immer noch in uns stecken, hat uns unser Ego überzeugt, dass wir diese schmerzlichen Orte in uns und das Ego selbst verteidigen müssten. Es hat uns davon überzeugt, dass wir das Ego seien.

Nichts könnte zu mehr gebrochenen Herzen führen als dieser Glaubenssatz. Wenn wir Schmerz und Leid in uns verschließen, wird uns das Gesetz der Anziehung wieder und wieder Schmerz und Leid bringen. Deshalb müssen gebrochene Herzen und alte Niederlagen geheilt werden, sonst gehen wir anderen aus dem Weg und lassen es so aussehen, als ob sie uns ablehnten und auswichen. Oder wir versuchen wegen der Bedürftigkeit, die sowohl zum gebrochenen Herzen als auch zu dessen Verschlimmerung geführt hat, uns etwas zu nehmen – was früher oder später noch mehr gebrochene Herzen und Niederlagen nach sich zieht.

Der *Kurs in Wundern* schlägt vor, dass wir unser Ego Christus übergeben. Der Kurs beschreibt Christus als die ganze

Sohnschaft Gottes, als Eines und ohne jede Getrenntheit. Dabei wird also das Prinzip von Trennung dem übergeben, was in Liebe und als Liebe eins ist und eine »Verlängerung« der Liebe Gottes ist.

Der Schlüssel liegt darin aufzuhören, unser Ego zu verteidigen, und unsere Energie stattdessen in Freundschaft und Vergebung fließen zu lassen. Unsere eigene Harmlosigkeit erschafft eine gütige Welt. Jeder Bruch erzeugt Schmerz, und das Ego, das in solchen Brüchen geboren ist oder aus ihnen aufgebaut wird, will sogar noch mehr Brüche, bis wir derart überfrachtet sind, dass das Ego den Tod als Ausweg vorschlägt.

Wenn wir so von Schmerz überfrachtet sind, flüstert uns das Ego ein, dass wir uns gar keine Nähe und Intimität leisten könnten, weil wir damit gar nicht umzugehen wüssten. Denn wenn wir einem anderen näher kommen, taucht das vergrabene Leid an der Oberfläche auf. Wir glauben, dass Nähe und Intimität diesen Schmerz verursacht hätten, und bemerken nicht, dass es das begrabene Leid ist, das nach oben kommt, um losgelassen zu werden, wenn wir mehr Nähe zu einem anderen erlangen.

Dann entscheiden wir uns, dass es besser wäre, die Beziehung abzubrechen, bevor der andere herausfindet, wer wir wirklich sind. Dieses Gefühl, unzulänglich zu sein, ist aufgrund des Verlustes an Verbundenheit entstanden, wozu uns das Ego, sehr zu unserem eigenen Schaden, getrieben hatte. Dieser Pfad des Egos ist ein Leben voller Leid, das vermutlich in unseren Familien seinen Anfang nahm oder möglicherweise sogar auf der Ebene der Seele oder der Ahnen.

Anstatt unser Ego zu verteidigen, ist es jetzt an der Zeit, in eine andere Richtung zu gehen. Es ist höchste Zeit, das Ego als

Berater in unseren Beziehungsfragen zu feuern. Da es das Prinzip von Trennung verkörpert, ist das Ego »Anti-Beziehung« und dreht sich nur um sich selbst und seine eigene vermeintliche Besonderheit – und das ist keine Beziehung, sondern ein Rezept für Leid und Einsamkeit.

Deine Haltung, deine Einstellung – darauf kommt es wesentlich an, wenn es um deinen Erfolg in Beziehungen geht. Jedes Trauma, das du je gehabt hast, und jede negative Emotion zeigen an, dass du einen Fehler gemacht hast, indem du den Weg des Egos gewählt hast, um es weiter aufzubauen und zu verteidigen. Die Unabhängigkeit, die dir das Ego zu verkaufen sucht, ist nicht Selbstständigkeit, sondern Abspaltung, die auf Angst beruht und die dich mit anderen Rollen von Aufopferung und Bedürftigkeit einsperrt.

Das Ego flüstert dir ein, dass du vor allem wegrennen solltest, was damit zu tun hat, ein Opfer oder Märtyrer zu sein, aber in Wahrheit baut es sich selbst auf den Knochen des Märtyrers und des Opfers in dir auf und verstärkt also deine Aufopferung und Bedürftigkeit nur noch mehr. Wenn du fortläufst, bleibt es weiterhin verborgen. Das ist keine Freiheit. Freiheit ist die Zuversicht, auf wahre Weise zu handeln, verbunden mit der machtvollen Fähigkeit, dies auch zu tun. Diese Art von Freiheit entsteht nur durch Bonding, durch innige Verbundenheit. Und doch rät das Ego zur Aufgabe von Bonding und zu einer unechten Unabhängigkeit als einer Form von Nirwana. Der größte Anteil an Verlust von Verbundenheit ist durch einen Bruch entstanden, den du als Ausrede benutzt hast, um unabhängig zu werden, wobei der Bruch sehr schmerzlich war und Muster von gebrochenen Herzen und Ablehnung deiner selbst bewirkt hat.

Wenn wir aufhören, unser Ego zu beschützen, erhalten wir stattdessen für unsere Heilung und als Lösung Gaben, unseren Lebenssinn und unsere Bestimmung. Wir gewinnen die Verbindung mit dem Leben zurück, mit uns selbst und anderen, besonders mit unseren Partnern. Und wir erschaffen neue Ebenen von Leichtigkeit, Nähe und Empfangen. So brauchen wir uns Liebe weder anzueignen noch sie einfach zu ergreifen. Das würde ohnehin nicht funktionieren, sondern nur zu mehr gebrochenen Herzen und Ablehnung und Niederlagen führen. Das Ego zu verteidigen heißt, ein gespaltenes Bewusstsein zu beschützen. Dann sind wir in allem, was wir wollen, ambivalent. Wir brauchen das Ego gar nicht mehr zu verteidigen. Wir können uns entscheiden, uns selbst treu zu sein, statt zum Ego zu halten, da es einen Unterschied zwischen uns und dem Ego gibt, obwohl es selbst diesen Unterschied gern verschleiert.

Schließlich ist jedes gebrochene Herz und jede Niederlage, jedes Problem und übrigens auch jedes schlechte Gefühl an sich bereits eine Methode des Egos, sich zu bewahren und weiteraufzubauen. Ist das wirklich das, was du möchtest? Wenn dem nicht so ist, dann kannst du den Weg von Partnerschaft und Liebe wählen und einschlagen. Auf ihm wirst du Gaben deines höheren Bewusstseins genauso wie Geschenke des Himmels erhalten, die alles einfacher machen. Das wird einen neuen Fluss erzeugen und den tiefen Frieden mit sich bringen, der zu einem sorgenlosen Leben führt.

ÜBUNG Mach dir dein Problem bewusst. Achte darauf, wenn du etwas fühlst, was weniger als Glück und Fröhlichkeit ist. Nimm deine Konflikte wahr. Sie alle zeigen dir an, wo du lieber dein Ego gewählt hast als dein Selbst. Du kannst jedoch auch ein-

fach fragen, was deine Gabe für dich selbst und was das Geschenk des Himmels für dich ist, und beides annehmen.
Du kannst dich fragen, von welchem Lebenssinn und von welcher Aufgabe du dich abgewandt hast mithilfe dieser Probleme, und du kannst neu wählen. Das wird den Energiefluss aufbauen und dir ein sorgenloses Leben bescheren. Tu dir selbst und jedem, den du liebst, diesen Gefallen.

Lektion 80

In die Hundehütte und wieder raus

Du solltest dir die wichtige Frage stellen, ob du deinen Partner aus irgendeinem Grund in eine Hundehütte verbannt hast. Frage dich, in welchem Jahr das geschah und warum du das getan hast. Ich kenne Leute, die ihren Partner in die Hundehütte abgeschoben haben, sogar bevor sie eine verbindliche Beziehung mit ihm eingegangen sind oder weil er vorher mit jemand anderem eine Beziehung geführt hat.

Wir suchen nach Ereignissen, um unseren Partner ins Unrecht zu setzen, damit wir mehr Kontrolle haben und unabhängiger sind. Ich kenne Frauen, die an die Hundehütte noch einen Anbau für ihren Partner gesetzt haben, weil er einer anderen Frau nachgesehen hatte. Sie waren sich eigentlich noch nicht einmal ganz sicher, dass er einer anderen Frau nachgeschaut hatte – vielleicht hatte er nur während der Autofahrt in ihre Richtung geblickt.

Ich wundere mich immer wieder, wie viele Frauen ihre Männer in der »Hundehütte« halten. Obwohl es in manchen Fällen auch umgekehrt ist. Oft ist der Ehemann schon zu Beginn der Beziehung oder bald nach der Heirat in der Hundehütte gelandet. Normalerweise macht der Mann durch Unabhängigkeit, Dissoziation oder Unachtsamkeit den Fehler, einen Fehler, den junge, unkluge und unabhängige Leute gern machen. Wenn du dissoziiert bist, kannst du gar nicht auf die Gefühle eines anderen achten, da du ja auch nicht auf deine eigenen Gefühle achtest. Du bist emotional nicht wach und hast noch nicht die Ebene der emotionalen Intelligenz erreicht.

Manche Frauen haben für ihren Partner nicht nur eine Hundehütte gebaut, sondern darüber hinaus noch weitere Anbauten. Ich bin sogar ein paar Frauen begegnet, deren Männer so tief in der Hundehütte steckten, dass es schon eine Hundevilla war. Wenn ich das Los des Ehemannes, des armen alten Hundes, vorspiele und dabei wie gewöhnlich stark übertreibe, ermahne ich die Frau, ihm doch »einen Knochen zuzuwerfen«. Manche Hunde sind natürlich einfach schlimme Hunde, und wenn man sie zu lange in der Hundehütte lässt, dann machen sie sich auf den Weg in die »Katzenhütte« und es gibt dann immer mehr Streitereien, je mehr der Hund umherstreunt.

Man kann Hundehütten aus den geringsten oder den größten Gründen errichten, aber auf jeden Fall bedeuten sie in unserer Vorstellung, dass unser Partner es total verbockt hat. Indem wir uns selbst von unserem Partner distanzieren und mehr in die Unabhängigkeit gehen, in Opferrollen, täuschen wir uns selbst und unseren Partner. Wir verlieren Energiefluss, Leichtigkeit, Liebe, Verliebtheit und Romantik, Erotik und Sex, Fröhlichkeit und Spaß – und alles nur, um unser Ego zu stärken.

Unser Ego will unsere Beziehung unwirksam machen und nicht zulassen, dass wir sie als das Geschenk für Transformation nutzen, das sie tatsächlich ist. Wenn du in irgendeiner Weise leidest oder Rückschläge in Beziehungen erlebst, benutzt du das Problem, das besteht, um es deinem Partner zur Last zu legen, damit du nicht auf die nächsthöhere Ebene von Liebe und Nähe gehen musst, die dir angeboten wird. Stattdessen erzeugst du Distanz zwischen euch.

Die Distanz zwischen dir und einem anderen Menschen ist dein Ego und es wird jeden hereinlegen, um sich weiter aufzubauen, und es wird die Schuldgefühle, die du nicht ertragen kannst, ganz bequem auf jemand anderen projizieren. Das löst sie nicht auf, was dem Ego passt und es fröhlich macht, weil Schuld eines seiner besten Baumaterialien darstellt. Ego und Schuld halten uns auf Abstand von uns selbst, von anderen und von Gott und ebenfalls von dem Menschen, der uns viel bedeutet.

Die Hundehütte ist eine Egokonstruktion, die Heilung vermeidet und Schmerz und Schuld im Inneren festhält. Dabei fühlen wir uns die ganze Zeit völlig im Recht und meinen, unser Partner hätte den Fehler begangen und wir hätten damit nichts zu tun. Es war jedoch unsere Angst vor Intimität, wir haben den Fehler begangen, dem Pfad des Egos zu folgen, und sind damit unseren Fähigkeiten und Talenten, unseren Aufgaben und unserer Bestimmung ausgewichen. Und es war unsere Absicht, unterbewusst oder auch nicht, den Fehler unseres Partners als Vorwand zu nutzen, um Kontrolle zu gewinnen, statt ihm mit Heilung, Frieden und größerer Ganzheitlichkeit zu begegnen.

Ich habe festgestellt, dass sich Frauen, die ihren Mann in die Hundehütte verbannen, davor fürchten, ihren natürlichen Vorsitz in der Beziehung einzunehmen, verstehen Frauen doch meist mehr von Beziehungen, Kommunikation, Sex, Elternschaft und Haushaltsführung. Sie sind als natürliche Führerin auf diesen Gebieten gedacht und vor allem im Hinblick auf Beziehungen.

Frauen, die Angst haben, kontrollieren jedoch lieber statt anzuleiten und in der Konsequenz kann die Beziehung eine lange Zeit blockiert werden. An diesem Punkt steckt die Frau ihren Mann in die Hundehütte, weil sie sich vor Intimität fürchtet und Angst vor ihrer eigenen Macht hat. Wenn eine Frau ihren Platz einnimmt, blüht und gedeiht infolgedessen die gesamte Familie. Wenn sie sich aber mit ihrer eigenen Schwäche und Kleinheit identifiziert, indem sie sich versteckt, dann muss sie mit einem Mann klarkommen, der die Beziehung führt oder kontrolliert, und das ist eigentlich nicht seine starke Seite.

Das Zweite, worum ich die Frau bitte, ist, die Hundehütte abzubauen, damit ihr Mann im Schlafzimmer ein ebenbürtiger Partner sein kann, was Erfolg, Nähe und Fluss fördert. Sonst gibt es Machtkämpfe oder die Distanz der »toten Zone«. Wenn eine Frau ihren natürlichen Platz in der Beziehung einnimmt, dann vermittelt ihr das Selbstvertrauen, das notwendig ist, um erfolgreich zu sein und auch eine erfolgreiche Beziehung zu führen.

Sobald jemand seine Investition in die Hundehütte für den Partner einstellt, löst sich auch eine Blockade auf, welche die Beziehung belastet hat. Das kann neue Flitterwochen nach sich ziehen. Wenn die Frau in der Beziehung Liebe erfährt, muss sie nicht mehr weiter Anordnungen treffen, um ihren Willen durchzusetzen, sondern sie kann stattdessen anleiten.

An dieser Stelle erkennt sie, dass immer, wenn sie ihren Mann verurteilt hatte, es sich einfach um Situationen handelte, in denen er etwas Führung gebraucht hätte. Manche Männer sind in Beziehungen »behindert«. Partner werden nicht besser, es sei denn, du gibst ihnen. Blicke deinen Partner, deine Partnerin mit Augen der Liebe an. Habe Mitgefühl für ihn, für sie. Hilf deinem Partner, wenn er das braucht. Das wird euch beide glücklich machen. Das ist doch so viel besser, als eine Hundehütte zwischen euch stehen zu haben.

ÜBUNG Wenn du deinen Partner in die Hundehütte verbannt hast, musst du dich bei ihm entschuldigen, ihn zurück ins Haus einladen und die Party starten.
Geh zurück an den Punkt, an dem die Hundehütte bzw. alle damit verbundenen Ausbauten begonnen haben, und frage dich selbst, welchen Gaben deines höheren Bewusstseins du damals ausgewichen bist? ......
Frage auch, welches Geschenk dir der Himmel machen möchte?
......
Sei offen und bereit, diese Gaben und Geschenke jetzt zu empfangen, und nimm auch die Lebensaufgaben und die Bestimmung an, von denen du dich abgewandt hattest. Schlag ein neues Kapitel in deiner Beziehung auf. Teile deine Gaben, deinen Sinn und deine Bestimmung mit deinem Partner. Das wird euch beide bereichern und ermächtigen.
Es gibt kein Problem, das dein Partner hat, für das du nicht die notwendigen Gaben besitzt, die eine wesentliche Veränderung in seinem Leben bewirken kann. Denke über das Problem nach und darüber, was nötig wäre, um ihn oder sie davon zu befreien. Öffne die Tür zu dieser Gabe, zu dieser Absicht oder Bestimmung im Inneren. Empfange auch das Geschenk des Himmels für deinen Partner, um ihn zu befreien. Bei großen Problemen solltest du das jeden Tag durchführen. Verbinde dich wieder und wieder mit ihm oder ihr, von Geist zu Geist, von Herz zu Herz. Entscheide dich unaufhörlich und verbindlich für deinen Partner/deine Partnerin und für die Lösungen. Das wird dich und deinen Partner glücklich machen. Setze jeden Tag aufs Neue deine Liebe, dein Vertrauen und deine Vergebung in ihn bzw. in sie und eure Beziehung wird eure Treppe zum Himmel sein.

Lektion 81

Unbewusste sexuelle Ängste

Im Zusammenhang mit Sex gibt es unbewusste Ängste, die eine Beziehung ab und zu beeinflussen. Die erste Angst stammt aus der Ebene der »großen Ängste« im Unbewussten und hat mit den Befürchtungen zu tun, die uns von unserer Größe und unserer Aufgabe fernhalten. Diese Ängste blockieren Vision, Kreativität und Gipfelerfahrungen. In einer Beziehung bewirken Ängste, dass wir ans Ego gefesselt bleiben, statt innig verbunden und frei zu sein. Sie bestärken uns darin, uns der »Normalität« anzupassen, statt uns auf Genialität hin auszurichten.

Eine weitere gängige Angst hat mit der Furcht vor dem »Abschmelzen« zu tun, die sich manchmal beim Sex einstellt. Wir befürchten, dass wir von Gefühlen überwältigt werden, von Freude oder Genuss, und haben deswegen Angst, dass wir dahinschmelzen und sterben könnten. Was tatsächlich geschieht, ist, dass in Augenblicken intensiver Vereinigung und der damit verbundenen Freude und dem damit verbundenen Genuss das Ego schmilzt und stirbt, sodass wir eine Wiedergeburt erleben.

Alle Angst ist Illusion. Sie entsteht, wenn man andere und die Welt um sich herum bewertet und angreift und dann erlebt, dass uns im Gegenzug die Welt auch bedroht und angreift. Angst wird geheilt, wenn man Liebe, Vertrauen und Vergebung in die Situation einbringt. Auch die verbindliche Entscheidung, den nächsten Schritt zu tun, bringt uns vorwärts und führt uns über die Befürchtungen hinaus, deren Zweck es ist, uns zu lähmen und daran zu hindern vorwärtszugehen.

Eine weitere sexuelle Angst, die manchmal aus dem Unbewussten auftaucht, ist die Furcht vor dem Penis oder der Vagina. Sie macht sich im Unbewussten in Form eines riesigen Penis oder einer riesigen Vagina bemerkbar und kann geheilt werden, wenn man sich vorstellt, dass sie sich einem nähern, aber abschmelzen, wenn sie einen erreichen, und führen zur Heilung durch Integration. Um diese Angst zu heilen, reicht es manchmal aus, selbst ganz präsent und bewusst zu sein und zu bleiben. Ansonsten kann man eine vertrauenswürdige Gestalt herbeibitten, zum Beispiel den eigenen Engel. Wenn die betroffene Person sich zu sehr fürchtet, kann man ihr ihren Engel senden, um die Form des Penis oder der Vagina abzuschmelzen und deren Energie zurückzuholen, um sie integrieren zu können. Wenn diese Energie zurückkommt, hilft sie, eine umfassendere Ganzheit und ein größeres Selbstvertrauen zu gewinnen, und sie vermag, die unbewusste Angst aufzulösen.

Eine andere große Angst hat mit der Schattengestalt der *Schwarzen Witwe* zu tun, in der Glaubenssätze über Sex und Tod auf eine destruktive Weise fusioniert haben. Das führt manche Leute dazu zu glauben, dass Sexualität und insbesondere ihre Sexualität jene tötet, die sie lieben. Du kannst dich fragen, wie viele Schwarze Witwen du in dir hast, du kannst deinen Engel bitten, diese Glaubenssätze abzuschmelzen und ihre Energie deiner Ganzheitlichkeit hinzuzufügen. Oder du kannst sie mental alle in einer Reihe vor dich hinstellen und sie in eine einzige große Schwarze Witwe verschmelzen. Dann geh auf sie zu; es ist ein Hologramm. Tritt hinein und geh weiter durch das Tor der Initiation hindurch, das sich unter den Schatten verbirgt. So gelangst du zu jenem Teil deines Bewusstseins, den du abgeschnitten und vor langer Zeit verloren hast. Du kannst fragen, welchen Prozentanteil deines Geistes du wiedergewonnen hast, indem du wieder zu diesem Teil deines Bewusstseins gekommen bist. Im seltenen Fall, dass du durch dieses Initiationstor gehst und auf einen dunklen Teil deines Bewusstseins stößt, bitte dein höheres Bewusstsein einfach, Licht hierherzubringen, um es zu transformieren. Das kann man auch mit den Schattengestalten der *Prostituierten,* der *Schlampe,* dem *sexuellen Räuber* und dem *Vergewaltiger* machen. Sie alle haben mit Schuldgefühlen, Bewertungen, Angst begonnen und damit, dass wir einen Teil unseres Bewusstseins abgespalten haben.

Es gibt eine andere unbewusste Energie, die in der japanischen Kultur mit einer bestimmten Metapher umschrieben wird. *Sageman* ist ein Begriff, mit dem Sex bezeichnet wird, der Unglück bringt, bzw. jemand, der als Sexpartner Unglück bringt, sodass man mehr und mehr Pech und Mangel erleidet. Im Slang ist damit »Unglückspussy« gemeint, und man bezieht das meistens auf eine Frau, aber ich habe solche Fälle fast genauso häufig bei Männern erlebt. Es gibt aber auch *ageman,* was Sex bedeutet, der Glück bringt. Wenn du bei dir irgendeinen Prozentanteil von *sageman* bemerkst, leg ihn in die Hände des Himmels und sieh, was er dir im Tausch dafür gibt. Dann kannst du dich für *ageman* als ein natürliches Geschenk für deinen Partner bzw. deine Partnerin entscheiden. Diese Übung kannst du auch bei allen anderen unbewussten sexuellen Ängsten durchführen. Lege sie in die Hände des Himmels und überlass es ihm, sich darum zu kümmern und dir im Tausch dafür ein Geschenk zu geben.

ÜBUNG Entscheide dich für und verbinde dich jeden Tag neu mit deinem Partner bzw. deiner Partnerin, deiner Beziehung, Ebenbürtigkeit, Kommunikation, Intimität und lebendigem Sex. Das kann eine Renaissance in deiner Beziehung bewirken und die Liebe und den Spaß zurückbringen.

Lektion 82

Bewusste Verbindlichkeit

Wenn du deine Beziehung zu einer Treppe zum Himmel machen möchtest, dann musst du realisieren, dass eine Beziehung mehr ist als eine Beziehung von Körpern. Eine echte Beziehung ist eine Verbindung von Geist, Herz und Körper. An diesem Punkt wird *Joining,* die innige Verbindung, das Aufeinanderzugehen-und-Einswerden entscheidend. Das Ego verlangt die Loyalität des Körpers, aber eine Beziehung der Liebe, des Wachstums und des Spirits verlangt mehr. Sie verlangt nach einer innigen Verbindung, damit jede Unterschiedlichkeit und alle Trennung wegfällt. Zunächst in der Kommunikation und dann in der »Kommunion«, bis es zu Einheit, Vereinigung und Eins-Sein kommt. Zunächst wird der Himmel auf die Erde gebracht und dann vergeht die Erde, weil Einheit und Eins-Sein offenbar werden.

Entscheide dich also für deinen Partner oder deine Partnerin und für eure Beziehung. Zeige Verbindlichkeit, wenn du dich auf Ebenbürtigkeit einlässt und den nächsten Schritt in eurer Beziehung tust. Entscheide dich für Kommunikation, für gemeinsam verbrachte Zeit, für euer Sexleben und für Glück. Wo Probleme zwischen euch oder um euch herum bestehen, da setze die Kraft von *Joining* ein, die Kraft der innigen Verbindung mit deinem Partner, um die Probleme aufzulösen.

Jedes Mal, wenn du deinem Partner oder deiner Partnerin näher kommst, jedes Mal, wenn du ihm bzw. ihr vergibst, jedes Mal, wenn du dich verbindlich für die Beziehung entscheidest, wird ein alter Konflikt, der sich heute als ein Problem, ein Konflikt, ein Mangel oder als Leblosigkeit präsentiert, wegfallen.

Wenn ihr euch einen Schritt näher kommt, gelangt Glück ins Hier und Jetzt. Wenn du deinem Partner jetzt in der Gegenwart einen Schritt näher kommst, trittst du damit aus der Vergangenheit und kommst aus deinen Kindheits-, Ahnen- und Seelenproblemen heraus. Du und dein Partner, ihr webt euch durch Liebe in die Ganzheit ein. Ihr lasst nichts zwischen euch kommen. Du heiratest deinen Partner bzw. deine Partnerin ja aus einer anderen Absicht heraus und nicht, weil du Leid, vergangene Dinge oder Suchtmuster heiraten möchtest.

Du bringst deinem Partner deine Gaben und Talente, um jedes seiner oder ihrer Probleme zu heilen und um daraufhin neue Gaben und Fähigkeiten zu entdecken. Du hast deine Seelengaben mitgebracht, um deinen Partner oder deine Partnerin zu befreien und um seine bzw. ihre Schmerzen zu lindern. Du kannst bei jeder Herausforderung auch die Gaben des Himmels empfangen. Und außerdem gibt es immer auch die Macht deiner Ziele und deiner Bestimmung, die du mit deinem Partner teilen kannst, wenn du diese Macht nur annehmen würdest.

Du kletterst nicht Stufe um Stufe dem Himmel höher entgegen, sondern du bringst den Himmel der Erde näher. Du fängst an zu erkennen, dass dein Partner bzw. deine Partnerin zu dem geworden ist, wie du ihn bzw. sie in jeder Situation haben wolltest.

Wenn du einen Vorwand gesucht hast, um dich zu trennen, dann hast du deine Partnerin oder deinen Partner unansehnlich oder schwierig gemacht. Er wurde zu dem, als den du ihn dir gewählt hast, du hast ihm Rollen oder unbewusste Geschichten diktiert, damit sich für dich ein bestimmter Zweck erfüllt.

Deine Partner haben deine versteckten Ichvorstellungen widergespiegelt, die dein Bewusstsein auf vielen Ebenen reflektieren. Deshalb ist die Vergebung für dich gedacht, obwohl du sie auf deinen Partner bzw. deine Partnerin richtest. Nimm deine Heilung an, akzeptiere sie. Pass dich nicht einfach den Problemen oder deinen Umständen an. Gehe keine faulen Kompromisse ein, sondern kreiere einen glücklichen und befreienden Wandel. Dein Partner hängt von deiner Wandlung ab, um frei zu sein.

Lektion 83

Der Teufelskreis von Aufopferung und Verbitterung

Das ist eine der großen Fallen in einer Beziehung. Es ist zugleich ein sicheres Anzeichen dafür, dass unser Ego die Kontrolle erhalten hat. Wenn unser Ego über unsere Beziehung bestimmt, dann arbeitet es mit Konkurrenzmustern. Konkurrenz und Wettbewerbsdenken wirken sich destruktiv auf unsere Beziehungen aus. Daraus entwickeln sich Machtkämpfe und sie führen zu Abgestumpftheit. Der Teufelskreis von Aufopferung – Verbitterung entsteht, wenn das Ego seine Trennungsmauern errichtet.

Der erste Schritt, um diesen Teufelskreis zu durchbrechen, der uns und unsere Beziehung in einer Falle gefangen hält, besteht darin, die Beziehung unserem höheren Bewusstsein zu übergeben, damit es unsere Beziehung bestimmt und nicht unser Ego. Das schafft Raum für Führung und Bewusstheit. Wenn das geschehen ist, dann ist es Zeit, sich zur Ganzheitlichkeit in deiner Beziehung zu verpflichten und sie nicht nur als eine vorübergehende Erfahrung zu betrachten.

Mach dir klar, wie viel Aufopferung es in der Beziehung gibt, denn dort sammelt sich Verbitterung an, baut sich zu Verärgerung auf, wird danach zu unterdrückter Wut und schließlich zu Hass. Wir denken, dass unser Partner von uns erwartet, dass wir uns selbst ganz und gar aufopfern, und wir erwarten dann umgekehrt das Gleiche von ihm oder ihr.

*Leiden und Aufopferung sind die »Geschenke«, mit denen das Ego am liebsten alle Vereinigungen »segnen« würde. Und die Menschen, die an seinem Altar zusammengeführt werden, AKZEPTIEREN Leiden und Aufopferung als den PREIS der Vereinigung. Der andere scheint einen ständig anzugreifen und zu verletzen, vielleicht geringfügig, vielleicht »unbewusst«, aber niemals, ohne Opfer zu verlangen. Die Wut jener, die am Altar des Egos vereinigt worden sind, geht weit über ihre Bewusstheit dieses Umstands hinaus. Denn was das Ego wirklich will, erkennst du überhaupt NICHT.**

ÜBUNG Wenn du erst einmal zur Kenntnis nimmst, dass es in deiner Beziehung Verbitterung und Aufopferung gibt, dann kannst du dich anders entscheiden. Du kannst beides loslassen. Auf der tiefsten Ebene spiegeln sie unsere Angst vor Intimität wider. Frage einfach, wie viele dieser Teufelskreise du hast, und lege sie in die Hände Gottes. Es entspricht mit Sicherheit nicht dem Willen Gottes, dass du auf irgendeine Weise leidest oder dich opferst, und das ist auch nicht dein eigener wahrer Wille. Nur wenn du dich mit dem Ego identifiziert hast, wirst du Zorn, Aufopferung oder irgendeine Form von Schmerz spüren. Das wäre dann der Punkt, an dem du erkennen kannst, dass du einen Fehler gemacht hast und dass du ihn loslassen kannst. Stattdessen kannst du um den Frieden und die Gnade bitten, die Situation vollständig »umzuschreiben«, damit du die Liebe und Heilung wieder herstellen kannst, die Ziel und Zweck der Beziehung sind.

* Zitat aus dem unredigierten Text von *Ein Kurs in Wundern*. Der Autor hat keine weitere Quelle vermerkt.

Dein Ego sagt dir, dass deine Beziehung das Ende deiner Einsamkeit bedeutet. Dann veranlasst es dich, dich so zu verhalten (von dir aus gesehen jedoch unabsichtlich), dass deine Einsamkeit verstärkt wird, was zu deiner Verzweiflung darüber beiträgt, überhaupt jemals glücklich sein zu können. Sobald du realisierst, dass du schiefliegst – was sich daran festmacht, dass du etwas anderes als Glück erfährst –, könntest du jedoch auch erkennen, dass du dein Glück und deine Lebensfreude zurückgewinnen kannst, da sie dein Geburtsrecht als ein Kind Gottes sind. Entledige dich jeglicher Parteinahme für dein Ego und erlaube dem Heiligen Geist, dich zu leiten. Die Lösung, der neue Weg und der Durchbruch sind nicht so weit entfernt, wie du meinst.

Aufopferung imitiert Geben. Du hast die Form, aber nicht den Geist. Geben vereint dich mit dem anderen und bereichert beide. Aufopferung ist eine Form von Rivalität, die nicht dem Bedürfnis dient, das es zu stillen vorgibt. Es erschöpft den, der sich opfert, und lässt den anderen unerfüllt. Aufopferung ist in seinem Geben mit Bedingungen verknüpft, weil es nicht nur etwas dafür haben will, sondern noch dazu anstrebt, dass du dich verpflichtet fühlst und dich gleichfalls opferst. Aufopferung ist Teil einer Kette von Rollen, die auch die Opfer-Täter-Rollen und die Rollen der Unabhängigkeit umfasst. Keine dieser Rollen ermöglicht Empfangen, keine schließt dich mit ein.

ÜBUNG Wenn du Aufopferung loslässt, ist es von wesentlicher Bedeutung, die Gesamtkonstellation von Rollen loszulassen, an denen das Muster von Aufopferung »klebt«. Das gibt dir Raum für deine Partnerschaft und macht dich frei, sodass du und dein Partner, deine Partnerin, dass ihr euch wirklich zu dem entfalten könnt, wozu ihr einzeln und in eurer Partnerschaft hier seid.

Lektion 84

Die Anziehungskraft von Schuld

Das Ego fördert die Attraktivität von Dunkelheit und Schuld, die uns stark anzuziehen vermögen, weil das Ego selbst aus Dunkelheit besteht und sich von Schuldgefühlen nährt. Je mehr wir in Getrenntheit leben, desto mehr Liebe und innige Verbundenheit haben wir verloren. Das Ego ersetzt dies durch Besonderheit – dadurch, dass wir Aufmerksamkeit bekommen, dass sich das Leben hauptsächlich um uns dreht, dass wir danach streben, zu dominieren oder uns zu unterwerfen, dass wir gewinnen oder verlieren, kontrollieren oder kontrolliert werden.

Das befriedigt uns nicht, und wir sind gefangen in einem Kreislauf von: »Es ist nie genug«. Das drängt uns in ein Muster des Nehmens hinein, denn wenn wir empfangen würden, würden wir uns wieder innig verbinden und die Unabhängigkeit verlieren, zu der Getrenntheit führt. Unabhängigkeit und Trennung sind jedoch keine Freiheit, sondern Dissoziation, Abspaltung. Sie beherrschen und bauen Rivalitäten auf. Wir wollen nicht empfangen, weil wir die Identität, die wir für uns geschaffen haben, sehr schätzen. Sie würde abbröckeln und sich in Liebe verwandeln oder in das, als was Gott uns erschaffen hat.

Die Rollen, die aus verlorener Verbundenheit entstehen, wie zum Beispiel die Rolle des unabhängigen Rebellen, die des bedürftigen Opfers und die des sich aufopfernden Märtyrers, erzeugen und verstärken Schuldgefühle. Wenn sich Schuld und Rollen weiter aufbauen, wachsen damit auch die Distanz, die leblose Abgestumpftheit und der Machtkampf in unserer Beziehung. Das bewirkt dann Langeweile als Abwehrmechanismus oder führt zum Drama, um mehr Aufregung zu erleben, aber es baut nicht die Beziehung auf. Schuldgefühle lassen uns feststecken, und da wir die Schuld nicht ertragen können, verdrängen wir sie, kompensieren wir sie mit Rollen und projizieren wir sie auf andere. Das ist ein Versuch, Schuld von unserer bewussten Wahrnehmung fernzuhalten.

Das Ego hat uns davon überzeugt, dass wir der Schuld, die wir anderen geben, selbst entkommen könnten. Das ist weit von der Wahrheit entfernt, weil wir alles, was wir anderen antun, uns selbst antun. In dem Maße, wie wir in einer Beziehung der Besonderheit gefangen sind statt in einer Beziehung, die auf Liebe und Ganzheitlichkeit ausgerichtet ist, sind wir auch von der Attraktivität von Schuldgefühlen angezogen. Und da wir die Schuldgefühle nicht ertragen können, tun wir alles Erdenkliche, um unseren Partner oder unsere Partnerin durch Schuld zu kontrollieren. Es ist der Versuch, sie an uns zu binden.

Die gesamte Erfahrung unserer besonderen Beziehung wird dann zu einem Versuch, unseren Partner so zu beherrschen, dass er oder sie sich um unsere Bedürfnisse kümmert und sie erfüllt, dass er oder sie tut, was wir wollen, und dass wir unseren Willen über die Verursachung und Zuweisung von Schuldgefühlen durchsetzen. Daraus wird dann eine Beziehung von Rollenspielen statt eine Beziehung der Liebe. Wir betrügen uns selbst um das Beste, was eine Beziehung sein kann, indem wir

Schuld als ein Instrument vermeintlicher Sicherheit für uns selbst benutzen – zulasten von Wahrheit, Erfolg, Wachstum und süßer Nähe und Intimität.

ÜBUNG Es ist Zeit, deine Beziehung nur der Liebe zu widmen. Übergib sie deinem höheren Bewusstsein und dem Himmel, damit du geführt und inspiriert wirst, wie du deine Beziehung als eine Treppe zu Glück, Lebensfreude und Ganzheitlichkeit nutzen kannst.

Schuld ist zerstörerisch und eine der Hauptursachen für Aggressionen und Leiden. Wie sollte das für Liebe und Beziehungen gut sein können? Es ist Zeit, dem Ego die Kontrolle über deine Beziehung zu entwinden und stattdessen die Liebe zu deinem Führer zu machen. Wahrheit und Unschuld sind Zwillingsschwestern in einer Familie, die auf Liebe gegründet ist.

Achte auf jeden Versuch deinerseits, deinen Partner zum Schuldigen zu machen, oder ihr beide werdet für diese Unachtsamkeit bezahlen müssen. Wenn du jedoch Schuld loslässt und dich von der Versuchung frei machst, Schuldgefühle als Waffe zu gebrauchen, dann werdet ihr beide, du und dein Partner, auf etwas zugehen, was noch liebevoller ist.

Mache deine Beziehung zu einem Monument von Schönheit, Harmonie und Liebe.

Lektion 85

Die Grundlage des Egos heilen

Das Fundament des Egos besteht aus Angriff und Eigenangriff. Dieses Fundament ist wie eine Etage der Dunkelheit, in die man gerät und wo man nach Licht sucht. Diese Ebene ist nicht fest, aber das Ego behauptet, dass wir sterben würden, wenn wir diese Etage verlassen und darüber hinausgehen. Wenn man sich diese Aussage näher ansieht und sie untersucht, stellt man fest, dass sie lächerlich ist. Der Boden des Egos ist wie eine Decke, die Lebensfreude verschließt. Wenn wir uns über die Grundlage des Egos erheben, dann beginnt das Ego zu sterben.

Erst seit Kurzem ist es dem Bewusstsein gelungen, wie ich in meinen Coaching-Sitzungen, Telefonkonferenzen und Workshops herausgefunden habe, sich mit genügend Wachheit und bewusster Wahrnehmung so auszudehnen, dass diese Schicht des Geistes durchdrungen werden konnte. Ich habe mit zwei Ansätzen den Klienten geholfen, die Fesseln des Egos durch diese seine Grundlage zu lösen und sie davon zu befreien. Der erste Ansatz hat mit dem Loslassen von Angriff und Eigenangriff zu tun, der zweite ist eine Methode, um das Fundament an sich zu durchstoßen. Beginnen wir mit der ersten Übung.

ÜBUNG Frage dich, wie viel Prozent Angriff und Eigenangriff du in deinem Alltagsbewusstsein hast. ......

Dann frage dich, wie viel Angriff und Eigenangriff du auf der Ebene des Unterbewusstseins hast. ......
Und schließlich stellst du dieselbe Frage für dein Unbewusstes:
......
Auf der Ebene des Alltagsbewusstseins versteckt das Ego Angriffe durch Verleugnung. Auf den tiefer liegenden Bewusstseinsschichten wird diese Information verdrängt. Keiner will ja von sich selbst denken, dass er aggressiv auf andere einwirkt, und kein Mensch, der bei Trost ist, wird sich auch noch selbst angreifen wollen. Unter dem Schutze der Dunkelheit hat uns das Ego allerdings davon überzeugt, dass wir jene Aggressionen, die wir an anderen auslassen, nicht selbst zu erdulden haben, und dass die Schuld, die wir auf andere schieben, nicht selbst ertragen müssen. Das entspricht natürlich nicht der Wahrheit, aber das Ego ist »der Vater aller Lügen«.
Wenn du die Prozentanteile auf allen drei Ebenen gefunden hast, frage dich, wofür du Angriff und Eigenangriff benutzt. Vertraue auf deine blitzschnelle Intuition, die dir Antworten geben wird, und sich dabei nicht von deinem Ego und seinen Drohungen ablenken oder aufhalten lässt. Wir sind zielgerichtete Wesen und verfolgen mit Angriff und Eigenangriff auf allen diesen drei Ebenen einen Zweck.
Frage dich als Nächstes, welche Auswirkung deine *Aggression* auf deine Beziehungen auf der Ebene des Alltagsbewusstseins gehabt hat. Und dann frage dich, welche Auswirkung deine Autoaggression auf der Ebene des Alltagsbewusstseins für deine Beziehung und Familie gehabt hat.
Wenn das abgeschlossen ist, dann frage nach der Wirkung auf die Menschen, die du liebst – auf der unterbewussten Ebene. Schließlich fragst du danach, was dein unbewusster Angriff und dein

unbewusster Eigenangriff für jene bewirkt haben, die du liebst. Ist das alles wirklich das, was du gewollt hast? Oder möchtest du eine neue Wahl treffen?
Du kannst diese drei Ebenen von Angriff und Eigenangriff entweder loslassen oder sie alle in die Hände Gottes legen, damit er sich für dich darum kümmert. Das wird sehr viel mehr Freiheit und Verbundenheit in deinen Beziehungen erzeugen.
Die zweite Übung besteht darin, sich zu entspannen und sich ganz tief in das eigene Selbst sinken zu lassen. Das Fundament deines Geistes ist nicht dein Ego mit seinem Wesen von Angriff und Eigenangriff, sondern die Liebe und das Licht deines Spirits. Das ist das Ziel, auf das wir jetzt zusteuern. Gestatte dir, so tief in dich selbst einzusinken, dass du bis zur dunklen Wolke gelangst, die dein Ego ist. Bitte dein höheres Bewusstsein, deine Engel und deine Geistführer, bei dir zu sein.
Sinke dann in diese Mauer der Dunkelheit ein.
Halte einen Augenblick lang inne und frage dich, wie es sein würde – falls du nicht beschützt würdest –, all diese Aggression und Autoaggression selbst zu erfahren. Sobald du die Antwort erhältst, ist es Zeit, diesen Punkt ganz hinter dir zu lassen und dir zu erlauben, durch den Boden dieser dunklen Wolke weiter nach unten zu sinken in das, was jenseits davon ist.
Manche Menschen erleben unmittelbar wunderschöne, fröhliche Orte im Geiste, während sie noch auf dem Weg zu dem sind, was sich jenseits des Fundaments des Egos befindet.
Welches Erlebnis du auch haben magst, erfreue dich daran und gehe dann weiter, bis du die Liebe und das Licht erreichst, die du selbst bist, und bis du zu jener Ebene dieser Liebe und dieses Lichts gelangst, die Eins-Sein ist.
Wenn du in diesem Zustand eine Weile lang ausgeruht hast, bleibe

noch etwas länger, damit du dich an diese Erfahrung gewöhnst. Dann erhebe dich wieder nach oben und sieh, wo du das Fundament des Egos durchstoßen hast. Brich an einer anderen Stelle durch das Ego hindurch, damit die Wahrheit deines wirklichen Wesens in dieses Fundament des Egos einzufließen beginnt und es auflöst.

Bringe die Beglückung des Friedens mit, den du erreicht hast, und stell dir vor, dass du dies mit deinem Partner und deiner Familie teilst. Das verdienen sie wirklich, und du bist genau die Person, die das mit ihnen teilen kann.

Lektion 86

Rollen und Bewertungen

Jede unserer Rollen fußt auf einem Fundament, das aus Beurteilungen aufgebaut ist. Unsere Rolle ist eine Feststellung gegenüber einer uns früher wichtigen Person, die besagt: »So hättest du es tun sollen, so hättest du dich verhalten sollen.«

Jede Rolle ist eine Form von Opfer, das zu Burnout führt, weil wir aus all dem »Machen« in unseren Rollen nicht wirklich etwas empfangen können. Wir tun, was der Form nach korrekt ist, aber aus dem falschen Grund. Wir tun es, um einem anderen uns wichtigen Menschen einen Vorwurf zu machen. Jedes Opfer, das wir erbringen, weist auf eine Verkettung mit dieser uns wichtigen Person hin, und wir greifen uns selbst an, indem wir nichts empfangen und nicht glücklich sind. Wir stufen uns selbst in ein Leben harter Arbeit zurück, aber es ist nicht die Art echter Arbeit, die uns glücklich macht. Wahre Arbeit zieht ihren Lohn auf mehreren Ebenen nach sich.

Unsere Rollen sind eine Kompensation für Gefühle von Wertlosigkeit, für Misserfolge und Schuld. Wir werfen einem anderen etwas vor, spüren darunter jedoch, dass wir dabei versagt haben, ihn oder unsere Familie in einer fatalen Situation zu retten. Diesen Umstand haben wir als Vorwand benutzt, um uns von der Familie zu trennen, der zu helfen wir aufgerufen waren. Wenn wir das getan hätten, wäre das Trauma nie entstanden. Daher rühren unsere Schuldgefühle. Im Unterbewusstsein verbirgt jedes Trauma eine solche Ausrede, damit wir einen Grund haben, uns zu trennen.

Wir haben einen Fehler gemacht und uns für unser Ego statt für unsere Familie entschieden. Unser Ego braucht Schuld, um zu überleben und uns in der Getrenntheit zu halten. Wir hätten die Lektion lernen und den Fehler korrigieren können, aber das Ego suggeriert uns stattdessen den dunklen und besonderen Glanz von Schuld. Damit wird Bonding verhindert, weil wir uns von uns selbst, uns nahestehenden Menschen und der Menschheit als Ganzes trennen.

Das Ego stopft sich mit Schuld voll und mästet sich, während wir auf manchen Gebieten des Lebens Hunger leiden, zum Beispiel bei der Liebe, bei Gesundheit, Geld und Erfolg und darüber hinaus auch noch einen Mangel an Gnade und Führung erfahren.

Unsere Traumata sind tatsächlich ein Anschlag, um etwas zu erlangen, was uns das Ego angeboten hat. Um die Schuldgefühle zu verstecken, die aufgrund von Trennung entstehen, schieben wir einem anderen die Schuld zu und legen sie für den Fehler herein, den wir gemacht haben. Bevor das Trauma passiert war, hätten wir dem Pfad des höheren Bewusstseins folgen können, der uns auf einer ganz neuen Ebene offenstand, und den strahlenden Glanz mit jedem an der Situation Beteiligten teilen können. Dann wäre infolgedessen das Trauma gar nicht aufgetreten, und wir wären einen Schritt nach oben weitergekommen und hätten an diesem Scheideweg unsere Familie gerettet. Wir wären um so viel glücklicher und von innen heraus schöner gewesen. Wir würden dann auf einer neuen Ebene von Erfolg, Nähe und Fluss sein.

Eine der zentralen Gründe, warum wir uns vom Weg des höheren Bewusstseins abgekehrt haben, ist, dass wir uns verstecken wollten. Irgendwie haben wir uns eingebildet, dass

Verstecken und Trennung uns das geben würden, was wir uns wünschten. Aber so, wie es das Ego uns dargestellt hat, hat es nie funktioniert. Rollen, Bewertungen, Verurteilungen und die darunter liegenden Schuldgefühle sind der Grund dafür, dass wir jetzt getrennt sind.

ÜBUNG Wir können anfangen zu erkennen, dass alle Rollen und jede Form von Aufopferung einen Fehler bedeuten, der Beschuldigungen anderer, eigene Schuldgefühle und unsere grundlegendsten, wenn auch unterbewussten Misserfolge und Fehlschläge verbirgt.

Allerdings können wir jetzt eine neue Wahl treffen, sie loszulassen, die Rollen ebenso wie die Vorwürfe und die Schuldgefühle, die unter den Rollen versteckt sind, zu integrieren, und uns dafür entscheiden, neue Kapitel des Lebens aufzuschlagen, in denen unsere Gaben und Fähigkeiten, unsere Aufgaben und unsere Bestimmung auf uns gewartet haben.

Lektion 87

Noch einmal Besonderheit

Besonderheit ist die Strategie des Egos, um den Verlust an Bonding auszugleichen. Statt das Leben auf die bestmögliche Weise zu leben, wirken wir darauf hin, dass sich alles im Leben nur ums uns dreht. Wir betrachten alles nur von unserem Standpunkt aus, und so wird Besonderheit, der Wunsch, im Mittelpunkt zu stehen, zum Fluch der Beziehung. Besonderheit bedeutet, dass eure Beziehung vom Ego gekidnappt worden ist und dass dein Partner, deine Partnerin, Geisel in eurer Beziehung ist und dazu dienen soll, deine Bedürfnisse zu nähren.

Eine Beziehung der Besonderheit verlangt nach Aufopferung seitens deines Partners und nutzt Schuldgefühle und Angriffe, um ihn oder sie auf Linie zu halten. Wir befürchten, dass er oder sie uns verlassen würde, wenn wir keine Kontrolle ausüben, und deshalb setzen wir reichlich Schuld ein, um den anderen zu beherrschen. Eine Beziehung der Besonderheit dient nicht dem Wachstum oder einer positiven Veränderung. Sie will nur den Eigenwillen fördern. Besonderheit nutzt Verärgerung und emotionale Erpressung, um Schuldgefühle beim Partner auszulösen. Auf diese Weise versuchen wir, ihn oder sie dazu zu bringen, unseren Wünschen zu entsprechen.

Schuld unterbricht Kommunikation und Kontrolle entmutigt, sie zu pflegen. Und doch ist Kommunikation die Brücke, die Meinungsverschiedenheiten zu einem neuen und stärkeren Ganzen führt, die Machtkämpfe, Rivalitäten und Gefühle der Abstumpfung beendet.

In einer Beziehung der Besonderheit gibt es immer Dominanz- und Unterwerfungs-Verschwörungen, die das Gegenteil von Ebenbürtigkeit darstellen. Ebenbürtigkeit bringt Fröhlichkeit und Glück durch neue Ebenen von Intimität. Das Ego lehrt uns, dass es bedeuten würde, den Partner zu verlieren, wenn wir kommunizieren würden. Das klingt zwar völlig bizarr, und doch ist es genau das, was die meisten Menschen offensichtlich glauben.

In einer Beziehung der Besonderheit möchte das Ego, dass sich Körper nahe sind, aber nicht das Bewusstsein, denn wo der Geist eins wird, wird das Ego verabschiedet. Das Ego braucht Schuldgefühle, Opfer und Zorn, um eine Beziehung der Besonderheit aufrechtzuerhalten. Es braucht Beherrschung, und wenn es diese nicht erlangen kann, dann wird Unterwerfung dem Ziel des Egos genauso dazu dienen, sich selbst zu stärken und weiter aufzubauen.

Opfer-, Unabhängigkeits- und Aufopferungs-Geschichten eignen sich ebenso gut, wenn es darum geht zu verhindern, dass Bonding und Leichtigkeit wiederhergestellt werden. Das Ego suhlt sich in Stress, Schwierigkeiten und Machtkämpfen. Es besteht aus Konkurrenzmustern und kann sich durch Streit und Schalheit weiter stärken. Das Ego kann alles gebrauchen, um sich zu trennen und abzuspalten, aber im Hinblick auf Vereinigung, Liebe oder Lebensglück versucht es immer nur, uns in die Irre zu führen.

Beziehungen der Besonderheit sind die besten Werkzeuge, die das Ego besitzt. Es benutzt Besonderheit, um die Kraft zur Heilung und Ganzheit zu sabotieren, die in Beziehungen steckt. Das Ego sabotiert Beziehungen in ihrer Funktion als Treppe zum Himmel und macht sie stattdessen zu Orten der Verärgerung, Aufopferung und Enttäuschung. Beziehungen werden zu einem rutschigen Abhang zur Hölle statt zu einem machtvollen Mittel der Heilung und des Glücks. Es ist entscheidend, dass du deine Beziehung auf Ganzheitlichkeit, Lebensfreude und den Himmel ausrichtest. Damit kannst du deinen Kurs sehr oft korrigieren, wenn du auf die Spur des Egos geraten und in Richtung seiner Ziele abgeglitten bist.

Eine Beziehung, in der Besonderheit eine Rolle spielt, wird von bestimmten Vorschriften und Grenzen bestimmt. Wenn diese nicht eingehalten oder überschritten werden, dann benutzt man Schuldgefühle, um den Partner zu veranlassen, sich wieder so zu verhalten, wie man es erwartet.

ÜBUNG Übergib deine Beziehung dem Himmel und bitte um Führung. Vergib dir selbst, deinem Partner und deiner Beziehung, immer wieder und wieder. Richte dich auf dich selbst aus und entscheide dich ganz für dich, deinen Partner bzw. deine Partnerin und eure Beziehung, jeden Tag aufs Neue, und integriere, was dir selbst fehlt und dir von deinem Partner bzw. deiner Partnerin gespiegelt wird.

Lektion 88

Chronische Probleme sind Seelenprobleme

Chronische Probleme sind Seelenprobleme. Das Muster gab es bereits, bevor dieses Leben begann. Chronische Probleme spiegeln Kernmuster wider, die wir in diesem Leben heilen wollen. Falls du an frühere Leben glaubst: Sie spiegeln die noch nicht erlernte Kernlektion deiner Seele wider.

Es gab wahrscheinlich auch irgendeine Wurzel dafür in der Kindheit, aber ich habe mit Menschen gearbeitet, bei denen ein Trauma oder karmische Themen von irgendeiner Seelenverletzung scheinbar aus heiterem Himmel aufgetaucht sind, ohne dass es dafür eine Ursache in der Kindheit gab.

Manchmal habe ich das ursprüngliche Trauma im Schoß gefunden und bei anderen Menschen ist es über die Vorfahren immer weitergereicht oder auch als ein Muster aus dem Unbewussten »heruntergeladen« worden.

Die chronischen Probleme zwischen dir und deinem Partner oder deiner Partnerin können dein oder ihr Problem oder euer beider Problem sein. Ganz gleich, wie es sich verhält, fällt es in deine Verantwortung, weil es sich in deiner Beziehung zeigt. Es gibt eine Reihe von Methoden, um mit chronischen Seelenproblemen zu arbeiten. Ich möchte einige vorschlagen.

ÜBUNG Eine ist die Übung der zwanzig Vergebungen pro Tag. Jeden Tag verzeihst du deinem Partner, dir selbst und dem

Problem zwanzig Mal. Und vergib auch jedem anderen Menschen, der dir im Zusammenhang mit dem Thema in den Sinn kommt. Du tust dies jeden Tag, zwanzig Mal, bis eine vollständige Auflösung erreicht worden ist.
Vielleicht magst du dir in einem Heft notieren, an welchem Tag, wem und was du vergeben hast im Hinblick auf das chronische Problem. Wenn du dies mindestens zwei Wochen lang machst, wird das die meisten chronischen Probleme heilen. Falls das Problem eine kollektive Ursache hat, dann kann es auch vier Wochen lang dauern, bis du eine Erleichterung und einen Durchbruch erfährst.

Chronische Probleme sind auch Schlüssellektionen der Seele, die wir uns selbst für dieses Leben auferlegt haben. Hüte dich vor dem Wunsch, dich selbst oder deinen Partner wegen des chronischen Themas zu attackieren. Auf einer tieferen Ebene spiegelt dein chronisches Problem eine Form von Eigenangriff auf dich selbst bzw. einen Angriff auf deinen Partner wider.

Dein Ego möchte das chronische Problem behalten, weil es dieses Thema gebrauchen kann, um Trennung zu bewirken und aufrechtzuerhalten sowie Aggression auszuüben, und beides baut das Ego weiter auf. Das verschlimmert das Problem selbstverständlich nur noch mehr.

ÜBUNG Wenn du also bemerkst, dass dir irgendeine Form von Angriff oder Eigenangriff in den Sinn kommt, dann willst du dies vielleicht in die Hände Gottes legen, damit dir durch Gnade geholfen wird.
Des Weiteren bleiben Probleme aufrechterhalten durch Anhaften. Du und dein Partner, ihr denkt, dass ihr etwas braucht. Übe dich darin, jedes Anhaften loszulassen, das dir in Bezug auf dieses

Problem bewusst wird – und wenn es nur die Gewohnheit und Anhaftung ist, am Problem selbst festzuhalten – damit jedes Mal, wenn dir das Thema in den Sinn kommt, Heilung geschehen kann. Das Festhalten deines Partners am Problem spiegelt deine unterbewussten und unbewussten Anhaftungen wider. Wenn du all diese Ebenen loslässt, kannst du damit sowohl dich selbst als auch deinen Partner, deine Partnerin befreien.

Eine andere wirkungsvolle Methode besteht darin, das Thema zwischen dich und deinen Partner zu stellen und wenigstens einmal am Tag mit deinem Partner zu »joinen«. Lass deinen Partner dabei wichtiger sein als das Problem. Spüre, wie du dich auf deinen Partner einlässt, bis ihr zu einem Bewusstsein und einem Herzen werdet.

Wenn sich Emotionen in den Weg stellen, fühle und übertreibe sie, bis sie abschmelzen und du deinem Partner *emotional* einen Schritt näher kommen kannst.

Macht das jeden Tag, bis ihr fühlt, dass ihr jeweils im anderen wie ein einziges Licht ruht. Wenn ihr das zwei Wochen hindurch übt, werdet ihr es als sehr einfach empfinden, mit dem Partner auf diese Weise eins zu werden.

Auf dem Weg zu deinem Partner gehst du vielleicht durch Emotionen hindurch, die dich zurückhalten wollen, oder solche, die den Partner blockieren, durch unbewusste Emotionen, die sehr schmerzlich sind, durch wichtige Abwehrmechanismen und Dissoziationen zu noch tieferen Emotionen.

Das übt auch die gute Wirkung aus, euer Herz zu öffnen und euer Mitgefühl zu erweitern. Wenn ihr zu einem einzigen Licht werdet, dann ergibt sich die Chance, einen heiligen Augenblick zu erleben, in dem die Zeit anhält und ihr beide Ewigkeit erfahrt. Dies kann euch auch für Erleuchtung öffnen.

Es ist ebenfalls möglich, sich das Ziel von »Joining« zu setzen. Kommuniziere mit deinem Partner bzw. deiner Partnerin über jedes wichtige Thema, das im Zusammenhang mit dem Problem auftaucht. Entscheide dich verbindlich für dein Ziel und für die Wahrheit und beobachte, was hochkommt. Kommuniziere, bis sich ein Gefühl von Kommunion einstellt, also von inniger Übereinstimmung.

Es gibt weitere Methoden, die weiter vorn im Buch vorgestellt wurden und die wirkungsvoll sein können. Wenn dir da etwas einfällt, wird sich das als hilfreich erweisen, das betreffende chronische Problem zu heilen.

Du solltest wissen, dass jedes Paar in der Regel in mindestens einem Bereich ein chronisches Problem hat. Es kann um Meinungsverschiedenheiten gehen in Bezug auf das Essen, die Urlaubsreiseziele, Gesundheit, Sexualität, Geld, Verwandte und so fort.

Es ist auch wichtig für dich zu wissen, dass du dein chronisches Problem transformieren kannst, und sehr, sehr viele Paare haben das erfolgreich getan.

Wenn es um ein Problem deines Partners, deiner Partnerin geht, das die Beziehung stört, dann entscheide dich immer wieder aufs Neue für ihn bzw. für sie und für die Gesundheit, den Erfolg, die Sexualität, das Geld usw. deines Partners, deiner Partnerin. Das wird euch beide Schritt für Schritt voranbringen, bis ihr von diesem lästigen Problem befreit seid.

Lektion 89

Durch die Hintertür erwischt

In einem alten Sprichwort heißt es: »Was dich nicht an der Eingangstür kriegt, erwischt dich an der Hintertür.« Ein typisches Beispiel für die Richtigkeit dieses Sprichworts hinsichtlich einer Beziehung ist, wenn einer der Partner eine Affäre hat. Die Beziehung war gerade dabei, eine ganz neue Ebene zu erreichen, aber kurz zuvor verführt das Ego einen der beiden Partner dazu, eine Affäre einzugehen. Da alles, was in einer Beziehung geschieht, immer mit insgeheimer Zustimmung beider Partner vor sich geht, haben sich tatsächlich beide Partner vor dieser nächsten Ebene der Intimität gefürchtet.

Zurück zum Thema: Jemand wird »durch die Eingangstür« blockiert aufgrund seiner Genusssucht, die von seinem Ego gefördert wird, indem er oder sie sich auf eine Affäre einlässt. Aber nun greift das Ego auch noch mit Schuld an. Das Paar wurde anfangs »nur« durch die Affäre blockiert, aber nun werden beide zusätzlich noch durch Schuldgefühle blockiert, sich wieder näher zu kommen.

Falls die Affäre ans Licht kommt, wird die Beziehung aufgrund von Verletzung, Zorn und Reue blockiert. Das Problem kam zunächst durch die Eingangstür herein und kehrt nun immer wieder durch die Hintertür zurück.

Ein anderes Beispiel, wie man an der Vordertür eingefangen und dann immer weiter durch die Hintertür erwischt wird, ist jemand, der nicht begreift, was es heißt, ebenbürtig zu sein oder weibliche Kraft zu haben, der auf eine unechte, übertriebene und zwanghaft kontrollierende männliche Weise agiert.

Ein weiteres Beispiel ist jemand, der auf den Trick des Egos hereinfällt zu glauben, dass der Abbruch von Bonding bedeutet, unabhängig zu sein. Um innige Verbundenheit abzubrechen, müssen wir bereit sein, zum Opfer zu werden. Unterbewusst haben wir pfundweise mit Schmerz und Leid bezahlt, um unabhängig zu sein. Aber das macht uns nicht glücklich und auch nicht frei. Es gibt uns Unabhängigkeit als Rolle, und das bedeutet, dass wir weder fühlen, empfangen noch genießen können. Es bringt uns dazu, alles an uns zu reißen und zu nehmen, um unsere Bedürfnisse zu stillen. Das wiederum lässt uns noch leerer und unbefriedigter zurück. Dann nehmen wir die Rollen der Aufopferung und Abhängigkeit als eine Konstellation von Rollen an. Wir sind an der Eingangstür blockiert worden und danach auch noch an der Hintertür.

Ein weiteres Beispiel, wie wir doppelt eingefangen werden, ist, wenn wir zum Opfer werden, damit wir eine Ausrede haben, um die Kontrolle in unserem Leben zu übernehmen und alles nach unserem Gusto zu machen. Das ist eine sehr häufig vorkommende Abfindung des Egos, wenn wir uns unterbewusst dafür entscheiden, zum Opfer zu werden. Bis wir heilen, werden wir durch unsere Neigung, zu kontrollieren und indem wir im Opfermuster verharren, ständig andere in unserer Umgebung schikanieren und zum Opfer machen. Wir werden an der Vorder- und an der Hintertür erwischt.

Ein anderes Beispiel ist, wenn wir versuchen, andere Menschen zu beherrschen, uns in der Folge aber dafür öffnen, selbst beherrscht zu werden. Das Gleiche passiert, wenn wir verletzt werden, weil wir bedürftig und abhängig sind. Als

Konsequenz entscheiden wir: »So, mit dem Nettsein ist jetzt Schluss«, und werden unabhängig. Nun sind wir in die entgegengesetzte Falle getappt. Wir sind sozusagen aus der Pfanne direkt ins Feuer gesprungen. Und immer noch haben wir keine erfolgreichen Beziehungen und auch keine Partnerschaftlichkeit oder die Ebenbürtigkeit, die zu Partnerschaft führt.

Die Beispiele für Fehler, die wir gemacht haben und die uns wieder einholen, beim Kommen oder Gehen, lassen sich lange fortsetzen. Statt dass wir die Fehler mithilfe einer der Heilprinzipien korrigiert haben, häufen wir noch mehr an und verschlimmern die Lage nur noch weiter. Beinahe jedes negative Muster, das wir haben, ist ein Beispiel dafür. Wir haben nicht nur die ursprünglichen Fehler gemacht, die uns an der Vordertür erwischt haben, sondern wir werden, solange es keine Heilung gibt, auch weiterhin an der Hintertür eingeholt.

ÜBUNG Bitte den Himmel und dein höheres Bewusstsein heute um Hilfe. Reflektiere, an welcher Stelle du durch die Hintertür erwischt worden bist aufgrund von Fehlern vorn an der Eingangstür. Dein Ego gewinnt – auf deine Kosten. Dein Ego interessiert sich in Wahrheit überhaupt nicht für dich. Weil das Ego angreift und wir uns auf seine Seite schlagen, meinen wir, wir würden von seinen Aggressionen verschont bleiben. Aber wenn irgendjemand von uns angegriffen wird, bedeutet es, dass wir uns zugleich auch selbst angreifen und alle, die uns nahestehen. Alles, was wir einem anderen antun, tun wir uns selbst an. Entscheide dich immer, wenn du entdeckst, dass das Ego durch die Hintertür hereingekommen ist, dafür vorwärtszugehen auf eine neue Ebene von Erfolg und Intimität und übergib das, was das Ego mit sich bringt, dem Handelsposten des Himmels.

Heute gibt es ein Sonderangebot für Eingangs- und für Hintertüren, wie es sie jeden Tag bei diesem Handelsposten gibt, und du kannst etwas eintauschen und empfangen, das für dich wirklich funktioniert.

Lektion 90

Kontrolle aufgeben

Kontrolle ist wie ein Komplex, der einem ständig einredet: »Nach meiner Nase, ob du das magst oder nicht.« Kontrolle zieht Streitigkeiten nach sich. Auf diese Weise können sich zwei Leute gegenseitig benutzen, damit sie nicht vorwärtsgehen müssen, weil sie sich davor fürchten. Kontrolle entsteht durch Angst, aber sie ist auch eine Kompensation für früher einmal gebrochene Herzen.

Wie jede Schutzmaßnahme führt Kontrolle jedoch genau zu dem gebrochenen Herzen, das es vermeiden will. Kontrolle wird vom Ego an die Stelle von Vertrauen gesetzt. Der Pfad des Egos besteht aus Auseinandersetzungen, in denen es darum geht, wessen Wille sich durchsetzt, und aus dem Leid, das Niederlagen folgt. Kontrolle ist die ultimative Form des Strebens nach Sieg, die sich am Ende als Tod manifestiert, als der Weg zu verlieren, um zu gewinnen.

Wenn wir kontrollieren, wetteifern wir darum, wer das Heft in der Hand hält und das Sagen hat. Kontrolle ist die stramme Überzeugung, dass wir keine weitere Information mehr brauchen. »Ich weiß die Antwort. Verwirr mich nicht mit Fakten.« Diese Arroganz verhindert die Integration von neuen Informationen, die uns helfen würden, alle Seiten zu sehen, während wir Zuversicht und Fluss kreieren.

Kontrolle ist voller Vorwürfe und Anklagen. Oberflächlich betrachtet zielt unser Vorwurf darauf ab, dass sich der Partner verändert und den Schritt unternimmt, den zu machen wir selbst uns fürchten. Auf einer tieferen Ebene wollen wir gar nicht, dass er oder sie sich ändert, denn sonst würde es sich ja zeigen, wo uns etwas fehlt. Kontrolle kommt scheinbar aus dem Alltagsbewusstsein, aber sie repräsentiert einen Konflikt in unserem Unterbewusstsein. Sie spiegelt uns eine Aufspaltung in unserem Bewusstsein wider. Unser Partner lebt nur die Seite von uns aus, mit der wir uns weniger identifizieren.

Kontrolle in Beziehung führt zu Streit oder zu Abgestumpftheit. Ohne das Risiko, das Joining mit sich bringt, kommt es in einer Beziehung zu Langeweile. Ein Risiko einzugehen überbrückt alte Schmerzen aus früher erlittenen Brüchen, bei denen wir unser Bewusstsein aufgespalten haben, da wir das Bonding, die innige Verbundenheit, zerbrochen haben, um unseren Willen durchzusetzen.

Wenn man die Meinungsverschiedenheiten überbrückt, wenn man Kommunikation pflegt, sich im Joining vereint, wenn man Integration und Vergebung praktiziert und verbindliche Verpflichtungen eingeht, dann erneuert dies alles das Bonding und heilt unsere Spaltungen und alten Schmerzen.

Kontrolle wird alles unternehmen, was nötig ist, um siegreich zu sein. Nach vier Jahrzehnten Heilarbeit ist für mich ganz offensichtlich, dass ein Partner unterbewusst einen großen Bockmist seitens seines Partners bewerkstelligen wird, damit er dann Schuldgefühle und emotionale Erpressung dazu benutzen kann, die Kontrolle über die Beziehung zu übernehmen.

Diese Art von Auseinandersetzungen verschwendet Zeit und braucht wertvollen Goodwill in der Beziehung auf. Es ist entscheidend, dass beide Partner gewinnen, weil du sonst deine Energie in weitere Hemmnisse und den Aufschub anstehender Aufgaben sowie Probleme investierst statt in eine bessere Beziehung. Es ist auch wichtig, dass du dich für Ebenbürtigkeit und für deinen Partner entscheidest, weil es sonst Streit und Schalheit gibt. Der Zweck einer Partnerschaft ist, glücklich zu sein und uns zu helfen, alles zu heilen, was wir abgespalten haben – was uns dann ja von unserem Partner, von den Kindern und allen anderen in unserer Umgebung widergespiegelt wird.

Wenn du Streit und Langeweile in deiner Beziehung bemerkst oder Anzeichen von Kontrolle, dann ist es wichtig, dass du dies als deine eigenen Themen erkennst und sie zugunsten dessen loslässt, was dir Erfolg in deiner Beziehung bringt. Wenn du irgendetwas in dieser Richtung wahrnimmst, entscheide dich für deinen Partner, für die Beziehung und für den nächsten Schritt. Selbst wenn dein Partner bei einem Streit völlig im Unrecht ist, musst du, um vorwärtszugelangen, sowohl deine als auch seine oder ihre Energie integrieren, um neue Ganzheit, eine neue Ebene von Partnerschaft und einen lebendigen Energiefluss nach vorn zu erzeugen.

ÜBUNG Frage dich, wie viel Prozent Kontrolle du in deinem Alltagsbewusstsein hast? ......

Dann frage dich, wie hoch der prozentuale Anteil an Kontrolle in deinem Unterbewusstsein ist? ......

Danach: Wie viel Kontrolle gibt es auf der Ebene des Unbewussten? ......

Wie viel Prozent Kontrolle ist über die Ahnen zu dir gekommen? ......

Wie viel Prozent an Kontrolle stammt von der Seelenebene oder aus früheren Leben? ......

Wie viel Prozent deiner Kontrolle kommt aus dem kollektiven Unbewussten? ......

Wie viel Prozent deiner Kontrolle stammt vom kollektiven Ego? ......

Wie viel Prozent deiner Kontrolle kommt aus dem Astralen oder dem dunklen Unbewussten? ......

Wie viel Prozent Kontrolle stammt aus der uranfänglichen Trennung? ......

Wie viele Geschichten von Kontrolle hast du? ......

Wie viele Kontroll-Verschwörungen hast du? ......

Wie viele Schattenfiguren des Kontrolleurs stecken in dir? ......

Wie viele Ichvorstellungen als Kontrolleur hast du? ......

Wie viele Idole von Kontrolle hast du? ......

Welche Wirkung übt all diese Kontrolle auf deine Beziehung aus?

Sammle all die Kontrolle zusammen und bring sie zum Handelsposten des Himmels. Heute haben sie ein Sonderangebot für Kontrolle laufen. Kontrolle wird dich nie glücklich machen, aber das, was du am Handelsposten dafür eintauschen kannst, wird dich wirklich glücklich machen.

Lektion 91

Gemeinheit, Giftigkeit und die Astralebene

Es gibt Zeiten in einer Beziehung, da benimmt sich ein Partner gemein und »giftig«. Das kann die Folge von Stress, emotionalem Leid oder alten schädlichen Mustern sein. Es gibt jedoch auch Zeiten, in denen sich das Unbewusste öffnet, und zwar nicht nur zur persönlichen Psyche des betreffenden Menschen hin, sondern zum kollektiven Unbewussten und zum dunklen Übernatürlichen. Einer psychologischen Metapher zufolge sind dies uralte Fragmente des Egos, die machtvolle, auch physische Wirkungen in der Außenwelt haben. Nach einer metaphysischen oder spirituellen Metapher kommt es aus der Astralebene. Die Astralwelten wurden vom Ego erschaffen, sobald es seine Existenz erlangte.

Je mehr wir uns getrennt haben, desto mehr zwanghafte Bedürfnisse, Suchtmuster und Bestrebungen, andere zu dominieren, haben wir entwickelt. Aus unserem Bewusstsein heraus haben wir neue Reiche erbaut. Die dunklen Teile dieser geistigen Reiche enthalten das Dämonische bzw. die dunklen Götter, um eine buddhistische Metapher zu verwenden. Diese geistigen Ebenen waren zugleich aber auch die Bereiche der mitfühlenden Götter. Egofragmente im Unbewussten können von den Ahnen oder aus »anderen Leben« stammen, um eine weitere Metapher zu gebrauchen, die unbewusste Geschichten des Egos versinnbildlicht.

Wenn aus einem Menschen dieser dunkle und uralte Ego-Aspekt herausfließt, dann benutzt er deren Wunsch nach Angriff und packt noch mehr Negativität drauf. Später haben solche Menschen unter Umständen keinerlei Erinnerung daran, verletzende Dinge gesagt oder üble Dinge getan zu haben. Die Aggression geht vielleicht auf einen personalen Aspekt der Psyche zurück, aber sie kann auch Teil von etwas sein, was sehr viel schlimmer und giftiger ist. Das kann sich als eine größere persönliche Verwundung und als Rückschläge in der Beziehung auswirken.

Es gibt eine Reihe von Dingen, die man wissen sollte, damit wir uns von sehr schädlichen Angriffen befreien können, ob sie nun von unserem Partner persönlich kommen oder über ihn bzw. sie aus der Astralebene.

ÜBUNG Denke zuerst daran, dass gleich, was in einer Beziehung auch geschieht, es immer Ausdruck eines geheimen Einverständnisses ist und wir immer das, was unser Partner macht, auf welcher Ebene es auch sei, als Vorwand dafür benutzen werden zu tun, was wir tun wollen, zum Beispiel, um unabhängig zu sein. Was der Partner macht, dient uns gewöhnlich als Ausrede. Als Ausrede, um uns nicht verbindlich zu entscheiden und für unsere Angst vor Nähe ebenso wie für unsere Furcht vor dem nächsten Schritt in der Beziehung.

Das Zweite, woran man sich in Bezug auf eine Beziehung erinnern sollte, ist: Was keine Liebe ist, ist ein Hilferuf. Es ist eine Gelegenheit für uns, aufzuspringen und die Beziehung vorwärtszubringen – durch die Liebe und durch Verzeihung, die wir gewähren, ganz gleich, wie sich unser Partner verhält. Wenn wir daran denken, dass der Sinn und Zweck des Lebens darin besteht zu heilen, dann ist die Situation eine perfekte Chance für Heilung.

Ein drittes Prinzip, das man kennen sollte, ist: Wir können nur von etwas verletzt werden, dem wir Widerstand entgegensetzen. Wenn wir akzeptieren, was geschieht, werden wir selbstverständlich vorwärtsgelangen und das loslassen, was uns zurückhält. Das bringt die Beziehung voran. Was wir annehmen, stärkt unsere Ermächtigung. Das erzeugt Fluss. Wenn wir also das Verhalten unseres Partners akzeptieren, obwohl wir es nicht mögen, bleiben wir nicht darin stecken. Als Konsequenz daraus werden wir auch nicht an unserem eigenen Widerstand leiden, der ja die Negativität nur noch verstärken würde.

Ein vierter sinnvoller Hinweis ist, uns immer unserem Partner zuzuwenden und auf ihn zuzugehen, egal was auch passiert. Wenn alles gut läuft, hilft die innige Verbindung mit unserem Partner in Liebe und größerer Heilung all das hervorzuheben, was in der Beziehung gut ist. Das baut unsere Beziehung auf positive Weise weiter auf. Wenn die Dinge eher schlecht laufen, behebt und transformiert die Zuwendung das, was geheilt werden muss. Diese Form von Einswerden mit unserem Partner ist ein Geben, das »Vergeben« ist, und uns beide und unsere Beziehung heilen kann, Schicht um Schicht.

Eine fünfte Hilfe ist die Erkenntnis, dass wir es immer nur mit dem zu tun haben, was wir von uns selbst glauben. Das bedeutet, dass unser Partner bzw. unsere Partnerin unsere Vergangenheit auslebt, ob es etwas Altes (unsere Kindheit), etwas Uraltes (»frühere Leben«) oder etwas Uranfängliches ist (der Anfang der Trennungen). Wir können die Situation jetzt als Gelegenheit zur Heilung nutzen. Das führt unter Umständen zu echter Dankbarkeit unsererseits, denn indem wir uns mit unserem Partner beschäftigen, können wir Orte der Heilung in uns selbst erreichen, die sonst viel zu sehr verdrängt bleiben würden, um überhaupt zu wissen, was es zu heilen gibt. Die Liebe für unseren Partner kann zum Antrieb für uns werden, uns dieser Dunkelheit zu stellen und das Licht zu bringen.

In den Fällen, wo es um die Astralebene geht, ist es wichtig, den Himmel um Hilfe in Form von Gnade und Wunder zu bitten. Der Himmel wird sich unserer Liebe und unseres Glaubens bedienen und seine ungeheure Liebe in deinen Partner gießen. Liebe und Gnade heilen die Illusion von Angst und Aggression. Wenn du das Licht einschaltest, weißt du, dass die Dunkelheit verschwindet.

Es ist wichtig, sich nicht in dieses Gebiet des dunklen Übernatürlichen ohne die Hilfe deiner hochgestellten Freunde zu wagen. Sogar ein kompetenter Schamane, der sich häufig in diese Arena wagt, macht das mit seinen Verbündeten.

Schließlich hast du bei all diesen schweren Angriffen – falls du deinen Partner nicht dazu benutzt, dich selbst zu blockieren – ein Versprechen auf der Seelenebene abgegeben, deine Partner vor ihrer persönlichen Negativität zu retten und gleichfalls vor dem Dämonischen und dem dunklen Unbewussten. Das heißt, dass es eine Möglichkeit geben muss, um dieses Versprechen einzulösen. Es ist dein heiliges Versprechen, und das bedeutet, dass du dich nicht selbst einer Situation, die über deine Kräfte und die des Himmels hinausgeht, um mit ihr klarzukommen, ausgesetzt hast und auch der Himmel solches nicht getan hat.

Dein Glauben und die Macht deines Vertrauens werden gebraucht, um die Situation zu transformieren. Viele Menschen, deren Partner in der Dunkelheit der Astralebene gefangen sind, haben den Archetypus des »weißen Ritters«, einer gewissen Unverwundbarkeit durch die Dunkelheit. Das wird dir helfen, dein Versprechen zu halten.

Gemeinheit entsteht durch Stress, der über Jahre hinweg mitgeschleppt wurde, sei es Stress infolge besonderer Umstände oder posttraumatischer Stress. Du kannst durch eine feste, aber freundschaftliche Reaktion etwas unternehmen, um diesen Stress abzubauen. Es ist wichtig, nicht zuzulassen, dass dich jemand überfährt, weil das sowohl deine Schuldgefühle als auch die deines Partners vermehren würde. Das erzeugt dann Angriff und Eigenangriff für euch beide und ist einfach für keinen von euch hilfreich.

Du kannst auf Gemeinheit mit Freundlichkeit reagieren und die Dankbarkeit deines Partners gewinnen, wenn du ihn oder sie aus seiner bzw. ihrer persönlichen Hölle herausholst. Es kommt darauf an, Gemeinheit und Boshaftigkeit oder Grausamkeit in dir selbst zu integrieren, wenn dein Partner sie aufweist. Denn er bzw. sie lebt nur das aus, was deine unterbewusste oder deine unbewusste Energie ist.

Sogar die Astralebene kann integriert werden, Stück für Stück. Eine Integrationsübung könnte darin bestehen, dass du die Astralebene symbolisch auf die Hand eines Arms gibst und die universelle Inspiration in die andere. Halte beide Arme ausgestreckt und fühle die Energien in deinen Armen. Dann überkreuze sie vor deiner Brust und verschmelze diese Energien in eine neue und positive Ganzheit.

Die gleiche Integration kann man mit Gemeinheit und Giftigkeit vornehmen. Beides legst du in die eine Hand und dein höheres Bewusstsein in die andere. Die Welt ist ein Spiegel deines Geistes und du kannst integrieren und heilen, was immer du wahrnimmst. Wenn du schließlich alle Schichten der Selbstkonzepte in dir geheilt hast, wirst du transformieren, was du in der Welt siehst.

Giftigkeit und Suchtmuster bilden einen Teufelskreis, eine nach unten gerichtete Spirale, die zu einem immer schlimmeren Verhalten und zu Depression führt. Dabei kann es entweder um körperliche Suchtmuster gehen, zum Beispiel in Bezug auf Alkohol, Drogen, Geldverschwendung und so fort. Oder man entwickelt emotionale Suchtmuster von Aggression, Eigenaggression, Konkurrenzdenken und Besonderheit, die ja gerade das Fundament des Egos bilden und die Dinge sind, die dich von deinem Partner trennen.

Immer wenn dich dein Partner attackiert, könntest du dir ansehen, wo du entsprechende Bereiche hast, in die Suchtmuster und Eigenangriff verdrängt worden sind. Wenn du diese loslässt, hilfst du damit auch deinem Partner, seine Suchtmuster loszulassen. Suchtverhalten ist eine Form von Habgier in uns. Wir fühlen uns zu kurz gekommen, und deshalb sehen wir uns gerechtfertigt, uns einfach etwas zu *nehmen* oder auf einem bestimmten Gebiet zu *übertreiben*. Dein Partner wird deine vergrabene Zügellosigkeit widerspiegeln. Dein Suchtverhalten mag versteckter sein und das deines Partners offen für jeden sichtbar, und das beweist, dass du der bessere Mensch bist, der moralisch überlegen ist und schon lange leidet. »Danke, dass du es endlich bemerkt hast!«

Wenn du diese Art von Überlegenheit und die Besonderheit aufgrund deines Leidens aufgibst, dann wirst du zu einem besseren Menschen und zu einem besseren Partner.

Die Zeit, die du brauchst, um diese Lektion zum Thema Gemeinheit, Giftigkeit und Astralebene abzuschließen, entspricht der Zeitdauer, die es braucht, bis du bereit bist, eine neue Ebene von Ermächtigung und Selbstvertrauen zu akzeptieren und auf einer neuen Stufe von Erfolg und Intimität mit deinem Partner zurechtzukommen. Manchmal bedarf es, um eine Lektion zur Giftigkeit zu lernen, nur der Akzeptanz und der Bereitschaft, diesen notwendigen Schritt zu einer neuen Ebene von Erfolg auch zu machen. Vergebung und verbindliche Zuwendung helfen eurer Beziehung und dem Fortschritt eurer Partnerschaft immer.

Wenn du in einer Situation steckst, in der sich dein Partner oder deine Partnerin giftig oder bösartig verhält, bedeutet das, dass er bzw. sie dich braucht. Und du brauchst deinen Partner oder deine Partnerin, um deine Lektion abzuschließen und zu heilen. Das wird dich für neue Bereiche von Liebe, Lebensfreude und Glück öffnen. Du bist aufgerufen, diese Ebenen der Liebe zu empfangen und auf einer ganz neuen Ebene von Liebe und Macht erfolgreich zu sein. Du kannst genauso gut jetzt »Ja!« zu dieser Lektion sagen, statt so lange zu leiden, bis du den Mut aufbringst, diese neue Stufe von Erfolg zu erklimmen.

Lektion 92

Pfannkuchen und Waffeln

Es gibt zwei Hauptmöglichkeiten, um unserer Bestimmung aus dem Weg zu gehen. Die eine ist wie *Pfannkuchen,* die andere wie *Waffeln.* Um Pfannkuchen geht es, wenn wir vor einem derart großen und leidvollen Thema stehen, dass es sich so anfühlt, als ob unsere Welt zusammenbräche. Das Gebäude unseres Lebens fällt in sich zusammen, oder, anders gesagt, fällt uns wie ein großer Pfannkuchen auf den Kopf.

Wenn wir alle möglichen Streitigkeiten, Probleme oder anderen Ablenkungen dazu benutzen, uns vor unserer Bestimmung aus dem Staub zu machen, die zu erfüllen wir ja nun mal hierhergekommen sind, dann sprechen wir von Waffeln. Wir zerteilen uns in viele kleine Waffeln, um dem goldenen Glanz unserer ganzen Bestimmung auszuweichen.

Ob wir uns nun wie unter einem gigantischen Pfannkuchen begraben fühlen, was sehr wehtun kann, oder uns wie viele zerteilte Waffeln fühlen, was viel Kummer bereiten und stressig sein kann: Wir fürchten uns davor, unser strahlendes Selbst zu sein. Wir sind in eine Welt gekommen, in der sich fast jeder versteckt und sich in Leid verfangen hat, um seine Ziele und seine Bestimmung zu vermeiden. Wir wollen kein Riese in einem Land von Pygmäen sein, also brauchen wir eine Ausrede oder eine gute Entschuldigung, um so tun zu können, als ob wir nicht das herrliche Wesen wären, das zu sein wir jedoch hierhergekommen sind.

Eine Möglichkeit, um über all die Konkurrenzmuster oder den Mangel an Verbundenheit in einer Familie hinauszugelangen, besteht darin, unsere Bestimmung zu akzeptieren. Das kann unser Wissen um unser Sein oder um unsere Erkenntnis als Spirit erneuern. Unsere Bestimmung zeigt uns, dass wir Liebe und Licht sind. Unsere Bestimmung erzeugt erstaunliche Fähigkeiten und Gaben wie Herrlichkeit. Eine Gabe der Bestimmung, die sich heute Morgen zeigte, als ich mit jemandem arbeitete, war, dass dieser Mensch als Paradebeispiel für eine ganze Gemeinschaft dienen konnte, um sie zu ermächtigen, ihre eigene Größe und Inspiration wahrzunehmen. Manchmal manifestiert sich unsere Bestimmung als eine Gabe von Liebe, Vertrauen oder Gnade auf der Ebene von Meisterschaft. Manchmal geht es um unsere ererbte Fähigkeit, Wunder auf die Erde zu bringen. Wenn wir unsere Bestimmung erkennen und annehmen, nehmen wir unseren Platz als eine Brücke zwischen Himmel und Erde ein.

ÜBUNG Lass deine Traumata Revue passieren. Betrachte alle Probleme, die dich zuzutexten scheinen und die dich vom Besten im Leben nur ablenken. Lade intuitiv deine Bestimmung ein und nimm sie an – deine Bestimmung, die du nicht nur früher abgelehnt hast, sondern auch jetzt noch abwehrst.

Um deiner Familie willen und derer, die du liebst: Wärest du bereit, jeglichen Aspekt deiner Bestimmung anzunehmen, der dir jetzt zur Verfügung steht? Wärest du bereit, das für die Erde und für deinen geliebten Partner, für deine geliebte Partnerin zu tun?

Lektion 93

Der große Krieg zwischen Sexualität und Spiritualität

Vor einiger Zeit saß ich in einer Coachingsitzung mit jemandem zusammen, der an einer tödlichen Krankheit litt. Er sprach von der tiefen Kluft, die er zwischen Sexualität und Spiritualität erlebte. Das führte dazu, dass sich beide als Heilungsfaktoren gegenseitig neutralisierten. Wenn sie auf die rechte Weise verwirklicht werden, können beide – Sexualität und Spiritualität – großartige Faktoren der Heilung sein. Wenn sie jedoch gegeneinander stehen, dann führen Bewertungen und Schuldgefühle zu Konflikten und Entbehrungen und zur Unterdrückung sowohl unserer spirituellen als auch unserer sexuellen Seite.

Diese Spaltung erzeugt eine Polarisierung und eine Dualität, sie wird zu einem Werkzeug der Trennung und zur Wurzel aller weiteren Probleme. Es geht dabei um einen falschen Gegensatz, um einen der großen Kriege auf der Ebene der Vision im Unbewussten.

Auf der tiefsten Ebene sind wir Spirit. Das Ego versucht uns davon zu überzeugen, dass wir unsere Körper sind. Durch Leid und Freude versucht uns das Ego zu beweisen, dass wir unsere Körper sind. Nach Genuss zu streben bedeutet, Schmerzen zu finden, und Leid spiegelt die Enttäuschung wider, keine Freude gefunden zu haben.

Leid ist eine Form von Angriff und die andere Seite der Medaille von Autoaggression. Mit der Zeit finden wir unseren

Weg durch alle Gegensätze und Dualität hindurch, aber jeden Schritt, den wir über diese Kriege in unserem Bewusstsein unternehmen, stärkt unsere Zentrierung und unseren inneren Frieden.

ÜBUNG Der Krieg zwischen Sexualität und Spiritualität lässt sich leicht heilen. Stell dir vor, dass du dich auf dem Schlachtfeld von Sex und Spirit befindest. Frage dich, wie viele Schichten dieser Krieg in einem Bewusstsein hinunterreicht. Dann stell dir vor, dass du auf dem Schlachtfeld stehst.

Die Absicht des Egos ist, dich auf dem Schlachtfeld festzuhalten, damit du nicht über diesen Konflikt hinausgehen kannst und keine neue Ebene der Ganzheit erreichst.

Stell dir nun also vor, dass du *gleichzeitig* die Mitte *aller Schlachtfelder* durchquerst, bis du etwa dreißig Schritte über sie hinausgelangst. Dann dreh dich um und beobachte, wie sich die Abwehrmauer rings um das Schlachtfeld, die dich bisher immer darauf beschränkt und dich daran gehindert hat, weiter vorwärtszugehen, auflöst.

Nun kommst du auf eine neue Ebene von Ganzheit, Zuversicht, Selbstvertrauen und der Fähigkeit zu empfangen.

Das Spirituelle verbindet sich mit dem Sexuellen und gibt so der Energie, die im Sexuellen steckt, die Chance, das Wunderbare und Transzendente zu fördern. Du findest zu einer neuen Ebene von Unschuld und Wirksamkeit im Leben.

Lektion 94

Was im Weg steht

Wenn du mit jemandem eine Beziehung führst und dich für den nächsten verbindlichen Schritt entscheidest, dann wird sich die Beziehung weiter entfalten. Sie wird besser und besser. Du hast angefangen zu erkennen, dass *Vereinigung, Einswerden, der Weg zur Liebe ist.* Im Weg steht immer nur eine »Investition« ins Ego statt in die Liebe.

ÜBUNG Eine Übung aus einem Workshop im vergangenen Jahr geht so: Suche zunächst einen Stein. Das wird einen Monat lang dein Heilstein sein. Und nun bitte aus ganzem Herzen, dass all der Kummer, die Urteile und alles andere, was du benutzt hast, um unabhängig von deinem Partner oder deiner Partnerin zu bleiben, dir gezeigt wird. Sei nicht erstaunt, wenn sich dabei schlechte Gefühle melden oder alte Beschwerden auftauchen.
Die Tatsache, dass du deinen Stein bei dir hast, erinnert dich daran, dass du selbst darum gebeten hast, dass alles, was du verdrängt hattest, nun in dein Bewusstsein rückt. Das Ziel ist, diese Dinge nicht mehr länger als Vorwand zu benutzen, dich von deinem Partner getrennt zu halten. Das führt zu mehr Energiefluss und Freude in der Partnerschaft, weil du einen Keil zwischen dir und deinem Partner/deiner Partnerin beseitigt hast.
Lade jede Nacht oder, wenn nötig, auch davor, all dein altes Leid oder deine Verstimmungen, die in Bezug auf deinen Partner oder in deinem Leben auftauchen, auf deinem Stein ab. Da kann durchaus auch lang unterdrückte Wut oder Verletzung hochkommen.

Stecke alles in den Stein. Wenn dir nicht wohl dabei ist, dann bring es zum Handelsposten des Himmels oder leg es in die Hände Gottes. Oder vergib einfach deinem Partner bzw. deiner Partnerin so lange, bis du Frieden hast. Den Stein bei dir zu tragen, wenn er nicht zu groß ist, dient als gute Erinnerung.

Als ich diese Übung zum ersten Mal selbst durchführte, entdeckte ich, wie nützlich ein Stein dabei sein konnte. In Vorbereitung auf unsere Silberhochzeit bat ich darum, dass alles, was zwischen Lency und mir stand, hochkommen sollte, damit es aufgelöst werden könnte. Als Erstes tauchte meine Reaktion auf etwas auf, was sie mir in den ersten fünf Jahren unserer Ehe vorgehalten hatte. Ich wusste bis einige Monate vor dieser Übung noch nicht einmal etwas darüber. Das Problem ging auf mein Verhalten zurück, bevor wir uns für einander entschieden hatten, als ich noch unrettbar unabhängig war und noch kein »trocken gelegter« Unabhängiger, der ich heute bin.

Als Nächstes kam hoch, als Lency mich um einen Rat gebeten hatte, den sie dann jedoch völlig unbeachtet ließ, was genau zu dem führte, das ich befürchtet hatte. Ich erkannte, dass dies auch noch ein altes Ereignis war, das uns im Wege stand, und ich verbrachte zwei Workshoptage damit, ihr zu vergeben und auch mir selbst zu vergeben, dass ich dieses Geschehen als einen Vorwand für eine größere Distanzierung benutzt hatte. Ich vergab auch allen anderen Personen, die etwas mit der Situation zu tun gehabt hatten. Ich glaube, dass die Steinübung diesen Prozess hätte abkürzen können.

Danach erinnerte ich mich an ein Ereignis, das ich vergessen hatte. Darin steckten alte Bedürftigkeit, Ärger und Eifersucht. Es war ein altes Geschehen aus der Zeit, bevor wir uns füreinander entschieden hatten, von dem ich glaubte, es schon abgeschlossen zu haben. Ich nutzte die Gnade von einem anderen Workshoptag, um dieses Ereignis zu verzeihen. Es war überraschend für mich, wie viele Emotionen noch damit verbunden waren.

Am Abend dieses Tages hatte ich Frieden gefunden, war aber bestürzt darüber, wie sehr ich dieses Geschehen verdrängt hatte, obwohl ich doch geglaubt hatte, die damit verbundenen Emotionen schon geklärt zu haben. Tatsächlich hatte ich sie jedoch benutzt, um mich nicht nur von meiner Abhängigkeit zu entfernen, sondern auch von Lency. Es fühlte sich wie eine große Erleichterung an, dieses »alte Zeugs« zu klären und nicht nur die Liebe zu spüren, die immer da gewesen war, sondern auch eine Erneuerung unserer Beziehung.

Zuletzt ließ ich meine Abhängigkeit los, die seit Beginn unserer Beziehung so gut verschleiert war, aber alle paar Jahre wieder auftauchte. Diese Bedürftigkeit hatte ich benutzt, um mich ungeliebt zu fühlen und auf diese Weise einen Grund zu haben, mich aus der partnerschaftlichen Beziehung zu lösen. Ich ließ alles, was auftauchte, zweitrangig sein im Verhältnis zu meinem Wunsch, Lency näher zu sein und ihr das Geschenk der erneuerten Liebe und verbindlichen Entscheidung an unserem 25. Hochzeitstag zu geben. Als Folge dieser persönlichen Übung fühlte ich mich vollkommen bereit, sie auf einer ganz neuen Ebene noch einmal zu heiraten.

Am Schluss zog ich eine Karte für das, was unserer Beziehung im Weg stand. Es war: *Das Idol des Siegens*. Ich nahm es mit zum Handelsposten des Himmels. Ich erhielt dafür Frieden, wo zuvor diese versteckte Strähne von Konkurrenzdenken und -verhalten in mir und in uns war.

Ein Stein kann eine gute Erinnerung sein. Er bietet auch eine einfache und konkrete Möglichkeit, etwas loszulassen und weiter voranzugehen. Wenn du einen Monat lang Negativität angesammelt hast, ist es an der Zeit, deinen Stein loszuwerden. Suche einen Teich, einen Bach, einen Fluss oder das Meer und wirf deinen Stein hinein. Lass dabei alles los, was dich von deinem Partner fernhält. Das Element des Wassers wird deinen Stein von Schuldgefühlen, Schmerzen, Bedürfnissen und allem anderen reinigen und von alldem befreien, was du hineingetan hast.

Wenn du den verborgenen Mist zwischen dir und deinem Partner bzw. deiner Partnerin beseitigst, wirst du zu einer großartigeren, strahlenderen Beziehung gelangen. Zwischen euch und in der Welt gibt es dann mehr Leichtigkeit und Freude.

Lektion 95

Die Einschränkungen des Geistes lockern

Persönlichkeiten sind wie Membranen. Wir benutzen sie, um uns damit einzuhüllen, wenn wir der Welt begegnen. Je mehr Membranen wir haben, desto mehr fühlen wir uns wie abgeschnitten. Eine Kernpersönlichkeit ist, als ob wir unter der Dusche einen Regenmantel trügen. Wir nehmen Persönlichkeiten zum Zeitpunkt unserer Geburt an. Sie können jedoch auch schon bei der Empfängnis beginnen.

Diese Persönlichkeiten entstehen infolge von Themen, die wir im Schoß oder beim Geburtsvorgang erleben. Die Themen unseres Geburtsprozesses sind Seelen- und Ahnenthemen, die sich dem Geburtsvorgang aufprägen. Dazu zählen uralte Muster, die unsere Knochen formen. Im Laufe unseres Lebens kann der Druck durch angesammelte Kernpersönlichkeiten zu hohem Blutdruck führen.

Manche dieser Persönlichkeiten sind durchlässig, andere wie aus Stahl. Um diese Kernpersönlichkeiten loszulassen, muss man so etwas wie eine neue Geburt in das eigene Leben erfahren. Eine Geburt ist die Erfahrung eines Neuanfangs, eines neuen und besseren Kapitels in unserem eigenen Leben, wodurch ein frisches Gefühl von Freiheit und Auftrieb erzeugt wird.

Jede Persönlichkeit repräsentiert eine Schlüsselaufspaltung unseres Bewusstseins. Ein Teil kämpft und klammert sich ans Leben. Der andere Teil will sterben. Diese Konflikte sind unerträglich und werden unterdrückt oder verdrängt oder gar beides. Persönlichkeiten streben zugleich an, dass wir leben und dass wir sterben. Sie möchten, dass wir Erfolg haben, zugleich wollen sie, dass wir versagen. Sie wollen, dass wir lieben und geliebt werden, aber sie wollen auch, dass wir uns absondern und uns von anderen trennen.

Mensch zu sein im Sinne unseres Alltagslebens heißt, dass wir mit der Schizophrenie von unseren Tausenden von Persönlichkeiten leben. Damit wir nicht verrückt werden, vergraben und verstecken wir den Konflikt und den weniger populären Teil der jeweiligen Persönlichkeit und identifizieren uns mit unserem Alltagsbewusstsein, dem kleinsten Teil unseres Gesamtbewusstseins. Wir haben die Probleme begraben, und deshalb wissen wir nun nicht, wie wir uns transformieren können.

Mit achtzehn Monaten beginnen wir ernsthaft, Persönlichkeiten anzunehmen. Jede kleine Trennung erzeugt eine neue Persönlichkeit. Das ist alles Teil des gespaltenen Bewusstseins. Dahinter steckt die rituelle Trennung aus der Einheit, der Kampf gegen Gott, der sich in jedem Leben aufs Neue abspielt, die Flucht aus dem Himmel durch den Prozess des Erwachsenwerdens. Der unbewusste Kampf mit Gott macht uns Angst vor dem Leben und Angst vor dem Sterben. Diese Spaltung, diese Schizophrenie müssen wir auf unserem Weg zurück in das Eins-Sein heilen.

Wenn wir zu gehemmt werden, kommt das Leben mit einem Sturmbock auf uns zu, um unsere Beschränkungen zu zerbrechen. Das Ego heißt diese Verluste, gebrochenen Herzen und Traumata willkommen, weil es darum bemüht ist, sich selbst zu kräftigen und uns noch mehr einzuengen, uns vom Leben zu trennen und von denen, die wir lieben.

Unser höheres Bewusstsein ist aber bestrebt, diese Verwundungen als Geburtsmechanismen zu nutzen. Was uns das Leben auch bringen mag: Wenn es uns nicht glücklich macht, dann ist es für unsere Heilung gedacht. Wir können verlorene Verbundenheit dort wieder herstellen, wo wir Persönlichkeiten angenommen haben, und so den natürlichen Fluss erneuern, der aufgrund der Auflösung dieser Begrenzungen des Geistes entsteht.

Je mehr wir uns für das Leben entscheiden und akzeptieren, was abläuft, ob wir das mögen oder nicht, desto mehr hebt uns jede Erfahrung auf neue Ebenen von Liebe und *Sein*. Wir werden offener für Inspiration, Führung und Empfangen. Wir werden aufgefordert, uns einzulassen und dem Prozess zu vertrauen.

Wir können uns in die Hände Gottes begeben. Selbst eine Erfahrung, in der wir meinen zu sterben, ist eine, bei der unsere Entscheidung für das Leben, für Hingabe, für Vertrauen in den Prozess und dafür, dass wir uns in die Hände Gottes geben, stattdessen zu einer neuen Geburt führt.

Es ist paradox, dass es auf dem Weg zu einer Wiedergeburt in unserem Leben einen Sterbeprozess gibt. Unser Ego klammert sich an sein Leben, während es uns zugleich jedoch zu töten versucht. Dabei denkt es, dass es irgendwie gewinnen, diesen Prozess überleben und ewig leben kann. Das Ego ist eindeutig verrückt. Dahinter steckt der Kampf des Egos gegen die ekstatische Freude von Eins-Sein. Wenn wir uns auf die Seite des Egos stellen, dann wird daraus ein Versuch von unserer Seite, Kontrolle auszuüben und das Sagen zu haben, egal, was der Wille Gottes ist. Auf diese Weise kämpfen wir gegen Liebe, unbegrenzte Macht und tiefen Frieden an. Soweit ich das beurteilen kann, hat unsere Seele große Pläne für unser Leben gemacht, woraus wir lernen sollen. Diese geplanten Ereignisse können entweder traumatische oder neue und leichte Geburten sein. Die Geburten, die sich einstellen, wenn wir dem Weg folgen, den der Himmel uns vorschlägt, macht eine schwierige und leidvolle Geburt überflüssig. Nach einer schweren Geburt können wir jedoch nicht nur das gerade erlebte Trauma heilen, sondern auch die Wurzel, die dazu geführt hat.

Das schenkt uns nicht nur ein größeres Glücksgefühl, sondern bringt einen neuen Frühling in unser Leben. Je weniger Mauern wir zwischen uns und allem anderen haben, desto mehr freuen wir uns am Leben, desto mehr Liebe erfahren wir, mehr Inspiration, Spaß und Kreativität. Um das zu erreichen, bedarf es einer verbindlichen Entscheidung, über die Membranen und die gespaltenen Persönlichkeiten hinauszugehen, um das innere Leuchten zu erfahren, um sich mit dem Licht in unserem Bewusstsein zu verbinden und dieses in die Welt zu bringen.

ÜBUNG Nachdem wir es mit Tausenden von Aufspaltungen unseres Bewusstseins zu tun haben, müssen wir Folgendes tun: Zuerst entscheiden wir uns für Heilung, Ganzheitlichkeit und unseren Partner.
Zweitens wählen wir einfache Geburten aus, indem wir die Lektionen lernen und die Einschränkungen der Persönlichkeit auf leichte Weise lösen.
Drittens streben wir diese einfachen Geburten aus ganzem Herzen an. Wo es Ganzheitlichkeit gibt, wollen wir nur das Leben statt sowohl Leben als auch Tod, was leider der derzeitige Zustand in unserer dualistischen Welt ist.
Sei offen und bereit dafür, die dir angebotenen Gaben und Fähigkeiten genauso anzunehmen wie deine Aufgaben und deine

Bestimmung. Sei bereit zu erkennen, dass jeder schmerzliche Verlust, jedes Versagen, jedes gebrochene Herz oder jede Niederlage in Wahrheit die Geburt betrifft. Lerne, dich einfach zu gebären. Deine Geburten helfen allen, die du liebst, dass auch sie ganz leicht eine neue Ebene erreichen. Wir sitzen alle im selben Boot als Individuen und als Teams, die sich auf ihrem Weg zu Einheit und grenzenloser Liebe vereinigen. Wir haben noch viele Geburten vor uns. Es ist Zeit, die weibliche Kraft in Hingabe zu erlernen. Verpflichte dich verbindlich dazu, die Beschränkungen deines Geistes auf einfache Weise zu lösen. Was du auch tust: Wenn du eine Erfahrung machst, bei der du zu sterben glaubst, erkenne, dass es sich in Wahrheit um eine Geburt handelt. Denke daran, dass du selbst darum gebeten hast, und lass Gottes Hände dich »entbinden«. Jede Geburt gibt dir größere Freiheit und ein Gefühl von unbegrenzter Macht und grenzenloser Liebe.
Wünsche diese Geburten von ganzem Herzen. Strebe sie auf einfache Weise an. Du wirst fähiger und begnadeter. Du wirst deine Bestimmung leben, dein heiliges Versprechen. Du wirst dein *SEIN* annehmen und das goldene Leben, das es dir anbietet. Lass die Tausende von Mauern deines Egos in Liebe und Freude dahinschmelzen. Nur diese Persönlichkeiten machen dich krank oder blockieren dich im Mangel.
Jede Geburt, die du erfolgreich durchlebst, hilft dir, der ganzen Welt zu helfen. Dein Loslassen hilft der ganzen Welt, mehr Gnade und Licht zu empfangen. Deine Geburten sind deine Liebe für deinen Partner bzw. deine Partnerin und die Welt. Löse die Einengungen deines Geistes und lebe wirklich. Schließe deine Mission ab, die Welt und deine Beziehung zu gebären durch die Geburten, die stattfinden können, weil du die Ichvorstellungen des Egos preisgibst.

Lektion 96

Das dunkle Astrale

Das Astrale ist ein Bereich im tiefen Unbewussten. Es ist ein sehr alter Teil unseres Geistes, den wir aus Angst davor abgespalten und den wir dissoziiert haben – aus Angst sowohl vor seiner Macht als auch vor seiner Dunkelheit, die wir als einen Teil unserer selbst betrachteten. Das bedeutet, dass wir uns dem in keiner Weise nähern wollen. Da es abgespalten worden ist, wird es uns behindern, wenn nicht sogar angreifen.

Bei den astralen Bereichen handelt es sich um Ebenen, die wir aus unseren Gedanken gebildet haben. Unsere allerersten Gedanken an Trennung waren die Fundamente dieser Bereiche. Mit unseren Gedanken haben wir Welten auf Welten erschaffen, und mit unserer neu entdeckten Neigung zur Polarität haben wir das, was wir als gut betrachtet haben, von dem abgespalten, was wir für böse hielten.

Auf unserem Weg zurück zur Einheit und zur Selbstverwirklichung unserer selbst als Spirit werden wir uns diesen Bereichen erneut stellen müssen. Es ist eine Ebene der mitfühlenden Götter, aber auch eine Ebene der dunklen und politischen Götter. Diese Orte enthalten alles, was wir bewertet und von unserem Bewusstsein abgespaltet haben. Die schlimmsten Aspekte dieser Bereiche sind die dunklen Götter, Teufel und Dämonen, die einige der wirklich sehr zerstörerischen Aspekte des Egos ausmachen.

Immer, wenn wir vom Unbewussten sprechen, müssen wir Metaphern verwenden, Symbole, Wortspiele und Mythen. Der astrale Teil des Unbewussten ist sehr furchterregend und spiegelt die ältesten Aspekte des Egos wider, die dunkel und gegensätzlich sind. Seit vielen Zeitaltern hat man das das Böse genannt, das Dämonische, das Teuflische oder die Herren der Dunkelheit und die dunklen Götter, je nachdem, wer die Metaphern gebraucht hat.

Während meiner vierzig Jahre Heilarbeit haben sich Aspekte des Astralen eine ganze Reihe von Malen gezeigt. Als ich anfing, mich ins Unbewusste zu wagen, erforschte ich es vermittels meines Instinkts, meiner Intuition und der Führung durch metaphysische und schamanische Traditionen und verließ mich darauf, um dunkle Einflüsse auf Menschen aufzulösen. Mit der Zeit und während ich mich weiterentwickelte, fing ich an, astrale Themen auch direkt anzuschauen, nicht nur aus der Sicht metaphysischer und schamanischer Traditionen, sondern mit dem Blick der Spiritualität.

Das dunkle Astrale ist eine Erfahrung und eine Ebene von Dunkelheit, wo Wesenheiten, wo Aspekte des uralten Egos, nach Macht gesucht haben und wo sie ihre Genüsse ausleben – nicht durch Teilen und Austausch, sondern durch Beherrschung und Aneignung. Das sind Bereiche von unechter Macht, von Habgier und Wollust. Es sind Welten und Ebenen, die von jenen Wesenheiten bevölkert werden, die von Suchtmustern, Dämonen und anderen Metaphern für Getrenntheit versklavt worden sind. Es gibt jedoch auch machtvolle und gütige Wesen, die in himmlischen Welten leben, die der Einheit näher sind.

Im Rahmen von Heilung zeigen sich diese Bereiche des Geistes üblicherweise, aber nicht immer, bei Menschen, die sich schon eine Weile mit Heilung befasst haben, weil wir dazu neigen, uns zunächst einmal um jene Wunden zu kümmern, die weniger tief, und um jene Fallen, die weniger gut geschützt sind, bevor wir uns damit beschäftigen, das dunkle Übernatürliche im Unbewussten anzugehen.

In Wahrheit kann uns das Astrale gar nicht berühren oder bedrohen, genauso wenig wie das Ego in Wahrheit uns als Spirit nie berühren oder beeinträchtigen kann. Falls wir uns jedoch mit unserem Ego identifizieren, können wir vom dunklen Astralen negativ beeinflusst werden. Das dunkle Astrale repräsentiert einige der ältesten fragmentierten Teile unseres Bewusstseins, als wir uns selbst mehr und mehr als Spirit vergessen haben. Wenn wir emotional oder physisch abhängig werden, wenn wir andere angreifen oder einen Konflikt erleiden oder wenn wir bewusstlos geschlagen werden, wird unser Seelen-Bewusstsein und unser Energiefeld »aufgeknackt«. Normalerweise sind sie resistent gegenüber dem Astralen, aber nun, wenn sie mit Gewalt aufgebrochen werden, sind wir offen für die dunklen Einflüsse.

Diese Einflüsse kommen nicht von außen, sondern vielmehr von innen heraus, aus uns selbst, obwohl wir sie vielleicht als äußere Einflüsse erleben. Jemand, der einen anderen aggressiv angeht, mag blind für die Tatsache sein, dass seine Wut eine Tür in seinem Geist öffnet, durch die das Astrale in ihn eindringen und ihn benutzen kann, um einen anderen Menschen anzugreifen. Die dunklen Götter dieser Bereiche sind genau wie das Ego darauf aus, dass wir blockiert werden und Zeit »absitzen«. Denn nur auf der Ebene von Zeit existieren diese dunklen Götter und nur dort finden sie ihren besonderen Platz. Deshalb unternehmen sie, was sie nur können, um uns abzulenken, in die Irre zu führen und aufzuhalten.

Eltern von Kindern, die hohe Lebensziele anstreben und eine große Bestimmung vor sich haben, werden ganz besonders zu Zielen solcher Angriffe. Denn wenn die Kinder über die Eltern attackiert werden können, besteht die »Chance«, diese Kinder emotional verkümmern zu lassen, bevor ihre Bewusstheit und Reife wachsen. Und doch existiert dieses Risiko für die Kinder nur dann, wenn sie selbst bewusst oder unbewusst aggressiv sind, bewerten oder Suchtmuster entwickeln. Dieses Suchtmuster kann etwas sein, das sie neu anfangen, eine emotionale Abhängigkeit, oder es handelt sich um ein karmisches Muster, das sie schon mitgebracht haben.

Den wichtigsten Rat, den ich im Hinblick auf diese Ebene geben würde, ist ein Satz, der auch oft in der Bibel auftaucht: »Habt keine Angst.«

Die dunklen astralen Ebenen sind Bereiche von Angst oder, einfacher gesagt, Aspekte in unserem Bewusstsein, die nach Heilung rufen. Liebe, Lachen und Gnade entmachten dunkle Wesen, lösen die Dunkelheit auf und erlösen unseren Geist. Damit wird er offener für das Erwachen aus den Welten der Zeit und die Offenbarung des wundervollen Entzückens der Zeitlosigkeit.

Ein anderes Gegenmittel für diese Dunkelheit innen und außen besteht darin, dass wir unser Bestes geben. Unser Bestes zu geben bedeutet einen Akt der Liebe, der Licht mit sich bringt und einen natürlichen Schutzschild um uns herum errichtet. Wenn ein Licht entzündet wird, löst sich die Dunkelheit von selbst auf. Alle Angriffe, die wir früher erfahren haben, waren auf einer gewissen Ebene ein Versuch, uns daran zu hindern, unser Bestes zu geben. Alle Angriffe, die gegen uns geführt werden, können uns nur dann beeinflussen, wenn wir nicht unser Bestes geben, sondern aus dem Ego heraus handeln.

Die Lösung des Himmels für all unsere Probleme ist ein Wunder. Diese Gabe der himmlischen Liebe geht über die

Gesetze von Zeit und Raum hinaus. Dies ist die Gnade, die wir immer erhalten.

ÜBUNG Frage dich selbst, wie viele Risse und Tränen du in deinem Seelenbewusstsein hast. Bitte um die Hilfe des Himmels. Bitte um die Hilfe von irgendjemandem im Himmel, mit dem du dich verbunden fühlst, und stelle dir vor, an all die Orte zu gehen, wo das Astrale in deinen Geist eindringt, und versiegele diese Risse mit Liebe, Gnade und Wundern. Du kannst Liebe und Licht sowie ein Wunder in diese Risse hineingießen, wenn du damit gesegnet wirst, bevor du sie verschließt und versiegelst.

Wenn du spürst, dass aufgrund eines Angriffs durch jemanden astrale Energie in dich einfließt, kannst du zunächst den Himmel um seine Hilfe bitten. Dann setze deine Liebe und die Hilfe deines Himmelsteams ein, um den Geist dieser Person vor diesem dunklen Einfluss abzuschotten, der sie dazu benutzt, dich und andere zu attackieren. Du kannst das auch auf ähnliche Situationen in der Vergangenheit anwenden, in denen sich das Astrale gezeigt und dasselbe getan hat.

Du kannst auch darum bitten, dass dir gezeigt wird, was dich karmisch für diesen Angriff offen gemacht hat. Geh in deinem Geist in die Zeit zurück, als dieses Karma begann, und entscheide dich, auf der Grundlage dessen, was du inzwischen weißt, anders zu handeln.

Nimm die Seelengabe an, die du entdeckst und die dir zur Verfügung steht, statt dich der Versuchung zu ergeben, dich selbst oder einen anderen Menschen anzugreifen. Dann teile diese neue Ebene von Ganzheitlichkeit und Befähigung in deiner Vorstellung mit allen Beteiligten.

Als Nächstes empfängst du die Gabe des Himmels für diese Situation und für jede daran beteiligte Person. In dem Maß, wie deine Liebe und Macht wachsen, wächst auch dein Vertrauen in die Arbeit mit den aufgestiegenen Meistern. Sie werden dir die spirituelle »Munition« bringen, die du brauchst, damit du den »Dämonen« und »dunklen Göttern« auf natürliche Weise Liebe und Erlösung bringen und sie aus ihrer Hörigkeit und ihrem Streben, andere zu versklaven, befreien kannst. Bitte Christus, Erzengel Michael, Kwan Yin oder wem du dich nahe fühlst, darum, diese dunklen Wesenheiten zu lösen und sie zurück ins Licht zu bringen.

In Wahrheit stammt das Astrale im tiefsten Grund nur aus dir selbst und aus uralten dunklen Träumen, die du früher einmal geträumt hast und vor denen du dich jetzt fürchtest. Alle Träume stellen eine Wunscherfüllung dar, und dunkle Träume werden nur wegen ihres verführerischen Glanzes geträumt oder um jemand Besonderes zu sein, um allein bestimmen zu können, als Kompensationen für Gefühle von Schwäche und um das Ego aufzubauen. Dir wird stattdessen Garten Eden angeboten. Sobald du das erst einmal erkennst, wird dir die Entscheidung leichtfallen. Der Himmel erreicht dich durch jede Erfahrung. Sich dessen bewusst zu sein bedeutet, frei zu sein. Das zu erkennen heißt, Präsenz zu erleben, dann kann dir nichts mehr Sorgen bereiten.

Du wirst mehr geliebt, als du je in deinem Leben auf der Erde wissen wirst. Du bleibst nie ohne eine Antwort auf jegliche Situation, in der du dich befindest, und du wirst immer Hilfe haben, wenn du sie nur zulässt. Sogar jetzt erreichen dich die Hände des großen Gebers. Du könntest dich selbst lieben lassen. Du könntest dich dafür öffnen, dass diese tiefste Wirklichkeit – nämlich, dass dir gegeben wird – deine einzige Wirklichkeit ist. Wenn das geschieht, bist du nicht mehr länger vom Astralen oder vom Ego gefangen und du wirst bereit sein, für die Einheit zu erwachen.

Lektion 97

Die Wurzel des Problems

Um an die Wurzel eines Problems zu gelangen, besonders bei einem chronischen Problem, muss man die erste Trennung erkennen, die aufgrund von verlorener Verbundenheit, verlorenem *Bonding* entstand.

Diese Spaltung im Bewusstsein findet dort statt, wo sich ein getrennter Persönlichkeitsaspekt entwickelt, man könnte auch sagen »eine Teilpersönlichkeit«, oder wo eine Eigenvorstellung, ein Konzept des Selbst, beginnt. Diese Teilpersönlichkeiten werden dann, wenn sie sich in unserer frühen Kindheit ergeben oder eine Folge von Traumata sind, zu Kernpersönlichkeiten, die zentrale Gaben und Fähigkeiten blockieren und sich unserem Sinn und unserer Bestimmung in den Weg stellen.

Über diese Selbstkonzepte oder Teilpersönlichkeiten hinaus gibt es das personale Unbewusste, das kollektive Unbewusste und das Astrale. Das personale Unbewusste ist die Geschichte unserer Seele, so wie wir uns den Weg ihrer Entwicklung erträumt haben. Das kollektive Unbewusste enthält die Geschichte der Menschheit mit ihren Billionen von Trennungen und leidvollen Erfahrungen, die sich in den Problemen und Trennungen unserer heutigen Welt widerspiegeln. Das Astrale macht die frühen Spaltungen aus, die sich ergaben, als wir uns aus der Einheit getrennt haben, und diese spiegeln auch einige der tiefsten Spaltungen des Unbewussten wider.

Indem wir unsere Kernpersönlichkeiten suchen, sie entdecken und dann auflösen, lösen wir damit auch die Wurzeln unserer chronischen Probleme auf.

Ein Selbstkonzept ist eine Abspaltung aus der Ganzheitlichkeit unseres Geistes. Es gibt uns eher eine Persönlichkeit als Zuversicht, Einsatzbereitschaft, Unschuld und ein Gefühl, dass wir etwas verdient haben. Ganzheitlichkeit ist das Gegenteil von Spaltungen. Ganzheitlichkeit ist Flow statt Konflikt, Leichtigkeit statt Unfähigkeit zu empfangen, zielgerichtete Konzentration statt gleichzeitig in zwei verschiedene Richtungen zu streben.

In unseren negativen Selbstkonzepten scheint unser Problem offenkundig, aber es kann auch durch positive Teilpersönlichkeiten verkleidet und verborgen sein.

Zum Beispiel kann eine Teilpersönlichkeit durchaus positive Aspekte aufweisen, aber sie hat immer auch eine Seite, die sich für Trennung entschieden hat – Trennung ist eine der vier Hauptwurzeln aller Probleme. Die anderen sind Schuldgefühle, Angst und Autoritätskonflikt. Du besitzt also vielleicht eine sonnige Selbstvorstellung, deren andere Abspaltung jedoch Verzweiflung beherbergt. Oder jemand zeigt eine wütend aggressive Persönlichkeit, unter der sich ein Feigling versteckt. Oder eine verschwenderische Persönlichkeit verbirgt eine geizige Seite, während eine pornografische Persönlichkeit üblicherweise eine prüde, schuldbewusste oder schamvolle Seite versteckt.

ÜBUNG Suche dir als Erstes das chronische Problem in deiner Beziehung aus. Frage dich, was dessen herausragende Eigenschaft ist – entweder für dich, deinen Partner bzw. deine Partnerin oder die Situation. Lass dich auf deine intuitive innere Antwort ein. In allen Umständen zeigen dir alle Aspekte deine Selbstkonzepte bzw. Teilpersönlichkeiten. Wähle die wichtigste aus. Dabei weißt du, dass du, wenn du dich auf die zentrale Teilpersönlichkeit fokussierst und sie heilst, du damit später auch die weniger wichtigen heilen kannst.

Frage dich, ob sich diese Persönlichkeit vor, während oder nach deiner Geburt entwickelt hat. Falls sie sich während der Schwangerschaft entwickelt hat, frage, in welchem Monat, also zwischen dem ersten und dem neunten bzw. dem ersten und dem zehnten Monat, wenn man, wie in Asien üblich, nach Mondmonaten zählt.

Frage dann weiter, wie viele andere ähnliche Persönlichkeitsaspekte du neben deiner Kernpersönlichkeit hast. Eine Kernpersönlichkeit kann viele weitere Zusatz-Persönlichkeiten hervorbringen und dadurch Umstände herbeiführen, in denen die Kernpersönlichkeit bestärkt wird.

Frage, ob sich das als Folge eines Seelenmusters ergeben hat, das du in dieses Leben mitgebracht hast, oder aufgrund eines Ahnenmusters oder infolge von beidem.

Als Nächstes frage, welcher andere Mensch an dieser Situation beteiligt war bzw. anwesend war und was mit ihm oder ihr weiter geschah. Im Mutterleib oder bei der Geburt neigt man leicht dazu, das anzunehmen, was ein Elternteil als Persönlichkeitsaspekt gefühlt hat. Deine Eltern und Geschwister spiegeln unbewusste Schlüsselpersönlichkeiten wider. Jetzt ist endlich die Gelegenheit da, es zu heilen. Du kannst dich intuitiv fragen, welche Gabe oder Fähigkeit, von dir selbst oder vom Himmel, du nicht angenommen hast, und auch, vor welchem Sinn bzw. welcher Bestimmung du fortgelaufen bist. Wenn dir das nicht unmittelbar intuitiv aufgeht, dann kannst du diese Frage rational angehen. Wenn du zum Beispiel ständig unterlegen bist, könnte es Siegeskraft sein. Wenn du immer wieder ein gebrochenes Herz erleidest, könnte es wahre Liebe sein. Wenn du immer wieder Leid erlebst, könnte deine Gabe darin bestehen, glücklich zu sein. Wenn du ständig Einschränkungen erlebst, könnte es Energiefluss sein. Wenn du immer wieder eifersüchtig bist, geht es vielleicht um die Gabe des echten Vertrauens.

Frage, woraus deine Persönlichkeit besteht, denn alle Persönlichkeitsabspaltungen dissoziieren dich von dir selbst, von anderen, von der Natur und vom Himmel. Sie bauen eine Schale um dich herum auf. Manche der Antworten, die ich gehört habe, woraus diese Schale besteht, sind: Plastik, Gummi, eine Membrane, ein dichtes Stahlgitter, Eisen, Stahlplatten, Schuld, Angst, Abwehr, und im Schoß Dinge wie Blasen und klebriger Glibber. Diese Schale verhindert, dass du empfängst und im Energiefluss bist, egal, was du sonst dafür tust.

Verwende deine Gabe, deine Bestimmung, deine Fähigkeit, um deine Kernpersönlichkeit aufzulösen. Erlaube diesem wahren, anstrengungslosen, anmutigen Aspekt deiner selbst, der in deiner Schale gefangen worden ist, sich mit allen Menschen zu teilen, die an der Situation damals beteiligt oder anwesend waren.

Falls deine Kernpersönlichkeit eine Ahnenwurzel hat, dann teile deine Gabe bzw. Bestimmung und gib sie zurück in deine Familie, über deine Eltern so weit zurück, wie es in deinem Stammbaum notwendig ist.

Falls die Kernpersönlichkeit auf ein Seelenmuster zurückgeht, stell dir vor, dass die Fähigkeit bzw. der Sinn zurückfließt und deine Seele heilt, gleich, um welches Muster es dabei geht. Dann bring deine Gabe bzw. Bestimmung wieder hierher in dein heutiges Leben und teile sie mit jedem, bis du zu deinem Partner oder

zu deiner Partnerin gelangst. Du teilst dann all die wunderbaren Fähigkeiten und Talente, Lebensaufgaben und Bestimmungen und schmilzt so all die Teilpersönlichkeiten fort, die zwischen dir und ihm oder ihr stehen.
Eine andere Möglichkeit ist, dass du dein Licht mit dem des Himmels vereinst und die Schalen der Teilpersönlichkeiten wie mit einem Laser wegbrennst und dann erlaubst, dass das, was sich unter der Schale verbarg, mit der Ganzheit deiner selbst verschmilzt. Spüre, was sich in deinem Geist, im Herzen und im Körper verändert hat, nun, nachdem diese Kernpersönlichkeit und ihre Muster aufgelöst worden sind. Bemerke, wie es sich anfühlt, diese neue Gabe von dir bzw. vom Himmel zu deiner Verfügung zu haben und sie mit anderen zu teilen. Fühle, wie es ist, wenn du diesen neuen Aspekt von Lebenssinn und Bestimmung in dir erfährst.

Lektion 98

Kernpersönlichkeiten

Eine Kernpersönlichkeit bringt andere Teilpersönlichkeiten hervor, »brütet« sie sozusagen aus, die dann zu einem Heer von Lakaien werden, welche die Kernpersönlichkeit dafür einsetzt, sich selbst zu schützen. Eine Persönlichkeit bzw. eine Teilpersönlichkeit ist ein Selbstkonzept, das unser Ego dazu benutzt, sich selbst aufzubauen. Wir brauchen selbstverständlich ein Ego, um in der Welt zu funktionieren. Aber all das, was wir vom Ego wirklich nutzen, wurde meistens bis zum Ende der Teenagerjahre längst erlernt. Allerdings hat sich das Ego, dieses Prinzip der Identifizierung und Trennung, so sehr in uns verhakt, dass es uns davon überzeugen kann, es selbst, das Ego, wäre wer wir sind. Wenn wir unser Ego jetzt vermittels Heilung losließen, würden wir Liebe, Unbegrenztheit und Selbstverwirklichung empfangen. Aber bis dahin ist es für alle von uns noch ein ziemlich weiter Weg.

An der Wurzel einiger unserer stärksten chronischen Probleme stecken Kernpersönlichkeiten, die Traumata und Katastrophen in unserem Leben herbeigeführt haben und die wiederum von diesen weiter ausgebildet worden sind. Jede Kernpersönlichkeit stammt aus einem Ahnenmuster oder aus einem Seelenmuster oder manchmal aus beiden.

Unsere Probleme und die Umstände, die am nächsten um uns herum stattfinden, weisen auf unsere Kernpersönlichkeiten hin. Zum Beispiel zeigt eine schwere Krankheit, die wir entweder selbst haben oder jemand, der uns nahesteht, an, dass wir eine Kernpersönlichkeit mit dem Thema Krankheit haben.

In welchem Zustand befindet sich deine Beziehung oder dein Partner? Auch das kann ein Hinweis auf deine Kernpersönlichkeiten sein. Emotionen, die dich sehr umtreiben, zeigen Kernpersönlichkeiten an, die es mit den Themen Schuld, Wut oder gebrochenem Herzen zu tun haben. Im Allgemeinen sind Themen der wichtigsten Kernpersönlichkeiten Schwelgerei, nachgiebige Schwäche, Aufopferung bzw. Opferrollen und Rebellentum.

Persönlichkeiten führen in eine abhängige Schwäche, in ein schwelgerisches Suchtverhalten, weil sie verhindern, dass wir wirklich empfangen. Sie sehen authentisch aus, aber sie blockieren den Energiefluss und sie stellen geistige Spaltungen dar. Ein Teil der Persönlichkeit geht in eine Richtung mit einer Art von Logik, Zielen und Methoden, während der andere, abgespaltene Teil in die entgegengesetzte Richtung geht, mit seiner eigenen Logik und eigenen Zielen und Methoden. Ohne diese Teilpersönlichkeiten würden wir, sobald wir an ein Ziel denken, es erreichen können, wie wir uns das wünschen. Ein Meister bzw. eine Meisterin hat deutlich weniger abgespaltene Teilpersönlichkeiten und besitzt einen ruhigen Geist, der offen ist für Führung, Gnade und Ganzheit. Die Entscheidung oder Wahl eines Meisters kann sich deshalb viel rascher und leichter manifestieren.

Die Kernpersönlichkeiten spiegeln nicht nur einen entscheidenden Konflikt in unserem Bewusstsein wider, sondern sie sind in die Ganzheitlichkeit unseres Geistes eingedrungen, stoppen dort den Energiefluss und verhindern, dass wir Bonding erleben, uns also wirklich mit anderen Menschen verbunden fühlen. Diese Persönlichkeitsaspekte sind Hindernisse und

Blockaden zwischen uns und unserem Partner. Wenn wir über eine Kernpersönlichkeit hinaus gelangen, dann stellt das eine wichtige Stufe auf unserer Treppe zum Himmel mit unserem Partner dar. Wir sind offener für Beziehung und Nähe und deshalb mehr im Fluss.

Wenn man das Unbewusste mit in Betracht zieht, dann ist das, was wir im Leben haben, auch das, was wir wollen. Bewusst wollen wir Liebe, Gesundheit, Glück und Fülle. Aber unsere Kernpersönlichkeiten erlauben uns aufgrund ihrer Schalen und Hüllen nicht, all das tatsächlich auch zu empfangen. Wir suchen, finden aber nicht. Wo es in unserem Geist Spaltungen gibt, gibt es auch außen entsprechende Trennung und Konflikte. Liebe und Erfolg fließen uns nicht mehr einfach so zu. Es existiert keine tiefe Authentizität mehr, sondern nur ein Abziehbild dessen, was real gewesen ist. Abgespaltene Teilpersönlichlichkeiten stoppen unser Geben und Empfangen und führen zu allen möglichen Problemen. Diese hätten leicht aufgelöst werden können, wenn wir unsere Seelengabe, die Himmelsgaben, unsere Lebensaufgaben und unsere Bestimmung empfangen und mit anderen geteilt hätten.

In Persönlichkeitsabspaltungen gibt es zahlreiche verschiedene Emotionen, angefangen bei Angst, Verlusterfahrung und einem Gefühl des Verlassenwerdens, über das Gefühl der Unzulänglichkeit und der Verletzung bis hin zu gebrochenen Herzen, Schuldgefühlen, Selbstwertmangel und so fort. Ohne Selbstliebe können wir einem Partner oder einer Partnerin nicht viel geben, und die Teilpersönlichkeiten stoppen viel von dem, was sie uns geben. Solange die Ganzheitlichkeit nicht wiederhergestellt ist, zehren uns diese Emotionen auf und verursachen schmerzvolle Eigensabotagemuster.

Wenn wir eine Kernpersönlichkeit heilen, so bekommen wir einen viel größeren Raum zur eigenen Entfaltung, sozusagen viel mehr Atemluft. Eine Kernpersönlichkeit bewusst wahrzunehmen ist möglich, indem wir uns unserer Intuition bedienen. Nehmen wir zum Beispiel die Kernpersönlichkeit der Geschäftigkeit. Buddha hat sie als eine der Hauptfallen bezeichnet, die uns vom Glück fernhalten, und in der modernen westlichen Gesellschaft scheint sie ein vorherrschendes Problem zu sein.

Nehmen wir an, deine Geschäftigkeits-Teilpersönlichkeit begann im achten Schwangerschaftsmonat, in einem Monat, der symbolisch für Empfangen, Fülle und das Weibliche steht. Nehmen wir weiter an, sie wurde ausgelöst, weil sich deine Eltern über Geld gestritten haben. Als Folge davon ist diese Persönlichkeit ständig damit beschäftigt, Geld zu erwerben, aber es ist nie genug.

Es ist charakteristisch für Kernpersönlichkeiten, dass ihnen immer ein Konzept des Mangels anhaftet. Die Spaltung ist umgeben sowohl von Angst um Geld als auch von Schuldgefühlen, weil du dir selbst die Schuld für den Geldmangel deiner Eltern gibst. Das macht in diesem Beispiel also die Kernpersönlichkeit aus, die ein selbstzerstörerisches Muster in Bezug auf Geld aufbaut. Nehmen wir an, dieser Persönlichkeitsaspekt sei aus einem Titannetz, das nichts durchdringen kann. Sie ist dann zu einer undurchdringlichen Kernpersönlichkeit geworden, die insgesamt so verdrängt worden ist, dass nur deine Intuition sie aufspüren kann.

Diese Kernpersönlichkeit hält dich ständig auf Trab, und du bist immerzu sehr geschäftig, jedoch ohne die Fähigkeit zu empfangen. Darunter besitzt du zwar eine Seelengabe der Fülle und des leichten Empfangens, aber in deinem Leben läuft es genau entgegengesetzt. Wenn du deine eigenen Seelengaben und die Gaben des Himmels empfangen und du deine verborgene Fähigkeit und Bestimmung von Fülle und Empfangen annehmen würdest, dann könntest du sie dazu verwenden, die Titan-Kernpersönlichkeit abzuschmelzen. Das würde dir mehr schimmernde Energie, mehr Fluss, Unschuld und einen goldenen Glanz in deinem Leben verleihen.

ÜBUNG Nutze die »Wenn du wüsstest ...«-Methode, um zu fragen, wann die Kernpersönlichkeit, mit der du jetzt arbeiten möchtest, begann, wer dabei war und was passierte. Entstand sie aufgrund eines Seelen- oder eines Ahnenmusters? Sind irgendwelche negativen Emotionen damit verbunden? Wie viele ähnliche Persönlichkeiten hat sie hervorgebracht? Welche Wirkung haben diese Kernpersönlichkeit und ihre Bediensteten auf dein Leben ausgeübt?

Welche Fähigkeiten und Gaben, welchen Sinn und Bestimmung hat sie verborgen gehalten? Empfange diese und nimm sie an. Nutze sie, um die Kernpersönlichkeit abzuschmelzen. Teile die Gaben und den Sinn mit all den anderen, die damals in der Situation dabei waren. Erfülle deine Eltern mit den Gaben und dem Sinn und sende diese auch durch den Familienstammbaum weiter. Als Nächstes schickst du sie zurück durch dein gesamtes Leben bis hinein in deine eigene Seele, um das Muster dort zu heilen, wo alles begann. Schließlich bringst du diese Gabe und Bestimmung wieder zu dem ursprünglichen Ereignis und von dort ausgehend lässt du alle anderen ähnlichen Teilpersönlichkeiten, die mit dieser Kernpersönlichkeit verbunden sind, wegschmelzen.

Welche Auswirkung wird das auf dein Leben haben? Während der nächsten drei Wochen suchst du jeden Tag eine Kernpersönlichkeit aus, die sich bei dir, deinem Partner oder in der Welt zeigt. Wenn du sie heilst, wird das mehr Energiefluss erzeugen und die Fähigkeit zu empfangen. Dazu kommen eine natürliche Zentriertheit und innerer Frieden. Das ist eine einfache Methode, um große Muster zu heilen und dein Leben so viel glücklicher zu machen und dich selbst »zu belohnen«.

Du kannst auch durch die schlimmsten Zeiten deines Lebens zurückgehen, um nach Kernpersönlichkeiten zu suchen – zum Beispiel nach dem Opfer, dem Versager, dem Rächer, dem Trauernden – und sie alle abschmelzen, um die Schätze, die sie verbergen, in dir wieder zu integrieren.

Lektion 99

Der Preis sexueller Fantasien

Wir alle haben Fantasien. Der Hauptteil unseres Erlebens spielt sich in unserer Vorstellung ab. Sexuelle Fantasien, die man in einer Beziehung hat, kosten einen Preis. Üblicherweise haben wir alle sexuelle Fantasien, es sei denn, dass wir zu denen gehören, die entweder zu alt dafür sind oder das aufgrund einer spirituellen Transzendenz alles hinter uns gelassen haben. Die meisten Menschen haben jedoch irgendeine Art von sexueller Fantasie und die Milliarden-Pornoindustrie blüht deshalb immer mehr auf.

Jede Fantasie, und dazu gehören auch sexuelle Fantasien, entsteht aufgrund von Bedürftigkeit, weil wir an irgendeiner Stelle *Bonding,* also innige Verbundenheit, verloren haben. Wenn in unserem Leben etwas fehlt, dann träumen oder fantasieren wir davon. Unsere Sehnsucht sucht nach etwas außerhalb unserer selbst, um erfüllt zu werden. Wenn du am Verhungern wärest, würdest du Fantasien über Essen entwickeln. Man kann fast jedes emotionale Bedürfnis in eine sexuelle Fantasie verwandeln. Wir kanalisieren unsere Bedürfnisse in gewisse Kompensationen – Essen, Alkohol, Drogen, romantische Vorstellungen, Shoppen und Sex sind da die Favoriten.

Wenn wir über Sex fantasieren, weil uns etwas fehlt, dann erweisen wir unserer Partnerschaft einen schlechten Dienst. Denn wir versäumen eine Gelegenheit, um in unserer Beziehung auf eine neue Ebene der Intimität »zu springen«. Diese neue intime Nähe würde sehr wirkungsvoll alle Bedürfnisse erfüllen, die wir haben. Das Maß unserer intimen Nähe ist das Maß, wie sehr wir unseren Partner schätzen und uns an ihm bzw. ihr erfreuen. Intimität baut Bonding auf, und sie entsteht durch Bonding, durch innige Verbundenheit. Intime Nähe erzeugt Energiefluss und stärkt Erfolg sowohl in der Beziehung als auch im Leben an sich.

Eine Fantasie ist wie ein Fließen von Bildern in unserem Bewusstsein. Es gibt für unseren Geist keinen echten Unterschied zwischen der Fantasie und der realen Sache. In unserem Bewusstsein ist alles bildhaft. Unsere Fantasien halten uns davon ab zu empfangen. Wahrer Kontakt, echter Austausch erlauben *Flow,* also einen Energiefluss, während Fantasie Trennung aufrechterhält. Der wahre Preis von Fantasie besteht darin, dass sie uns der Möglichkeit beraubt, die nächste Stufe auf der Treppe zum Himmel zu erklimmen. Wir träumen vom nächsten Schritt, aber wir betreten diese Stufe nicht. Fantasie ist eine Schwelgerei und es gibt einen Teufelskreis zwischen Schwelgerei und Aufopferung.

Es stellt sich die Frage: Wollen wir unsere Energie in die sexuelle Fantasie investieren oder für unseren Partner bzw. unsere Partnerin und für unsere Beziehung aufbringen? Wollen wir unsere Energie vergeuden, wenn sie doch dazu verwendet werden könnte, etwas Schönes und Dauerhaftes aufzubauen?

Dasselbe geschieht in größerem Maßstab, wenn jemand einer Verlockung außerhalb der Beziehung begegnet. Wenn man dieser Versuchung verfällt, dann versäumt man die Chance, die sich gerade jetzt ergibt, um eine Weiterentwicklung der Partnerschaft zu erreichen. Selbst wenn man der Verlockung nicht körperlich erliegt, zerstört die Fantasie darüber doch die

Möglichkeit, den nächsten Schritt in der Partnerschaft zu machen, der gerade jetzt angesagt wäre.

Ich habe mit Geschäftsleuten in Asien darüber gesprochen, dass sie ihre sexuelle Energie nicht bei Prostituierten verschwenden müssten, wenn sie diese Energie doch dazu nutzen könnten, ihre Firma erfolgreicher zu machen. Oder wenn sie sie auf ihre Ehefrauen gerichtet hätten, würde das sowohl ihre Beziehung als auch ihr Geschäft weiter aufgebaut haben. Sozusagen zwei Dinge zum Preis von einem.

ÜBUNG Wenn du also das nächste Mal in einer sexuellen Fantasie gefangen bist, entscheide dich, ob du deine Energie weiterhin auf diese Fantasie richten willst oder ob du sie nutzen möchtest, um deine Beziehung zu verbessern. Wenn du dich für deine Beziehung entscheidest, dann baust du die Gegenwart und die Zukunft auf. Wenn nicht, wirst du vorübergehende, vergängliche Freuden und Ablenkungen erleben, aber du wirst nicht wirklich vorwärtskommen. Wenn sich dein Partner und deine Partnerschaft nicht weiterentwickeln, dann gibst du ihnen nicht das, was du geben könntest. Achte auch darauf, dich nicht in der Angst vor sexuellen Fantasien oder unterbewussten Schuldgefühlen zu verfangen, die häufig aufgrund einer sexuellen Fantasie entstehen. Verwende die Energie, die sich sonst auf eine sexuelle Fantasie richten würde, darauf, dein Glück aufzubauen und den nächsten Schritt auf der Treppe zum Himmel zu machen.

Lektion 100

Keine Angst mehr vor Zurückweisung

Unsere Furcht vor Zurückweisung ist eine Falle, die auf Bedürftigkeit beruht, auf unserem Streben danach, etwas zu bekommen oder einfach zu nehmen. Wir können nicht zurückgewiesen werden, wenn wir nicht selbst versuchen, einen anderen Menschen zu benutzen – obwohl das meist abgewiesen wird. Der Versuch, Bedürfnisse zu stillen, schafft die Voraussetzung dafür, dass es überhaupt zu einer Zurückweisung kommen kann. Sonst gäbe es gar keine Angst vor Ablehnung. Zurückweisung und sich einfach etwas zu nehmen hängen eng miteinander zusammen. Ein gebrochenes Herz, das ein ganz wichtiges Gefühl von Ablehnung bedeutet, entsteht aufgrund unseres versteckten Wunsches, etwas von einem anderen zu bekommen, was auf schmerzvolle Weise vereitelt wird.

Wenn wir nur einfach geben wollen, gibt es diese Probleme nicht. Aber etwas an sich zu nehmen ist eine Ego-Strategie, die darauf aus ist, etwas zu bekommen, ohne sich verbinden zu müssen. Denn eine echte Verbindung würde bedeuten, dass dabei einer der Persönlichkeitsaspekte, von denen das Ego derart abhängig ist, abschmelzen würde. Diese Aspekte der Persönlichkeit sind Abspaltungen unseres Geistes, die jede ihre eigenen Ziele verfolgen und ihre eigene Logik haben, aber verhindern, dass wir wirklich etwas empfangen oder dass wir in Beziehung zu dem stehen, was uns umgibt, oder zu unserem eigenen geliebten Wesen.

Unsere gebrochenen Herzen waren Chancen, die uns unser Leben angeboten hat, entweder, um eine neue Geburt durch Heilung zu erfahren, oder der Versuchung unseres Egos zu erliegen, die unsere Persönlichkeit verhärtet und unsere Getrenntheit verstärkt hat. Denn das ist es, worum es dem Ego geht. Und doch macht jedes Trauma und jede unangenehme Erfahrung den Weg zur Wurzel des Problems frei, wo alles begann, damit es nun geheilt werden kann.

Wenn wir die ganze Emotion erfahren, die mit dem leidvollen Muster zu tun hat, dann führt das zu einer Geburt und wir verbinden uns auf ganz natürliche Weise neu. Wenn du schließlich durch alle negativen Emotionen hindurch gespürt hast, wirst du dich wieder richtig verbinden und etwas von deinem Herzen zurückgewinnen können, das du vermisst hast.

Es ist leicht, die Furcht vor Ablehnung aufzugeben, wenn du deine Angst und deine Bedürftigkeit integrierst, zusammen mit allen anderen vielleicht bestehenden dunklen Emotionen, und sie in deinem höheren Geist aufnimmst. Dann kannst du durch diese Integration auf eine neue Ebene gelangen. Das bringt eine neue Ganzheit und Frieden mit sich. Verbindlichkeit bewirkt gleichfalls Ganzheit und nimmt uns mit zum nächsten Schritt und verbindet uns auf einer neuen Ebene mit dem Menschen, dem gegenüber wir Verbindlichkeit eingegangen sind. Das heilt unseren Wunsch, etwas von ihm zu nehmen, da die innige Verbindung Geben und Empfangen stärkt.

Wenn du nur geben möchtest, wirst du für deinen Partner bzw. deine Partnerin unwiderstehlich. Das ist das Gegenteil von dem Versuch, sich einfach etwas zu nehmen, und den Befürchtungen, die daraus entstehen.

Wenn du nur geben willst, wirst du selbstverständlich das akzeptieren, was der andere Mensch tut oder was die Situation mit sich bringt. Das wird dich über deine Angst vor Zurückweisung hinausführen, da Akzeptanz eines der großartigen Prinzipien von Heilung auf dem Weg der Erleuchtung ist. Nimm alles an, und du wirst Schritt für Schritt voranschreiten, auf deinen Partner bzw. auf deine Partnerin zu, in einer nie endenden nach oben gerichteten Spirale des Glücks.

Zusammenfassung

Beziehungen können den schnellsten Weg für Wachstum bedeuten, und sie beeinflussen alle anderen Bereiche unseres Lebens – zum Guten oder zum Schlechten. Das hängt davon ab, wie wir uns auf sie einlassen. Da Beziehungen so machtvoll sind und zu einem derart großen Glück führen können, legt es das Ego darauf an, sie zu sabotieren. Es möchte uns dazu bringen, eine Opferrolle zu spielen, auf falsche Weise unabhängig zu sein oder uns selbst aufzuopfern, um damit die Kraft der Beziehung, nämlich in Verbundenheit zu leben, zu neutralisieren. Und das Ego versucht auf diese Weise auch zu verhindern, dass die Beziehungsfähigkeit die Lebensfreude wieder erstarken und aufleben lässt, denn Lebensfreude ist die großartige Energie von Beziehung, die das Ego abschmelzen lässt.

Am Ende ist Liebe mächtiger als unsere negativen Emotionen, die ja nur darauf hinweisen, dass wir einen Fehler gemacht haben. Liebe löst Angst auf und schafft Vertrauen, sie verwandelt Schuldgefühle in Unschuld. Sie macht aus Bewertungen Mitgefühl und erzeugt den Wunsch zu helfen.

Wenn das geschieht, werden zunächst alte und dann sehr alte Schmerzen in Eigenverantwortlichkeit und Verständnis verwandelt; es entsteht zugleich der Wunsch, immer inniger in der Partnerschaft zu werden. Das führt zu einer Beschleunigung unserer Bewegung nach vorne und aufwärts. Wir erreichen profunde Ebenen von Partnerschaft, wir wachsen in Führungsqualitäten und besondere Fähigkeiten hinein, sowohl als Individuum als auch als Paar. Daraus entsteht Inspiration für die Menschen in unserer Umgebung. Wir werden gemeinsam zu Visionären, wir verwirklichen unseren Lebenssinn einzeln und in unserer Partnerschaft. Wir werden zu einem Tor für Fortschritt, während überlieferte Gaben und Kräfte wiederhergestellt werden.

Danach schreiten wir weiter voran und werden zu Meistern in allem, was wir tun, und in allem, was bzw. wer wir sind. Auch unsere Beziehungen erreichen das Niveau von Meisterschaft. Sie werden zu einem Weg, auf dem andere Menschen leuchtende Ausstrahlung erlangen und das »goldene Leben« verkörpern können.

Unsere Beziehung wird zu einem lebendigen Schatz und zu einer Brücke zwischen Himmel und Erde. Sie eröffnet anderen Paaren den Zugang zur Treppe, die in den Himmel führt.

Wir können unsere Beziehung in eine Treppe zum Himmel verwandeln, indem wir uns immer wieder und weiter auf unseren Partner zubewegen, bis wir ganz mit ihm oder ihr verbunden sind, bis wir eins geworden sind. Und dann setzen wir diese innige Verbindung weiter fort, bis zur tiefgreifendsten Verbindung und Vereinigung, die möglich ist. Daraufhin fällt die Zeit ab und das Tor zum Licht und zur Zeitlosigkeit öffnet sich.

Dann gewinnen wir uns wieder als Spirit zurück und lassen uns nie wieder von der Traumwelt täuschen. Unsere Schuldgefühle und Bewertungen fallen weg, unser Partner, unsere Partnerin wird in all seiner bzw. ihrer Schönheit offenbar – und während wir das erfahren, erleben wir das Gleiche bei allen anderen Menschen. Was wir mit unserem Partner erreichen, steht uns in der Beziehung mit allen anderen Menschen gleichermaßen zur Verfügung.

Wenn wir uns in unserer Beziehungsfähigkeit mit unserem Partner immer näher kommen, wird uns eine gütige Welt von Freundschaft enthüllt und schließlich eine transzendente Welt von Schönheit. Jeder Akt der Vergebung und Großherzigkeit erlaubt uns, eine weitere Stufe auf der Treppe zum Himmel nach oben zu klimmen. Gnade und Führung wachsen in unserem Leben. Wir erfahren einen unausweichlichen Zug, den die Liebe auf uns ausübt, wenn wir die Tyrannei des Egos aufgeben und uns weigern, uns noch weiter von Angst in Geiselhaft nehmen zu lassen. Die Gegebenheiten des Alltagslebens beginnen, auf zahlreiche Tore zu Initiation und Ermächtigung hinzuweisen. Das Leben wird zum Abenteuer. Der Erfolg vervielfacht sich und die Liebe wird vertieft. Wir beginnen, eine glückliche Welt von Unschuld zu sehen, da uns die Liebe hilft, hinter jede Illusion zu blicken und Fehler zu korrigieren. Derweil leuchtet der liebevolle Blick des Himmels durch uns hindurch, weil wir gelernt haben, dass dies bei unserem Partner geschieht. Er bzw. sie ist zum Tor, das uns den Weg zu Wundern öffnet, geworden. Das ist die Initiation der Liebe.

Wenn wir dies erst einmal mit unserem Partner bzw. mit unserer Partnerin geschafft haben, dann können wir jede Art von Beziehung als eine Treppe zum Himmel nutzen. Und das ist der wahre Sinn und Nutzen von Beziehungen – ein Mittel, um die Heimkehr in die Einheit zu bewerkstelligen.

Wenn wir unsere Beziehung nicht zugunsten von Liebe und Glück einsetzen, dann werden wir versuchen, damit unsere Bedürfnisse zu befriedigen, während wir in einer falschen Unabhängigkeit stecken bleiben. Dann führen wir ein Leben des Habenwollens und des Nehmens, samt dem Leid, dem Versagen und der Abspaltung, die damit zusammenhängen. Wir werden dann Menschen und Beziehungen als einen Vorwand benutzen und Angst und alle Illusionen, die daraus entstehen, werden zu unserer Lebenswirklichkeit.

Es gibt aber einen anderen Weg, einen besseren Weg. Dieser besteht darin, unsere Beziehungen als eine Treppe zum Himmel zu betrachten und sie auch so zu nutzen. Das ist ihr Sinn und Zweck.

Nimm an und lass es geschehen, dass die Kraft von Beziehung dich befreit. Geh eine Stufe auf der Treppe zum Himmel hinauf. Darum geht es bei Beziehungen. Deshalb bist du hierhergekommen. Auf diese Weise achtest und ehrst du dich selbst und deinen Partner bzw. deine Partnerin – und so bringst du den Himmel auf die Erde!

Dank

Jedes erfolgreiche Projekt ist das Ergebnis von Teamarbeit. Dieses Buch ist möglich geworden durch alle Helfer und Helferinnen in meinem Leben.

Zuallererst möchte ich meiner Frau und meinen Kindern für ihre immerwährende Liebe und Unterstützung danken. Ihr seid die Besten!

Dank an alle meine Klienten und Studenten für all das, was ich durch euch gelernt habe. Ohne euch wäre ich wie eine Brücke, die ins Nirgendwo führt.

Ich danke Charlie und Harrlyn in meinem Büro für all ihre Hilfe, unabhängig davon, ob ich nun zu Hause oder unterwegs bin.

Ich danke Sunny, meiner Sekretärin, für ihren Einsatz für dieses Buch und all die Arbeit, die ständig anfällt.

Mein tiefer Dank an Eric und Celia Taylor, meine hingebungsvollen Lektoren und guten Freunde.

Schließlich möchte ich *A Course in Miracles* danken – dem *Kurs in Wundern* –, der einen zentralen Platz in meinem Lernen und Wachstum einnimmt.

Anhang

Eine Auswahl weiterer Werke von Chuck Spezzano

Wenn es fesselt, ist es keine Freiheit, Integral, München 2010
100 Geheimnisse der Liebe, Heyne, München 2005
Folge dem Ruf deines Herzens, Heyne, München 2007
Von ganzem Herzen lieben, Heyne, München 2009
Wenn es verletzt, ist es keine Liebe, Arkana, München 2005
Beziehungs-Notfall-Set, Arkana, München 2009
Das ABC der glücklichen Beziehungen, Chuck und Lency Spezzano, Heyne, München 2007
Es muss einen besseren Weg geben. Die Grundprinzipien der Psychology of Vision, Chuck und Lency Spezzano, Via Nova, Petersberg 2008
Karten der Heilung. 90 Karten mit Begleitbuch – Das große Set zur Psychologie der Vision, Königsfurt-Urania, Krummwisch 2004

Kontaktinformationen

Psychology of Vision
Englische Webseite: www.psychologyofvision.com
Deutsche Webseiten: Auf der englischen Homepage »Mainland Europe« anklicken oder direkt:
www.psychologyofvision-dach.com und www.pov-int.eu